Geschichte der Neurologie in Berlin

Geschichte der Neurologie in Berlin

Herausgegeben von
Bernd Holdorff und Rolf Winau

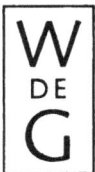

W
DE
G

Walter de Gruyter
Berlin · New York 2001

Herausgeber

Professor Dr. med. Bernd Holdorff
Schlosspark-Klinik
Akademisches Lehrkrankenhaus der Charité
Abteilung Neurologie
Heubnerweg 2
14059 Berlin

Professor Dr. phil. Dr. med. Rolf Winau
Institut für Geschichte der Medizin
Zentrum für Human- und Gesundheits-
wissenschaften der Berliner Hochschulmedizin
Klingsorstraße 119
12203 Berlin

Das Buch enthält 84 Abbildungen und 12 Tabellen.

Wir bedanken uns bei der

Schering Aktiengesellschaft und
Schering Deutschland GmbH

für die freundliche Unterstützung dieser Publikation.

Die Deutsche Bibliothek – CIP-Einheitsaufnahme

Geschichte der Neurologie in Berlin / hrsg. von Bernd Holdorff
und Rolf Winau. – Berlin ; New York : de Gruyter, 2001
   ISBN 3-11-016913-4

Lektorat, Layout/Satz: K. Handwerker/U. Steinhoff, Wissenschafts-Lektorat & DTP Service, Berlin.
Einbandgestaltung: Rudolf Hübler, Berlin.
Druck: Gerike GmbH, Berlin. – Bindung: Lüderitz & Bauer GmbH, Berlin.
Printed in Germany

Autoren

Dr. phil. Eric J. Engstrom
Dept. of Psychiatry, History of Psychiatry Section. Weill Medical College of
Cornell University, New York, USA

PD Dr. med. Volker Hess
Institut für Geschichte der Medizin, Zentrum für Human- und Gesundheitswissenschaften der Berliner Hochschulmedizin

Prof. Dr. med. Bernd Holdorff
Chefarzt der Neurologischen Abteilung der Schlosspark-Klinik Berlin

Dr. med. Reinhard Horowski
Schering-AG, Berlin

Prof. Dr. med. Peter Marx
Direktor der Neurologischen Klinik und Poliklinik, Klinikum Benjamin Franklin
der Freien Universität Berlin

Prof. Dr. med. Klaus-Jürgen Neumärker
Direktor der Universitätsklinik und Poliklinik für Psychiatrie des Kindes- und
Jugendalters, Charité, Berlin

Prof. Dr. med. Jürgen Peiffer
ehem. Direktor des Instituts für Hirnforschung der Universität Tübingen

Prof. Dr. med. Roland Schiffter
Chefarzt der Neurologischen Abteilung im Auguste-Viktoria-Krankenhaus, Berlin

Prof. Dr. med. Heinz-Peter Schmiedebach
Direktor des Instituts für Geschichte der Medizin der Ernst-Moritz-Arndt-
Universität Greifswald

Prof. Dr. med. Heinz A. F. Schulze
ehem. Direktor der Nervenklinik der Charité, Berlin

Prof. Dr. phil. Dr. med. Rolf Winau
Direktor des Instituts für Geschichte der Medizin, Zentrum für Human- und
Gesundheitswissenschaften der Berliner Hochschulmedizin

Prof. Dr. med. Manfred Wolter
ehem. Chefarzt der Neurologischen Abteilung der Schlosspark-Klinik, Berlin

Prof. Dr. med. Jan Zierski
Chefarzt der Neurochirurgischen Abteilung des Krankenhauses Berlin-Neukölln

Vorwort

Während eines Zeitraumes von weniger als 100 Jahren erlebte die Neurologie in Berlin einen Höhepunkt wie an kaum einem anderen Ort. Grundlagen der heutigen Neurowissenschaften wurden hier ebenso entwickelt wie zahlreiche Elemente der Neurologie und der Neurochirurgie. Parallel zur universitären Neurologie innerhalb der Neuropsychiatrie und Inneren Medizin wurde das Kaiser-Wilhelm-Institut für Hirnforschung ein Sammelpunkt morphologischer und klinischer Forschung. Daneben waren es neurologische Polikliniken und – meist nach dem 1. Weltkrieg – zunehmend neurologische Krankenhausabteilungen, die dem Fach und ihren überwiegend jüdischen Exponenten zur Eigenständigkeit und Emanzipation verhalfen. 1933 und die folgenden Jahre haben durch Vertreibung und Tod sowie Verlust der Institutionen eine Tabula-rasa-Situation geschaffen, von der sich die Neurologie in Berlin und Deutschland lange Zeit nicht erholt hat. Bis hierher reicht der Zeitrahmen des Symposiums „Geschichte der Neurologie in Berlin“, das am 12. und 13. 11. 1999 zum Anlaß des 80. Geburtstages von Prof. Hans Schliack und zum 70. Geburtstag von Prof. Manfred Wolter stattfand. Für den Aufbau einer selbständigen Neurologie im damaligen Westberlin und heutigen wiedervereinigten Berlin und Deutschland stellt das Wirken der beiden Jubilare einen dankbaren Anlaß zur historischen Reflexion dar.

Die Autorenbeiträge über die „Anfänge der Nervenphysiologie in Berlin“ und „Griesinger und seine Nachfolger Westphal und Jolly“ mußten aus Termingründen entfallen, dafür sind zwei andere Themen hinzugekommen: 1. „Eduard Hitzigs Gutachten betreffend die Frage der Verbindung des akademischen Unterrichtes in der Psychiatrie und Neuropathologie an den preußischen Universitäten“ (1889) von Eric J. Engstrom – ein bisher nicht veröffentlichtes Dokument zur Lehrstuhlbesetzung nach dem Tode Westphals 1890 – und 2. „Weitere Berliner Beiträge zur Semiologie und Nosologie aus der Gründerzeit der Neurologie“ von B. Holdorff und M. Wolter mit Würdigung neurologischer Pionierleistungen von W. Griesinger, C. Westphal und F. Jolly, aber auch von so bedeutenden Internisten wie Ernst von Leyden und Alfred Goldscheider. Ein Anhang soll wenige Anschauungspunkte zu Zeitschriftengründungen und Krankenhausbauten aus der neurologischen Gründerzeit geben.

Herrn Prof. Dr. med. Manfred Wolter sei hier für sorgfältige und kritische Durchsicht der Manuskripte sehr herzlich gedankt. Die Sekretariatsarbeiten durch Frau

R. Schünemann, Frau K. Gille und Frau Ch. Bethge an der Schlosspark-Klinik sowie Frau I. Hasel und Frau S. Selle am Institut für Geschichte der Medizin der FU Berlin verdienen ebenso Anerkennung und Dank.

Berlin, im Herbst 2000   B. Holdorff und R. Winau

Inhalt

Laudatio

für Herrn Prof. Dr. med. Hans Schliack zum 80. Geburtstag
und für Herrn Prof. Dr. med. Manfred Wolter zum 70. Geburtstag

Peter Marx

Die Berliner Neurologie hat eine lange Tradition, dennoch mag es verwundern, daß wir mit Hans Schliack den ersten Ordinarius für Neurologie in dieser Stadt ehren. Hans Schliack wurde am 26. 10. 1919 als Sohn eines Arztes in Cottbus geboren. Er studierte in Bonn, wo er bei Hans-Walther Gruhle, der den dortigen Lehrstuhl für Psychiatrie und Nervenheilkunde innehatte, seine Ausbildung zum Facharzt für Neurologie und Psychiatrie absolvierte. Er wechselte dann zu Karl Hansen nach Lübeck, wo er auch den Facharzt für Innere Medizin erwarb und sein wissenschaftliches Arbeitsgebiet vertiefte und ausbaute: das periphere Nervensystem.

1957 übernahm Hans Schliack die Leitung der Neurologisch-Neurochirurgischen Poliklinik im Krankenhaus Westend. Es ist sicher ein Verdienst Arist Stenders, des ersten Lehrstuhlinhabers für Neurochirurgie an der Freien Universität Berlin und Leiters der Neurochirurgisch-Neurologischen Klinik im Krankenhaus Westend, daß er für die Leitung seiner Poliklinik einen jungen Mann akzeptierte, der nicht Neurochirurg, sondern Neurologe und Internist war. 1959 habilitierte sich Hans Schliack an der FU mit dem Thema: Die klinischen Syndrome der Spinalnerven; ein Beitrag zum Metamerieproblem des Menschen.

Hans Schliack war immer ein entschiedener Befürworter einer selbständigen Neurologie und es gelang ihm trotz vieler Widerstände von Seiten der Berliner Psychiatrie und Neurochirurgie, die das Fach für sich in Anspruch nahmen, eine eigenständige Neurologie an der Freien Universität durchzusetzen, deren Leitung er 1969 übernahm. 1972 wurde er der erste Ordentliche Professor für Neurologie an einer Berliner Universität. Er verließ 1977 die FU Berlin und nahm einen Ruf an die Medizinische Hochschule Hannover an, wo er bis zu seinem Ausscheiden 1985 wirkte.

Was zeichnet Herrn Schliack aus? Eine hervorragende Beobachtungsgabe, ein stets wachsamer Verstand und das breite Wissen eines Arztes, der die Neurologie nicht nur von Grund auf gelernt, sondern auch von sehr verschiedenen Seiten her erfahren hatte: aus der psychiatrisch-neurologischen Perspektive in Bonn, von der internistischen Warte in Lübeck und von der neurochirurgischen Seite in Berlin. Hieraus erwuchs eine mehrdimensionale Herangehensweise an die Probleme eines Patienten und ein nie ermüdendes Hinterfragen von Konzepten, kurzum: eine immense Sorgfalt und Kompetenz von der Anamnese bis zur Therapieentscheidung.

Aber da gab es noch etwas anderes: seine besondere Freude am Beruf und an Menschen. Hans Schliacks Interesse galt niemals nur der Erkrankung, sondern immer auch der Persönlichkeit der Patienten, von denen viele auch persönliche Freunde oder Schutzbefohlene wurden.

Schliacks kritischer Umgang mit dem Medizinbetrieb mußte früher oder später zu Konflikten mit positivistischen Kollegen vor allem der operativen Fächer führen. Erinnert sei in diesem Zusammenhang an schwierige Diskussionen mit den Neurochirurgen und an die heftige Kontroverse mit der Hals-Nasen-Ohrenheilkunde über die Dekompressionsoperation der idiopathischen Fazialisparese.

Aus den vielen Veröffentlichungen seien nur wenige herauszugreifen: 1962 erschien die Monographie „Segmentale Innervation" von Hansen und Schliack, die so viel Beachtung fand, daß Hans Schliack im Handbook of Clinical Neurology (1967) das Kapitel über „Segmental innervation and the clinical aspects of spinal nerve root syndromes" anvertraut bekam. 1967 gab er den von Laubenthal begründeten „Leitfaden der Neurologie" neu heraus. 1968 erschien das mit Herrn Mumenthaler verfaßte Buch „Läsionen peripherer Nerven" – noch heute ein Klassiker – auf das ein Neurologe nicht verzichten kann und das jetzt in der 7. Auflage vorliegt. 1969 hat Hans Schliack das Kapitel „Krankheiten des Nervensystems" im Lehrbuch der Inneren Medizin von Dennig geschrieben, 1979 zusammen mit Roland Schiffter den Handbuchbeitrag über die Neurophysiologie und -pathophysiologie der Schweißsekretion, ein in Deutschland vernachlässigtes, klinisch nichtsdestoweniger bedeutsames Thema. 1978 hat er mit Manfred Wolter das „Arbeitsbuch Neurologie" verfaßt. 1981 bis 1986 erschienen die 3 Bände „Neurologie in Praxis und Klinik" von Hopf, Poeck und Schliack. Das Werk lag 1992/93 in zweiter, überarbeiteter Auflage vor. 1988 wurde zusammen mit Herrn Hopf das Buch „Diagnostik in der Neurologie" herausgegeben. Hans Schliack war Fachreferent der medizinisch-wissenschaftlichen Redaktion des Ärzteblattes und ist Gründungsmitglied der Zeitschrift „Aktuelle Neurologie".

Unter deutschen Neurologen genießt Hans Schliack hohe Achtung, was sich nicht zuletzt dadurch dokumentiert, daß er 1977–1978 Präsident der Deutschen Gesellschaft für Neurologie wurde und zusammen mit Manfred Wolter als lokalverantwortlichem Organisator die Jahrestagung dieser Gesellschaft in Berlin ausgerichtet hat. Sie stand unter dem Thema „Verlauf und Prognose neurologischer Erkrankungen". Dieses Thema reflektiert hervorragend den Zugang Schliacks zu den Problemen seiner Patienten: Krankheiten sind nicht allein auf Grund einer kurzen Momentaufnahme sachgerecht zu beurteilen. Für jede diagnostische oder therapeuti-

sche Indikation ist die Kenntnis des Spontanverlaufes und der Prognose unabding-
bar erforderlich. Kein anderes Thema hätte seine ärztlichen Überzeugungen besser
und paradigmatischer repräsentieren können als dieses.

1989 erhielt er für seine Verdienste um die Neurologie die Max Nonne Gedenk-
münze der Deutschen Gesellschaft für Neurologie. Im klinischen Alltag zeichnete er
sich durch eine hervorragende Beobachtungsgabe, einen wachsamen Verstand und
das breite Wissen eines Arztes aus, der technischen Untersuchungen immer kritisch,
nichtsdestoweniger aber aufmerksam, gegenüberstand.

Manfred Wolter ist ein echtes Berliner Kind, 1929 geboren und aufgewachsen im
Wedding. 1944–1945 war er Laborhelfer in einer Apotheke und besuchte eine
Abendschule zur Vorbereitung auf das Abitur, das er 1947 absolvierte. In den beiden
folgenden Jahren gab es für ihn aus ideologischen Gründen keinen Studienplatz an
der Universität Berlin, so daß er erst nach einer Warteschleife als Hilfskrankenpfleger
mit Eröffnung der Vorklinik der FU 1949 sein Medizinstudium aufnehmen konnte.
1955 hat er das Staatsexamen abgelegt, 1956 über das Thema „Provokationsmetho-
den in der Elektroenzephalographie" promoviert. Nach der Medizinalassistentenzeit
war er für ein Jahr Stipendiat der Deutschen Forschungsgemeinschaft an der Abt. für
klinische Neurophysiologie im Klinikum Westend bei dem damaligen Privat-Do-
zenten und späteren Prof. Dr. W. Götze. Er hat in dieser Abteilung das EMG-Labor
aufgebaut.

Die Facharztausbildung absolvierte er an der Neurologischen Klinik des Städt. Krankenhauses Neukölln unter Hertha Lange-Cosack, wo er das erste EEG-Labor in einem Städtischen Krankenhaus in Berlin einrichtete. Er wechselte dann an die neu
errichtete Abteilung für Neurochirurgie am gleichen Krankenhaus zu Professor
H. Penzholz, einem Schüler von Arist Stender, wo er als neurologisch Erfahrener eine
wichtige Stütze beim Aufbau der neu gegründeten Klinik war. 1962 erhielt er die
Facharztanerkennung.

Im gleichen Jahr wechselte Manfred Wolter als Mitarbeiter an die Neurologisch-
Neurochirurgische Poliklinik der FU im Krankenhaus Westend, die Herr Schliack
leitete, und arbeitete dort bis zu seinem Wechsel an die Neurologische Abteilung des
Rudolf Virchow Krankenhauses 1965, wo er Oberarzt bei Herrn H. Heyck wurde.
Auch hier hat er sich, wie schon in der Neurochirurgie des Neuköllner Kranken-
hauses, aktiv am Aufbau einer neuen Klinik beteiligt.

Am 1.9.1970 bekam Manfred Wolter die Chance, eine neue Klinik nach seinen
Wünschen einzurichten und aufzubauen. Er wurde Chefarzt der Neurologischen
Klinik in der Schlosspark-Klinik, einem akademischen Lehrkrankenhaus der FU,
jetzt der HU. Diese Klinik erwarb sich sehr schnell einen ausgezeichneten Ruf in Berlin und nicht nur dort. 1971 hat sich Manfred Wolter an der FU habilitiert, 1976

wurde er apl. Professor. Am 31.3.1992, also nach 22 Jahren Chefarzttätigkeit, ist er aus dem Dienst ausgeschieden und in den wohlverdienten Ruhestand getreten.

Ähnlich wie Herr Schliack ist Herr Wolter ein klinischer Vollblutneurologe, der trotz seiner grundlegenden Skepsis apparativer Medizin gegenüber technische Untersuchungsmethoden immer geschätzt und sinnvoll angewendet hat. Erwähnt sei, daß er Ende der 50er Jahre erste Augenmuskelelektromyographien zur Differenzierung neurogener und myogener Paresen durchführte, eine Methodik, die erst durch die Einführung der CT- und Kernspintechnologie unnötig geworden ist.

Sein Schriftenverzeichnis weist zahlreiche Veröffentlichungen aus, die sich vorwiegend mit dem Stellenwert technischer Untersuchungen für die Diagnosestellung befassen und einen hohen klinischen Nutzwert hatten. Die ersten Arbeiten beschäftigen sich mit Indikationsstellung, Aussagekraft und Bedeutung des EEG und den Gefahren von Provokationsmaßnahmen. Dem EEG-Thema ist er auch später treu geblieben mit Beiträgen über EEG-Befunde beim Kraniopharyngeom und nach Tollwutimpfung. Während seiner neurochirurgischen Zeit hat er eine interessante Arbeit über die Bedeutung der Segmentblockierung im Röntgenfunktionsbild der LWS für die Höhenlokalisation eines Bandscheibenvorfalles geschrieben, die das große Bemühen aufzeigt, durch indirekte bzw. sekundäre Zeichen eine Höhenlokalisation festzulegen, die damals präoperativ sonst nur durch die invasive Pantopaque-Myelographie möglich gewesen wäre. Später finden sich Originalarbeiten über das EMG und über Muskelerkrankungen, wie die okulären Myopathien und die Myasthenia gravis, die Bedeutung der biochemischen Diagnostik bei Muskelerkrankungen und eine Übersichtsarbeit über die entzündlichen Muskelerkrankungen. Weitere Themen bezogen sich auf gutachterliche Fragen beim Schleudertrauma, bestimmte Formen von Neuropathien, das Neuromytonie-Syndrom, zerebrale Manifestationen des M. Boeck, die Subarachnoidalblutung und die Multiple Sklerose, wo er in einer eignen Untersuchung und in einer Multicenterstudie, zusammen mit Frau S. Poser, Herrn W. Firnhaber und anderen, wichtige Daten zur Prognose dieser Erkrankung erarbeitete. Ein weiterer wichtiger Originalbeitrag war die 1968 mit Herrn B. Bingas in einem Sonderheft der Fortschritte der Neurologie und Psychiatrie veröffentlichte Arbeit über die Kraniopharyngeome.

Neben den Originalbeiträgen sollen Buchbeiträge nicht vergessen werden, so das EMG-Kapitel in dem von H. Heyck und G. Laudahn herausgegebenen Band über die progressiven dystrophischen Myopathien, das 1969 erschienene Kapitel über die Muskelkrankheiten im Lehrbuch der Inneren Medizin von Dennig, das 1978 zusammen mit Hans Schliack verfaßte Arbeitsbuch Neurologie und schließlich das Kapitel über Augenmuskelerkrankungen im vorhin schon erwähnten Hopf/Poeck/Schliack: Neurologie in Praxis und Klinik.

Was zeichnet Manfred Wolter als Arzt und Persönlichkeit aus? Ein wacher und kritischer Verstand, der unberechtigte Schlußfolgerungen oder durch Daten mangelhaft gestützte, klinische Empfehlungen schonungslos aufdeckt und allen eindimensionalen Bestrebungen äußerst skeptisch gegenübersteht. Eine immer wieder verblüffende Kenntnis philosophischer, historischer und vor allem wissenschaftstheoretischer Literatur, die er dank eines großartigen Gedächtnisses auch immer wieder zum rechten Moment zitieren kann. Ein Formulierungsvermögen, gepaart mit Berliner Humor, Schlagfertigkeit und einem gesunden Schuß Aggressivität, die nicht verletzen, sondern verdeutlichen will. Vor allem aber die Sorge um Patienten, denen man Wissen, Engagement, Erfahrung und große Vorsicht bei allen diagnostischen und therapeutischen Maßnahmen schuldet.

Manfred Wolter hat in den letzten Jahren seiner Berufstätigkeit zunehmend unter dem gegenwärtigen Medizinbetrieb gelitten, der durch ein immenses Anspruchsdenken der Patienten auf der einen und das unkritische, oft durch kommerzielle, karriere- oder institutsbezogene Interessen oder auch einfach nur durch mangelnde Sorgfalt oder Unkenntnis gekennzeichnetes Verhalten von Ärzten auf der anderen Seite bestimmt wird.

Er genießt unter deutschen Neurologen hohe Achtung. Dies hat seinen Niederschlag in wichtigen Ämtern gefunden, die er innehatte. Er war von 1977 bis 1984 Schatzmeister der Deutschen Gesellschaft für Neurologie und von 1985 bis 1993 Mitglied ihres Wissenschaftlichen Beirats. In der Berliner Gesellschaft für Psychiatrie und Neurologie, der er seit 1958 angehört, war er 16 Jahre Vorstandsmitglied, von 1972 bis 1981 Sekretär und ist seit 1999 Ehrenmitglied. Schließlich war Herr Wolter auch Mitglied des ärztlichen Beirates der Multiple Sklerose Gesellschaft und der Gesellschaft für Muskelkranke.

Mit Hans Schliack und Manfred Wolter ehren wir zwei herausragende Repräsentanten der Berliner Neurologie. Beide haben in Fortführung der alten Traditionen großer Berliner Neurologen den Primat einer patientenzentrierten Neurologie aufrecht erhalten und an ihre Schüler weitergegeben. Es gibt durchaus so etwas wie eine Berliner Schule, die weit vor der modernen Invention der sogenannten Ganzheitsmedizin ein der Naturwissenschaft verpflichtetes, holistisches Modell ärztlicher Tätigkeit praktiziert hat und auch noch heute praktiziert.

Die Berliner Neurologie und wir als Schüler und jüngere Kollegen verdanken Herrn Schliack und Herrn Wolter unendlich viel und danken ihnen dafür von Herzen. Ihr Vorbild war wegweisend, wir werden es weitertragen, verbunden mit dem Wunsch, beide bei guter Gesundheit und geistiger Frische noch oft treffen zu können.

Alexander und Wilhelm von Humboldt: am Anfang der Neurowissenschaften

Reinhard Horowski

Die Brüder Wilhelm und Alexander von Humboldt werden, wenn heute überhaupt noch Interesse an ihnen besteht, als Symbole der sogenannten Geisteswissenschaften bzw. der Naturwissenschaften des 19. Jahrhunderts betrachtet, so wie sie sich dem Besucher Berlins Unter den Linden mit ihren Denkmälern anbieten: Wilhelm gebeugt in einem Buche lesend, im dunklen Schatten einer Kastanie, Alexander dagegen im vollen Licht, triumphierend, der große Naturforscher, zweiter Entdecker Lateinamerikas und Pionier der beschreibenden Naturwissenschaften, wie er jetzt wieder in Ausstellungen und Publikationen dargestellt wird (Abb. 1a, 1b). Dagegen wollen wir andere Aspekte aufzeigen, die beide nicht als Antagonisten, sondern vielmehr komplementär in einem „Kosmos-Kontinuum" zeigen, in freundschaftlich-rivalisierender Zusammenarbeit, wobei gerade Wilhelm hochaktuelle Konzepte moderner Hirnforschung repräsentiert, die – wie oft bei Pionieren – von seinen Zeitgenossen kaum erkannt wurden. Dies gilt besonders für seine Studien und Ideen zum Phänomen der Sprache.

Zeitlebens trieb Wilhelm von Humboldt die Sorge um, daß man sich später einmal seiner nur als des älteren Bruders des berühmten Naturforschers Alexander von Humboldt erinnern würde – und diese Sorge war berechtigt. Und auch wenn beide Brüder angesprochen werden, so sehen wir heute in Alexander den jugendlich unbekümmerten Weltreisenden, der mit seinen Sammlungen, Forschungen und Beobachtungen vollkommen neue naturwissenschaftliche Disziplinen angeregt oder sogar erst begründet hat und der als letzter „Universalwissenschaftler" mit zahlreichen Schriften vor allem mit seinem Lebenswerk „Kosmos" seine Zeitgenossen für das Studium der Natur und ihrer Schönheit begeisterte. In einer Art Netzwerk mit einer schier endlosen Zahl von Mitstreitern und von ihm entdeckten und geförderten jungen Naturwissenschaftlern, von Justus von Liebig bis Emil du Bois-Reymond, legte er eine solide Basis für die triumphalen Erfolge der Naturwissenschaften im 20. Jahrhundert – ein mitreißender Enthusiast für eine neue und bessere Zeit, Vorbild und Hoffnung für zahllose Wissenschaftler, und, wie Sir John Herschel in seinem Nachruf schrieb, selbst ohne einen einzigen persönlichen Feind. Dagegen Wilhelm – wenn man sich seiner noch erinnert, dann sieht man das Altersbild eines im Letzten erfolglosen Reformpolitikers und Diplomaten, der in seinem selbst gewählten Exil als „Weiser von Tegel" versäumten Gelegenheiten seines Lebens nachtrauert und dem seine Biographen meist, als Folge enttäuschten politischen Ehrgeizes und nicht mehr zeitgemäßer Reformen, eine schwere Depression zuschreiben, bevor er dann endlich langsam und vergessen stirbt. Eine traurige Vorahnung scheint es zu sein, wenn Wilhelm von Humboldt berichtet, bei der Geburt seines zwei Jahre jüngeren Bruders Alexander habe es eine Sonnenfinsternis gegeben – die Astronomen wissen nichts davon, aber für ihn hat sich wohl wirklich die Sonne seines Lebens durch den Konkurrenten Alexander verdunkelt. Es war sicher auch kein Trost, wenn Wilhelm später (von Joseph Görres) als „kalt und klar wie die Dezembersonne" beschrieben wurde; so beklagt er sich auch in einem seiner zahlreichen Sonette über dieses Bild, da jene, die es sagten, „nicht seine inneren Stürme kennen", die er nur mit viel Aufwand und Willenskraft unter Kontrolle hielt. In dieses düstere Bild paßt auch sehr gut sein Tod am 8. 4. 1835 bei Sonnenuntergang, zur offenkundigen Befriedigung aller Biographen, hatte er doch leichtfertigerweise Jahre zuvor den Wunsch geäußert, möglichst in einem solchen Augenblick dem Tode entgegenzugehen – aber wohl nicht schon im Alter von 67 Jahren, während Alexander beinahe 90 wurde.

Was man in den Biographien nicht findet, ist, woran Wilhelm von Humboldt starb, nämlich an einer Lungenentzündung – das berichtet nur der Bruder Alexander, der am Sterbebett weilte, in einem Brief an seinen Freund Arago, den Naturwissenschaftler und späteren Minister der Juli-Revolution in Paris. Die Lungenentzündung war Folge einer Erkältung, die sich Wilhelm bei einem seiner regelmäßigen nachmittäglichen Spaziergänge ans Grab seiner Frau Caroline zuzog, im Park seines kleinen Herrenhauses in Tegel, von Schinkel klassizistisch erneuert und in Preußen „faute-de-mieux"-Schloß genannt (und heute noch im Besitz seiner Nachfahren aus der weiblichen Linie, wie in seinem Testament verfügt). Anfällig für eine Lungenentzündung machte ihn aber seine Parkinson'sche Krankheit (die nur ein einziger Biograph erwähnt), und in der Tat starben Parkinsonpatienten früher, bevor Walther Birkmayer und seine Kollegen in Wien die dopaminergen Therapien entwickelten, häufig infolge von Bewegungsmangel und aspiriertem Speichel an dieser Folgekrankheit. Woher aber können wir so sicher wissen, daß er an dieser Krankheit litt, nur wenige Jahre nach der Erstbeschreibung durch James Parkinson in London, einem englischen Landarzt, Fossiliensammler und verkappten Demokraten? Die deutschen Ärzte Wilhelm von Humboldts, hervorragende Männer wie Christoph Wilhelm Hufeland, Johann Nepomuk Rust und vor allem Johann Friedrich Dieffenbach, konnten davon noch nichts wissen, aber Wilhelm von Humboldt führt uns selbst durch seine minutiöse und lucide Beschreibung seiner Symptome zu dieser unbezweifelbaren Diagnose, und zwar in seinen später berühmten Briefen an eine Freundin.[1] Charlotte Diede aus Kassel, eine Jugendfreundin, hatte sich nach einer ge-

---

1 W. von Humboldt in: Leitzmann 1909

scheiterten Ehe 1814 an ihn um Hilfe gewandt, und neben finanzieller Unterstützung erhielt sie von ihm vor allem auch in seinen meist monatlichen Briefen eine Form von Trost und seelischer und geistiger Zuwendung – während er diese von ihm geheim gehaltene Korrespondenz wohl vor allem dazu nutzte, von ihr mehr Authentisches über das ihn zeitlebens faszinierende Thema Weiblichkeit zu erfahren. Charlotte Diede hat ihre eigenen Briefe von dem über ihr plötzliches Auftauchen nach Wilhelms Tod völlig überraschten Alexander zurückerhalten und (wohlweislich) vernichtet, seine Briefe aber bearbeitet und verfälscht, wie dies später Albert Leitzmann feststellen mußte, der seit 1903 Wilhelm von Humboldts gesammelte Werke als Akademie-Ausgabe herausgab.[2] Charlotte Diedes Freundin, Therese von Bacheracht, die Verfasserin populärer Romane, veröffentlichte Wilhelm von Humboldts „Briefe an eine Freundin" 1847 zunächst anonym, später mit der Nennung des Namens von Charlotte Diede, und dieses Buch wurde sofort ein großer Erfolg, zumal es den kalten Staatsmann und Intellektuellen von einer neuen, gefühlvollen, nachdenklichen und philosophischen Seite, mit fast religiösem Einschlag, zeigt. Menschen, die Wilhelm von Humboldt gut kannten, reagierten eher peinlich berührt, und Varnhagen berichtet,[3] daß Alexander erklärt habe, es wäre besser gewesen, sein Bruder hätte „Charlotte Diede mehr gegeben und weniger geschrieben" (zu Alexanders Ärger muß auch der finanzielle Erfolg dieses Büchleins beigetragen haben, während er bei seinen eigenen wissenschaftlichen Publikationen immer noch eigenes Geld zusetzen mußte ...).

Wie auch immer, Wilhelm hatte Charlotte Diedes Bitte um Aufnahme in seinen Haushalt vernünftigerweise nicht entsprochen (das wäre wohl auch der selbstbewußten und toleranten Ehefrau Caroline zuviel geworden), aber den immer wieder neu aufgelegten „Briefen an eine Freundin" verdanken wir die vollständige Beschreibung seiner Symptome (die an Vollständigkeit und Klarheit der Beobachtung die Krankheitsbeschreibung von James Parkinson[4] deutlich übertrifft):

„[...] Augen, Hand und Feder sind wie im Bündnis gegen alles Gelingen der Handschrift. Man gibt sich Mühe, nimmt sich vor, recht langsam zu schreiben, damit es nur deutlich werde, aber alle Vorsätze scheitern, und es ist närrisch, daß man dann immer kleiner und kleiner schreibt. [...] Es tritt dann entweder Zittern ein oder ein Zustand, den ich mehr Unbehilflichkeit als Schwäche nennen möchte. Das Schreiben erfordert, wenn die Hand fest und deutlich sein soll, eine Menge zum Teil sehr kleiner und kaum merklicher Bewegungen der Finger, die schnell nacheinander und doch bestimmt voneinander geschieden gemacht werden müssen. Dazu mangelt im Alter die Gelenkigkeit. Wie beim Schreiben ist es bei allen ähnlichen Verrichtungen,

2 W. von Humboldt in: Leitzmann u. a. 1903–1936
3 Beck 1959
4 Parkinson 1817

dem Zuknöpfen beim Anziehen usf., wogegen im Fassen, Tragen, Halten usf. die Hand die gleiche Kraft behält. [...] in diesem Augenblick zum Beispiel zittert nur die linke Hand, mit der ich das Papier halte, nicht die rechte, mit der ich schreibe. [...] Dagegen tritt nun bei Beschäftigungen mit den Händen die wunderbare, schwer eigentlich zu beschreibende Unbehilflichkeit ein. [...] Sie äußert sich aber auch bei Dingen, die gar keine Stärke erfordern, sondern in ganz feinen Bewegungen bestehen, und bei solchen ganz vorzugsweise. Außer dem Schreiben kann ich Ihnen in dieser Art vorzüglich das schnellere Aufschlagen in Büchern, das Auseinanderbringen feiner Blätter, das Aufknöpfen und Zuknöpfen an Kleidungsstücken anführen. Alles so etwas, wie auch das Schreiben, geht unerträglich langsam und ungeschickt."[5]

Beim Schreiben geht er deshalb, soweit er eben nicht Briefe einfach diktiert, zur Verwendung lateinischer Einzelbuchstaben zurück, die er an Linien hängt (Abb. 2a und b). Insgesamt beschreibt er in seinen Briefen zwischen 1828 bis zu seinem Tode 1835 Mikrographie, Ruhetremor, Hypokinese („Unbehülflichkeit, nicht eigentlich Schwäche" – James Parkinson spricht ja in seinem Essay von 1817 fälschlich von Paralyse), Unfähigkeit zu rasch aufeinanderfolgenden Bewegungen und sogar Rigor, reduzierte Mimik und allgemeine motorische Verlangsamung bei voll erhaltenem Intellekt (Zeitgenossen beschreiben zusätzlich seine Gang- und Haltungsstörungen und seine veränderte, leise und monotone Sprache).

Es ist deprimierend für den Fachmann (hier den Neurologen), wenn er feststellen muß, daß ein Laie (hier ein Geisteswissenschaftler, ja sogar Politiker!) eine Krankheit auf Anhieb so gut beschreibt, daß die großen Experten des Faches 50 Jahre und mehr brauchen, um zu einer vergleichbar umfassenden Beschreibung und Bewertung der Symptome und Störungen zu kommen; deshalb stellen wir besser die Frage, welche Kenntnisse und Fähigkeiten ihm dazu verholfen haben (oder ob überhaupt das Etikett Geisteswissenschaftler falsch ist!) – und da stoßen wir auf den jungen Wilhelm von Humboldt,[6] der an den mehrjährigen Pionierforschungen seines Bruders Alexander von Humboldt, die zum Buch „Versuche über die elektrisch gereizte Muskel- und Nervenfaser" von 1797 geführt haben,[7] nicht nur theoretischen Anteil nimmt: So schreibt Alexander von Humboldt an Goethe, daß er bisher seine Ergebnisse nur Wilhelm geschickt habe, Wilhelm nimmt an den Versuchen nicht nur als Zeuge und Proband teil (wobei angeblich auf dem Rücken aufgeklebte Froschschenkel als empfindlichstes verfügbares Meßinstrument den Durchfluß des elektrischen Stromes durch den Körper anzeigen sollten),[8] sondern er scheint, wie aus Alexanders Veröffentlichung hervorgeht (Abb. 3), auch durchaus aktiv am Experimentieren teilgenommen zu haben:

5 W. von Humboldt in: Leitzmann 1909
6 Sweet 1978
7 A. von Humboldt 1797
8 Krätz pers. Mitteilung

„Mein Bruder ließ hintereinander einen Fuchs und zwei Kaninchen schlachten. An allen dreien wurde das Herz schnell heraus genommen und ein Nervenfaden daran soweit präpariert, daß man ihn, ohne das Herz zu berühren, armiren konnte. Hätte der Zink den Nerven, und das Silber den Muskel gereizt, so hätte der Versuch nichts erwiesen, als das auch mechanische Berührung des Herzens Veränderungen der Pulsation hervorbringt. Mein Bruder armirte daher bloß die sensible Faser und bei jedem Contacte der Metalle wurde der Tact der Herzschläge sichtbar verändert. Sie nahmen an Schnelligkeit und vorzüglich an Stärke und Höhe zu. Da diese Zunahme jedesmal erst von dem Moment der Metallberührung am Nerven anhob, so folgt nach logischen Gesetzen daraus, daß sie mit jedem Contact in Causalverbindung steht. Wollte man einwenden, daß das Silber den Nerven und dadurch unmittelbar das Herz erschüttert habe und daß jede Erschütterung im Grunde eine mechanische Reizung sey, so wird dieser Zweifel durch den Gegenversuch behoben, daß Berührung der Nerven mit Holz, oder mit einem einzelnen Metalle, keine Veränderungen in der Pulsation hervorbringt. [...] Ist es nun im Vorigen erwiesen, daß galvanische Erscheinungen nur mittels der sensiblen Fiber erweckt werden, so bestätigen auch zugleich jene Versuche den für die Physiologie so überaus wichtigen Satz: Daß die Pulsationen des Herzens von Nerveneindrücken modificirt werden."[9]

Dies paßt gut dazu, daß Alexander von der Tätigkeit Wilhelms in Jena schreibt: „Mein Bruder lebt und webt in den Kadavern" (d. h. er betrieb Anatomie mit Loder, Professor für Anatomie zu Jena, und das nicht allein, denn Schiller schreibt z. B. Wilhelm von Humboldt, Goethe freue sich schon auf den nächsten Besuch in Jena und das gemeinsame Sezieren, und Wilhelm bittet wiederum den Freund Schiller, für ihn ein Skelett entgegenzunehmen (aber bitte die Vollständigkeit gut prüfen, der Mensch, von dem er es gekauft habe, „lügt nämlich entsetzlich!"). Dies und noch viel mehr (etwa Wilhelms große Heiterkeit auslösende Publikationen über „die männliche und die weibliche Form", sowie „über den Geschlechtsunterschied", immerhin in Schillers bald scheiterndem Zeitungsprojekt für die gebildeten Stände, den Horen) spricht doch sehr dafür, daß Wilhelm von Humboldt kein „reiner" Geisteswissenschaftler war, und auch die Politik kam erst viel später!

Aber wie kommen die Weimarer Klassiker Schiller und Goethe hier ins Spiel? Nun, auch diese halten sich nicht an die Grenzen zwischen den Naturwissenschaften und der Dichtung: Goethe war ein ebenso ehrgeiziger wie ausdauernder Naturforscher, von seinen geologischen und mineralogischen Studien über die „Urpflanze" bis zur Farbenlehre (die er für sein Hauptwerk hielt), und immerhin verdanken wir ihm den Zwischenkiefer, einen neuen Knochen im menschlichen Skelett (sein angebliches Fehlen, im Gegensatz zum Tierreich, hatte zu tiefsinnigen Spekulationen über die einzigartige Stellung des Menschen in der Natur geführt – wie wir sehen werden,

9 A. von Humboldt Briefe an Goethe in: Bratranek 1876

hatte Wilhelm von Humboldt einen anderen Kandidaten für das „Wesentliche" am Menschen). Hinzu kommt für die Hirnforschung noch zusätzlich eine vorzügliche Erstbeschreibung einer Aphasie nach einem Schlaganfall (in „Wilhelm Meisters Lehrjahre", wie auch von dem Herausgeber des Handbuchs der Neurologie, Harold Klawans aus Chicago,[10] berichtet wird). Und Schiller war Arzt, was gern vergessen wird; er selber hatte bei seinem ersten vergeblichen Promotionsversuch („Philosophie der Physiologie")[11] an der Hohen Karlsschule zu Stuttgart selbst die Elektrizität als Lebensprinzip (als „Mittlerkraft" zwischen Geist und Materie) abgelehnt, und bei seinem zweiten Anlauf zitiert er nicht nur sein eigenes Werk („Moor"), sondern spricht vom „Nervenfluidum" schneller als Elektrizität" – alles sehr spekulativ und idealistisch, ein Grund mehr, Alexander von Humboldt, der gern alles in mathematische Formeln umzusetzen und exakt zu messen versuchte, zu mißtrauen:

„[...] Es ist der nackte, schneidende Verstand, der die Natur, die immer unfaßlich und in allen ihren Punkten ehrwürdig und unergründlich ist, schamlos ausgemessen haben will, und, mit einer Frechheit, die ich nicht begreife, seine Formeln, die oft nur leere Worte und immer nur enge Begriffe sind, zu ihrem Maßstab macht [...] kurz, mir scheint er (Alexander von Humboldt) [...] ein viel zu grobes Organ und dabei ein viel zu beschränkter Verstandesmensch zu sein. Er hat keine Einbildungskraft [...] imponiert sehr vielen, und gewinnt in Vergleichen mit seinem Bruder meistens, weil er ein Maul hat und sich geltend machen kann [...]", während „der viel achtungswürdigere" Wilhelm von Humboldt von ihm im gleichen Brief zwar als nicht kreativ, aber als hochintelligent („die scharfe Schneide seiner intelligenten Kräfte") und stimulierend für kritische Gespräche empfunden wurde.[12] Auf jeden Fall aber kam es, wie von Rudolf Virchow beschrieben,[13] zu einem großen Einverständnis zwischen den beiden „Weimarer Klassikern" und den „preußischen Dioskuren" Wilhelm und Alexander von Humboldt (der Dioskuren-Begriff stammt von Goethe: Wilhelm, der als „Erfinder des Neo-Humanismus" die komplizierte Familiengeschichte der Atriden nur zu gut kannte, wird allerdings sicher wieder nachdenklich geworden sein, war doch bei den wahren Dioskuren nur Castor, nicht aber Pollux unsterblich ...). Dafür kontrollierte er in den Schiller'schen Erzeugnissen akribisch das Versmaß und hatte große Pläne, über die klassische griechische Geschichte zu schreiben (oder wenigstens Pindar oder den Agamemnon von Aischylos zu übersetzen, natürlich im Original-Versmaß, ein Projekt, das dem Kenner als extrem schwierig erscheinen will ...). In der Tat sagte ja der amerikanische Historiker E. M. Butler 1935, Wilhelm von Humboldt „habe Deutschland unter die Tyrannei Griechenlands gebracht", als er in seinen Bildungsreformen (nach dem Untergang des

---

10 Klawans pers. Mitteilung, Ahrens 1993
11 Schiller 1959
12 Schiller, Körner 1797
13 Virchow 1861

traditionellen militärischen Preußen bei Jena und Auerstedt 1806 gegen Napoleon) nicht nur die traditionellen Latein-, sondern auch Griechisch-Kenntnisse zur Bedingung einer Aufnahme an die Universität machte (als einer „Gemeinschaft von Lernenden, wobei Freiheit erforderlich und Einsamkeit hilfreich ist"). Wir haben den Verdacht, daß er – wie sein Freund Goethe – nach dem militärischen, politischen und moralischen Bankrott des alten Heiligen Römischen Reiches Deutscher Nation und seiner Bestandteile eine lang anhaltende französische Herrschaft über weite Teile Europas erwartete, d. h. eine Art neues Römisches Reich der „Neufranken", und für die Deutschen die Überlebensstrategie der alten Griechen im Römischen Reich, nämlich vorzugsweise als Philosophen, Künstler, Historiker und Sportlehrer und ähnliches, vorbereiten wollte. Für unser Thema ist seine Gründung der Berliner Universität von Bedeutung, da er hierbei angeblich lange gezögert hatte, die Medizin mit aufzunehmen (anstelle medizinischer Fachakademien, wie für die Techniker und Ingenieure). Für seine Bildungsreformen hatte Wilhelm von Humboldt sogar seinen geliebten Gesandtenposten in Rom beim Vatikan aufgegeben und war nach Berlin zurückgekehrt („[...]man muß vor der Welt zu seiner Heimat stehen, auch wenn sie nur eine öde Sandwüste ist", schreibt er 1804 mit deutlicher Kritik an Alexander, nach dessen Rückkehr aus Amerika, als dieser, solange nur sein Geld reichte, im wissenschaftlich viel weiter fortgeschrittenen Paris bleiben wollte[14]).

Später, nach Durchführung der Bildungsreformen, in nur 14 Monaten, wird er, da er in Berlin keinen vollen Ministerposten erreichen konnte, preußischer Gesandter in Wien, und in dieser Rolle trägt er in seiner präzisen und überlegten Art nach Napoleons katastrophalem Rußlandfeldzug wohl am meisten zu dessen endgültiger Niederlage bei (zusammen mit dem periodisch etwas verrückten „Marschall Vorwärts" Gebhard Leberecht Blücher), indem er Österreich mühsam genug auf die Seite der Alliierten bringt. Er nimmt dann für Preußen am Wiener Kongreß teil (als Zuarbeiter und Souffleur für den stark schwerhörigen Staatskanzler Hardenberg) und macht sich dort durch kluge Wahrnehmung preußischer Interessen einige Feinde. Aber der preußische König Friedrich Wilhelm III. brauchte nach Napoleons Beseitigung keine Reformer mehr, und so wird der durch Intelligenz, Popularität und liberale Positionen sowie freie Lebensart ohnehin höchst verdächtige Wilhelm von Humboldt nach seinem Protest gegen die Karlsbader Beschlüsse (und den damit verbundenen wiederauflebenden Polizeistaat mit seiner Unterdrückung und Verfolgung aller demokratischen Impulse und Personen) auf Druck der Heiligen Allianz 1819 vom König Friedrich Wilhelm III. entlassen (nicht ohne sich für seine Verdienste ums Vaterland vorher eine schöne Dotation, das Gut Ottmachau in Schlesien, erfolgreich erbeten zu haben – das ergab dann zusammen drei große Güter, neben dem von der Mutter geerbten Tegel und dem von der Ehefrau Caroline nach

14 W. und C. von Humboldt in: Sydow 1906–1916

dem Tode ihres Vaters eingebrachten Burgörner in Thüringen; der zunehmend ver-
armende Naturforscher Alexander aber bleibt immerhin gern gesehener Gast in Tegel). Jedenfalls seit 1819 bleibt Humboldt (der seinen Ehrgeiz immer ganz gut ka-
schiert hatte) als reicher Privatmann in Tegel, wo er sich müßig seinen Liebhabereien
widmet, dabei über die – durchaus wirklich ziemlich armseligen – neuen Minister
lästert und heimlich doch immer noch auf einen Ruf des Königs wartet – bis ihn der
Tod seiner Frau Caroline 1829 schwer erschüttert und er bald danach auch tief deprimiert und gescheitert stirbt – so sehen es jedenfalls alle seine frühen Biographen.[15]

Hier sei ein kurzer Exkurs über die sogenannte „Parkinson-Persönlichkeit" gestattet,
da bei diesen Patienten nicht selten zunächst eine Depression diagnostiziert wird.
Hierzu trägt neben der allgemeinen und besonders motorischen Verlangsamung, der
gebeugten („gebrochenen") Haltung (Abb. 5) und der verschwindenden Mimik (mit
ihrer hohen Bedeutung für zwischenmenschliche non-verbale Kommunikation) sowie der leisen, monotonen und tonlosen Sprache der meisten Parkinsonpatienten
auch eine häufig biographisch feststellbare allgemeine Freudlosigkeit und Anhedo-
nie bei (die vielleicht erklärt, warum Parkinson-Patienten viel häufiger als andere
Menschen Nichtraucher sind – auch von Wilhelm von Humboldt wird berichtet,
daß er Rauchen verabscheute). Neue Untersuchungen der Hirndurchblutung aus der
Gruppe um Nico Leenders mit [18]FDG-PET haben in der Tat gezeigt, wie Nucleus
accumbens und andere Teile des „Belohnungssystems" im Gehirn „aufleuchten",
d. h. wohl aktiviert werden, wenn einer Gruppe älterer Schweizer Probanden die Lösung einer Aufgabe gelingt (und sie dafür 8 Franken erhalten), während bei alters-
gleichen Parkinsonpatienten dieses „Belohnungssignal" völlig ausbleibt (obwohl sie
die Aufgabe ebenso gelöst haben, ebenfalls ihre 8 Franken bekommen und genauso
gute Schweizer sind [...][16]). Da die motorischen Ausfallerscheinungen der Parkinsonpatienten auf einem starken Verlust des Neurotransmitters Dopamin in den Basalganglien beruhen und das „Belohnungssystem" des Nucleus accumbens ebenfalls
über Dopaminfreisetzung aktiviert wird, liegt ein Zusammenhang zwischen der Parkinson'schen Krankheit und einer gewissen Unfähigkeit, Freude zu empfinden, nahe
– ja man könnte sogar über einen weitergehenden Zusammenhang im Sinne des Psy-
chomotorik-Begriffs spekulieren, wonach bestimmtes Verhalten, das über das motorische System ausgeführt wird, gegebenenfalls eben zur Aktivierung des „Belohnungssystems" und damit zum Lerneffekt (bis hin zur Sucht) führt, ein System, das
bei Parkinson-Patienten im Laufe der Jahre langsam versagt. Jedenfalls schreiben entsprechende Untersuchungen nach einer Zusammenstellung von W. Poewe[17] Parkinsonpatienten schon vor Auftreten erster motorischer Ausfallerscheinungen folgende
Eigenschaften zu (zusätzlich zum häufigen Nichtraucherstatus): „fleißig und mora-

15 Schlesier 1843–1845, Haym 1856, Binswanger 1937
16 Leenders u. a. 1999
17 Poewe in Calne u. a. 1993

listisch", „Unterdrückung aggressiver Tendenzen", „maskierte Persönlichkeit", „neurotisch-zwanghafter Charakter", „zuverlässig, voll Pflichtgefühl, moralisch rigide", „sorgfältig und perfektionistisch", „überkontrolliert, introvertiert, deprimiert" oder „hohe Selbstkontrolle, ruhig, unglücklich". Unstreitig trifft das meiste dieser Beschreibungen recht gut auf Wilhelm von Humboldt und seine Selbstwahrnehmung zu, und zwar schon in jungen Jahren (1816): „Die hervorstechenden Seiten an mir sind: vollkommene Herrschaft des Willens über mich selbst; vorwaltende, innerhalb gewisser Schranken und in bestimmter Art sehr bedeutende und nimmer ermüdende Denkkraft; bei gar keiner Neigung auf das Äußere als solches leidenschaftliches Verlangen nach innerer, auf ganz eigentümliche Weise idealischer Beschäftigung mit mir und mir selbst [...] Begierden [...] sind mir teils fremd gewesen, teils habe ich sie von mir willkürlich entfernt [...] ich bin entschieden nicht zum Dichter geboren und meine Einbildungskraft wird bald von der Trockenheit des Verstandes, bald von dem Stoff der Empfindung überwältigt [...]"[18]

Wenn Wilhelm von Humboldt recht hat, und diese seine Eigenschaften die Folge aktiven Verhaltens sind (Unterdrückung spontaner Emotionen, Freude und Aggression, eben der „inneren Stürme"), dann kommen wir zu der noch weitergehenden Spekulation, wonach nicht der zunehmende Dopaminverlust in den Basalganglien und im limbischen System zu bestimmten typischen Verhaltensmustern führt, sondern umgekehrt vielleicht ein bestimmtes Verhalten, eben eine starke Bemühung um Selbstkontrolle und Unterdrückung von Gefühlen und Reaktionen, zum zunehmenden Dopaminverlust und langfristig zur Krankheit führt – wobei dann wirklich die Reaktionen verlangsamt sind und das Gesicht zur Maske wird. Wie dem auch sei, der bei Wilhelm von Humboldt immer vorhandene Perfektionismus, in Verbindung mit sehr guter Beobachtungsgabe, kann jedenfalls zum Teil zur hohen Qualität seiner Selbstbeobachtungen beigetragen haben.

Auch bei der Frage der Persönlichkeit kommt es wieder zum Vergleich mit Alexander, der bei gleicher Herkunft, Erziehung und Intelligenz ein ganz anderes Sozialverhalten entwickelt hat – derartige Vergleiche einander zugeordneter Paare helfen ja in der Medizin zu neuen Erkenntnissen, und so hat der Spanier J. J. Garcia de Yébenés[19] drei derartige Paare mit je einem prominenten Parkinsonpatienten und einer entsprechenden Vergleichsperson gebildet, nämlich Hitler und Stalin, Franco und Mussolini, sowie, für den Spanier naheliegend, Salvatore Dalí und Pablo Picasso. Sein Ergebnis: drei deutliche biographische Unterschiede ergeben sich für die späteren Parkinsonpatienten, nämlich ein deutlicher Mangel an Kreativität (der zur Besessenheit durch eine einzige Idee führt [bei Hitler der Antisemitismus, bei Franco das Militärreglement, bei Dalí eine sehr typische traumartige, surreali-

18 W. von Humboldt 1816
19 Yébenés in: Stern 1999

stische Art zu malen]) – während die „gesunden Kontrollpersonen" in ihrem Leben mehr variabel sind; dann eine Unfähigkeit, kontinuierlich und konzentriert über längere Zeiträume zu arbeiten, und schließlich besonders klägliche Beziehungen zu Partnern, in Liebe bzw. Sexualität. Ein entsprechender Vergleich zwischen Wilhelm und Alexander von Humboldt würde die beiden ersten Unterschiede wohl entsprechend bestätigen. Zur Arbeit beider Brüder drängt sich sogar der Verdacht auf, daß, möglicherweise unbewußt, Wilhelm von Humboldt seinen kosmopolitischen und frankophilen Bruder Alexander auch eher als Römer sieht, während er selbst, der mehr Patriot war, dem Idealbild des Griechen nachstrebt, wenn er in seiner Schrift „Vom Griechischen Charakter" (1808) beide charakterisiert: „Der Römer hatte ein eifriges, ernstes, kraftvolles Streben, aus dem eine zusammenhängende Thätigkeit und sichere stufenweise fortschreitende Resultate erwuchsen. Der Grieche war von Sehnsucht begeistert, sein absichtliches und weltliches Treiben war oft sehr zerstreut und zerstückt, aber nebenher und ungesucht entkeimten jener Sehnsucht himmlische und bezaubernde Blüten." Auf jeden Fall vollendet Alexander mit lebenslanger zäher Arbeit in vielen Einzelschritten seinen *Kosmos*, während Wilhelms großartige Entwürfe nie zu einem abgeschlossenen Produkt führen, wohl aber faszinierende neue Gedanken enthielten und zu ganz neuen Konzepten führten. Zum Dritten läßt sich kaum etwas sagen, da wir zwar über Wilhelm von Humboldts Beziehungen zu Frauen einigermaßen Bescheid zu wissen glauben, zu Alexanders Sexualität aber besonders in späteren Jahren fast keine gesicherten Informationen vorliegen (wenn man eben dies nicht als Beweis einer gestörten Sexualität nimmt) ...

Jedenfalls sind wir bei der „Depression" Wilhelm von Humboldts überzeugt, daß es sich eher um die Äußerungen und Folgen der beginnenden Parkinson-Krankheit handelt (wenn auch manche Patienten natürlich zusätzlich eine „richtige" Depression haben, manchmal aber auch als Reaktion auf die Diagnose der Parkinson'schen Krankheit bzw. der durch sie verursachten Einschränkungen). Aus diesem Grund folgen wir auch nicht jenen Biographen, die Wilhelm von Humboldts letzte Jahre als allgemeinen Niedergang und Resignation interpretieren. Daß dies durchaus so erscheinen konnte, zeigt das Zeugnis von Chateaubriand[20] über seinen Besuch in Tegel: „[...] da er (Wilhelm von Humboldt) der Regierung wegen seiner Gesinnung suspekt war, führte er ein zurückgezogenes Leben; um die Zeit totzuschlagen, lernte er alle Sprachen, ja selbst die Volksmundarten (patois) der Erde [...] und wenn man einen guten Tag erwischte, hätte man sich bei Tisch wohl auch auf Sanskrit unterhalten können [...]" (der gute Chateaubriand wußte nicht, daß sich sogar König Friedrich Wilhelm IV. und Alexander von Humboldt der Sanskrit-Schrift bedienten, wenn sie z. B. ihre geheimen Listen möglicher Akademiemitglieder zusammenstell-

20 Trabant 1990

ten – für jemanden, der Französisch für die einzige Kultursprache hält, muß ja sogar die uralte baskische Sprache, ein frühes Lieblingsthema Wilhelm von Humboldts, als Dialekt abgewertet werden ...).

Die Wirklichkeit ist anders: Kehren wir wieder zum Sonnenuntergang über den Sandhügeln vor seinem Sterbezimmer in Tegel zurück: Vor seinem Tod, so wird berichtet, habe er mehrere Tage im Delir Unverständliches gelallt – allerdings fragt Alexander ihn direkt danach und erhält die verblüffende Antwort: „Nein, ich habe nur einige Sätze in allen Sprachen, die ich kenne (angeblich mehr als 100!) wiederholt, um zu ergründen, wie der Akt des Sterbens auf die Arbeit des Geistes einwirkt [...]" So spricht kein Politiker, kein Geisteswissenschaftler, kein Depressiver – so spricht ein Hirnforscher!

Und damit kommen wir zu der Grundidee, die Wilhelm von Humboldts Leben beherrschte und derentwegen er über den durch die Entlassung erzwungenen Rückzug ins private Leben nicht nur unglücklich war: der Beschäftigung mit der menschlichen Sprache. Bereits 1805, d. h. vor seiner politischen Karriere als Bildungsreformer und Diplomat, schreibt er an seinen Lehrer und Freund, den großen Altphilologen und Experten für Latein und Griechisch, Friedrich August Wolf in Göttingen: „[...] Im Grunde ist alles, was ich treibe, Sprachstudium. Ich glaube, die Kunst entdeckt zu haben, die Sprache als ein Vehikel zu gebrauchen, um das Höchste und Tiefste und die Mannigfaltigkeit der ganzen Welt zu durchfahren."[21] Sicher nicht zufällig erinnert diese Formulierung an den weltreisenden Bruder Alexander und dessen Plan für eine „physische Weltbeschreibung" (den Titel „Kosmos" bekommt dies Lebenswerk Alexanders erst auf den Vorschlag Wilhelms, der natürlich weiß, daß Kosmos im Griechischen nicht nur für das Universum steht, sondern ebenso die Bedeutung „Ordnung, Schmuck, Schönheit" hat – woran ja die Kosmetik als Technik der Schönheit noch heute erinnert). Wilhelm von Humboldt war schon als Schüler ganz außergewöhnlich sprachbegabt (während Alexander unter dem Einfluß des „alten Heim" lieber Moose sammelte, wenn die beiden Heldenjugendlichen nicht gerade auf einer der Inseln im Tegeler See (der zum Gut ihrer Mutter gehörte) Robinson spielten – hatte doch ihr Privatlehrer Campe einen „deutschen Robinson" in Analogie zu Daniel Defoe's Robinson Crusoe geschrieben). Seine Reise von Paris nach Spanien bildet einen ersten Anstoß: „[...] Biskaya [...] das einzige europäische Land, das eine eigentliche Ursprache, älter als alle übrigen neueren und die mit keiner anderen auch nur entfernte Ähnlichkeit besitzt, erhalten hat. Besonders ist die Grammatik dieser Sprache im höchsten Grade merkwürdig und führt zu interessanten Betrachtungen über die Bildung der Sprachen überhaupt. Wenn ich mit meinen Grübeleien darüber zu einigen Resultaten gekommen bin, denke ich sie Ihnen einmal vorzulegen und hoffe, es soll Ihnen Vergnügen machen [...]" schreibt er am

---

21 Briefe an Wolf in: W. von Humboldt 1846, S. 266–267

26. April 1799[22] an Schiller (den er übrigens tadelt, weil „er bei seinen Räsonnements über den Entwicklungsgang des Menschengeschlechtes" auch nicht ein einziges Mal auf die Sprache als das, was den Menschen doch eigentlich ausmache, hinweise).[23] Im Jahre 1802, ebenfalls in einem Brief an Schiller,[24] spricht er von seinem Plan einer „Enzyklopädie aller menschlichen Sprachen" (den wir fürderhin das „Wilhelm-von-Humboldt-Projekt" nennen wollen), und seitdem beschäftigt er sich in seiner freien Zeit (und noch mehr nach seiner Entlassung aus dem Staatsdienst) fast ausschließlich mit der Sprache und wird hier bei den wenigen an diesem Gebiet interessierten Experten zum Vordenker. Dabei geht es ihm nicht um einen philologischen Überblick über die Sprachen, auch wenn die Nachwelt ihn fast nur noch unter diesem Gesichtspunkt sieht und vor allen seine Einteilung in agglutinierende, flektierende und einverleibende Sprachbildung (bzw. die isolierenden, die weder die eine noch die andere Eigenschaft haben, wie z. B. das Chinesische) mit seinem Namen verbindet.[25] Hierbei ist zu berücksichtigen, daß er außer zwei Akademie-Vorträgen zu Lebzeiten kaum etwas zur Sprache publiziert, sondern nur (auch durch eine umfangreiche Korrespondenz, nicht unähnlich dem Bruder Alexander) Material sammelt und eine große Arbeit über Sprache vorbereitet (wobei ihm die Kawi-Sprache, ein dem Sanskrit verwandter Vorläufer des Indonesischen, als konkreter Bezug dient). Nach seinem zu frühen Tod durch die Parkinson-Krankheit 1835 ist es dann der Bruder Alexander, der den jungen Sprachforscher Buschmann dafür anstellt, die vorhandenen Manuskripte Wilhelms herauszugeben und vorsichtig zu ergänzen, so daß dann 1836 ein posthumes Lebenswerk erscheinen kann,[26] dem wir entscheidende Gedanken entnehmen. Sprache, „die mit endlichen Mitteln Unendliches ausdrücken kann" (eine schöne Definition auch des menschlichen Gehirns) ist nichts Festes und in der Jugend Erlerntes, sondern „ein inneres Organ der Gedanken", d. h. im menschlichen Gehirn schon fest vorgegeben; sie ist kein abgeschlossenes Produkt (εργον) sondern vielmehr aktive Tätigkeit (ενεργεια) und führt zum Bewußtsein der eigenen Individualität, die Voraussetzung für die immer begrenzte Kommunikation mit einem fremden Bewußtsein ist, wie bereits gegenüber Schiller im Brief von Anfang September 1800[27] angesprochen:

„Die Sprache ist daher, wenn nicht überhaupt, doch wenigstens sinnlich das Mittel, durch welches der Mensch zugleich sich selbst und die Welt bildet, oder vielmehr seiner dadurch bewußt wird, daß er eine Welt von sich abscheidet" – ein Konzept, das auch durchaus an Wilhelm von Humboldts Konzept von „Selbstbildung als Voraus-

---

22 W. von Humboldt, F. Schiller in: Ebrard 1911
23 W. von Humboldt 1830
24 W. von Humboldt, F. Schiller in: Ebrard 1911
25 Trabant 1986
26 W. von Humboldt in: A. von Humboldt 1836
27 W. von Humboldt, F. Schiller in: Ebrard 1911

setzung der Bildung anderer" erinnert und heute unter naturwissenschaftlich orientierten Bewußtseinsforschern intensiv diskutiert wird.

Daß Sprache unabhängig vom Artikulationsvorgang bestehen kann, sieht er an den Taubstummen, denen auch ein (sprachliches) Artikulationsvermögen den Zusammenhang ihres Denkens mit Sprachwerkzeugen (d. h. auch der Gebärdensprache) ermöglicht, da auch sie „Sprachhaftigkeit" und den Drang nach Übereinstimmung ihres Sprachwerkzeuges mit ihrem Denken zur Kommunikation besitzen. Es ist faszinierend, wenn man heute z. B. die Autobiographie der taubstummen Schauspielerin Emanuelle Laborit liest, Tochter des Entdeckers der Neuroleptika (Wegbereiter für Delay und Deniker) und manchen durch ihr faszinierendes Spiel in Caroline Links „Zeit der Stille", einem Taubstummenfilm, bekannt: Sie hat – infolge des rigiden französischen Systems, das Taubstumme mit allen Mitteln zum vokalen Sprechen nötigen will – die Gebärdensprache und damit überhaupt erst Sprache im allerletzten Moment erlernt (es gibt hier ein „kritisches Fenster") und berichtet, daß sie erst mit der Sprache gelernt hat, sich als eine Person zu sehen, mit individueller Vergangenheit und Zukunft, während sie vorher nur im Jetzt lebte, voller Ängste, mit nicht zuordenbaren Erinnerungen und ohne zu wissen, daß auch sie (eben als individuelle und identische Person) einmal zu den erwachsenen Menschen zählen würde, wie sie ihr zuvor nur Angst eingeflößt hatten.[28]

Es bedarf keiner langen Erläuterung, daß Wilhelm von Humboldts Erkenntnis der Bedeutung der Sprache (als Folge angeborener, im Gehirn des Menschen angelegter Sprachfähigkeit, eben dem „inneren Organ") für die Selbstfindung und Erkenntnis der eigenen Individualität, und damit der des Gegenübers, für moderne Sprach- und sogar Bewußtseinstheorien ganz zentral ist (so z. B. N. Chomsky, der Wilhelm von Humboldt als Pionier und direkten Vorläufer ausdrücklich würdigt und in seinen Gedanken und politischen Taten auch eine Verwandtschaft mit seinen eigenen libertären und linken Ideen sieht[29] (Abb. 4), aber auch andere, moderne Sprach- und Bewußtseinsforscher wie Pinker[30] bauen auf seinen Ideen auf. Wilhelm von Humboldts Ziel, möglichst viele Sprachen zu lernen, dient aber nicht der Sammlung und Klassifizierung (auch wenn es sich auch hierfür als überaus fruchtbar erwiesen hat), sondern es ist ihm bewußt, daß alle Sprachen subjektiv sind, die alle ja die gesamten Gedanken derer, die sie sprechen und gesprochen haben, abbilden, überliefern und vermehren, (er nennt dies „Weltansicht"); da aber das Erlernen fremder Sprachen eine andere Subjektivität (z. B. andere Metaphern) mit sich bringt, hofft er, wenn er nur möglichst viele Sprachen beherrscht, das ihnen Gemeinsame, das den Menschen in seinem Geist einzigartig macht, herauszufinden, und so wird die Erforschung der

28 Laborit 1993
29 Chomsky 1966, Chomsky 1988
30 Pinker 1995

Sprache, ihrer Grundlagen im Gehirn und ihrer Darstellung von Geist und Gedanken, zum Königsweg der Neurowissenschaften, eben in seinem „Wilhelm-von-Humboldt-Projekt". Unsere Gesellschaft gibt zur Zeit viele Milliarden für die Entzifferung des menschlichen Genoms aus (das wir doch zu 98 % mit dem Schimpansen teilen, und zu nicht viel geringerem Anteil mit Mäusen, Taufliegen, Würmern [coenorhabdis elegans] und sogar E. Coli und seinen Lambda-Phagen – nichts gegen diese wackeren und sicher auch liebenswerten Mitbewohner des Planeten, aber ich frage mich, was hilft uns das zum Selbstverständnis und zur Erkenntnis des Menschlichen) – während hingegen die Sprache dem Menschen einzigartig ist und seine ganze Kultur ausmacht. Genetisch unterscheiden wir uns nicht von den Höhlenmalern vor 30.000 Jahren, und alles, was wir darüber hinaus besitzen, haben wir von Mitmenschen erhalten (über die Sprache, und die damit mögliche mündliche Tradition auch von Vorfahren), sowie seit etwa 3.000 Jahren auch über die Schrift von unseren menschlichen Vorgängern. Wäre es da nicht „edler, sich wappnend gegen ein ganzes Meer von Schwierigkeiten", das Wilhelm-von-Humboldt-Projekt für die noch existierenden ca. 7.000 Sprachen (die z. T. schon aussterben) mit modernen Computermitteln in Angriff zu nehmen? Zumal Wilhelm von Humboldt darauf hinweist, daß Sprache als Kernstück einer Anthropologie uns auch die Psyche des Menschen wie der Nationen besser verstehen läßt (wir werden darauf zum Schluß mit den Worten Alexanders zurückkommen) und uns auch harte Fakten zur Geschichte verschaffen kann:

Wenn wir z. B. im Deutschen beschreiben, wie die Doktoren Max Müller und Julius Maier ein Kloster besichtigen, seine Mauern, Ziegeldach, Glasfenster und nicht zuletzt den Keller mit Wein, Bier und Most, aber auch voller Früchte wie Kirschen, Pfirsiche, Birnen, mit Regalen und Tafeln voll Salat, Kohl und Radieschen, mit Pferden in den Ställen, so erkennt der Anthropologe vom Mars durch seine Studien europäischer Sprachen, daß die edlen germanischen (oder sonstigen) Ahnen alle diese Objekte, nämlich die Substantive des obigen Satzes, nicht aus Eigenem gefunden, sondern von den Römern entlehnt haben (die wiederum viel von den Griechen hatten usw.); oder eine auch nur flüchtige Analyse z. B. des Englischen zeigt, daß dieselben Tiere, die im Stall von Angelsachsen betreut und gemästet wurden, in der Regel als Mahlzeit bei Tisch von französisch-sprachigen Normannen verzehrt wurden (cattle/beef, sheep/mutton, pig/pork, calf/veal etc.), und daß der Einfluß der Wikinger, die die Worte „slaughter", „take" und „kill", aber auch „knife" im Englischen hinterlassen haben, nicht unbedingt ein wohltätiger war. Einzelne Zeitgenossen erkannten noch dieses Gesamtziel Wilhelm von Humboldts, so z. B. Heymann Steinthal, wenn er der folgenden Position ausdrücklich zustimmt:

„[...] sagt Heyse: Die Sprachwissenschaft im höchsten Sinne des Wortes, wie ich sie mit Humboldt auffasse, hat die Realisierung der Sprachidee durch alle Sprachen der

Erde zu verfolgen und diese als ein System wesentlich begründeter Verwirklichungs-
formen jener Idee zu begreifen und darzustellen, so daß in der Gesamtheit dieser Formen die Sprachidee (Idee der Sprachvollendung) in ihrer Totalität in Erscheinung
tritt."[31]

Insgesamt aber finden diese Gesamtkonzepte in einer Phase zunehmender Spezialisierung so wenig Interesse wie Goethes Suche nach Urpflanzen, wie M. Böhler feststellt:

„[...] ist es denn auch nicht verwunderlich, daß beiden – Goethe dem Naturforscher
und Humboldt dem Sprachforscher – im 19. Jahrhundert, dem Jahrhundert der un-
seligen Trennung von Geistes- und Naturwissenschaften, keine tiefgreifende Wir-
kung beschieden war, denn Humboldt war der historisch-philologischen Forschung
zu biologisch-organistisch, Goethe war der naturwissenschaftlich-analytischen Forschung zu individualisierend-synthetisch"[32] – und außerdem waren beide gar keine
engen Spezialisten auf nur einem Gebiet.

So ist es nicht überraschend, daß die Bücher aus Wilhelm von Humboldts einzigar-
tiger Sprachenbibliothek von der Königlichen Bibliothek zu Berlin, der sie von ihm
vermacht worden waren, sofort in alle möglichen Kategorien aufgeteilt und z. T. ausgeschieden wurden – vor allem, wenn sie handschriftliche Anmerkungen oder persönliche Widmungen besaßen – erst 1993 konnte Chr. Schwarz wenigstens 533
Bände (!) identifizieren und dokumentieren.[33] Schon 1852 spricht dann Grillparzer
von Wilhelm von Humboldt nur als von „einem widerlichen, greulichsten Pedan-
ten" – dem widerspreche allerdings „scheinbar sein Briefwechsel mit einer Frau
(Charlotte Diede), der allerdings vortrefflich ist [...] er hat damals, über seine eigene
Dürre erschrocken, sich ein sentimentales Zugpflaster auflegen wollen und daher auf
gut Glück ein Frauenzimmer gewählt, mit dem er im Feuer exerzieren konnte. Endlich blieb er in der spekulativen Grammatik hängen, und in diesem Sandboden ge-
diehen seine Kartoffeln."

Selbst Alexander von Humboldt mit seiner physischen Naturbeschreibung wurde
schon bald und überaus zu Unrecht nur noch als „großer Compilator" von den Fach-
spezialisten abgewertet, die seinen profunden Einfluß sowohl auf ganze Wissenschaften wie auch auf einzelne Wissenschaftler nicht mehr wahr haben wollten,
zumal auch die politischen Positionen beider Brüder im Zeitalter der „Heiligen Allianz", später im Bismarck- und wilhelminischen Deutschland und ganz besonders
natürlich bei den Nationalsozialisten, nicht genehm waren: Wilhelm in seinen kon-
stitutionellen und liberalen Vorstellungen, Pionier der Judenemanzipation und Alexander, der kosmopolitische Jakobiner, der alle Menschen für gleich ansah und dies

31 Steinthal 1985
32 Böhler 1973
33 Schwarz 1993

in seinen Schriften auch ohne Umschweife zum Ausdruck brachte – etwa über die USA:[34] „Ich wünschte, man zeige sich dieser stolzen Freiheit in allem würdig! Die Sklavenfrage wirft einen finsteren Schatten auf das Land der politischen Freiheit!" In seinen Reisebeschreibungen greift er immer wieder die Barbarei der Sklaverei an, der er in seiner Beschreibung Kubas auch ein eigenes Kapitel widmete.[35]

Was prompt zur politische Zensur seiner Schriften in den USA (und nicht etwa in Rußland oder Preußen!) führte. Hiergegen protestierte er erfolgreich und vor allem setzte er 1857 ein Gesetz durch, wonach auf preußischem Boden jeder Sklave automatisch zum freien Menschen wurde; da überrascht die Gehässigkeit wenig, mit welcher etwa der konservative Bismarck den alten – und natürlich durchaus eitlen – Alexander in seiner Unterhaltung bei Hofe karikierte, wobei dieser ja wirklich in jenem autoritären Umfeld nur seine Bekanntheit („Bekanntheit schützt!" sagten bekanntlich die DDR-Dissidenten), seinen Ruhm und seine Fähigkeiten als glänzender Unterhalter mit allen Mitteln ins Feld führen konnte, im Hinblick auf die eigene Existenz (trotz unermüdlicher Tätigkeit war er auf sein Gehalt als Kammerherr dringend angewiesen), aber noch viel mehr zum Nutzen anderer, besonders junger und in der Regel auch fortschrittlich gesinnter Wissenschaftler. Nur als Beispiel sei hier der berühmte Chirurg Dieffenbach erwähnt, für dessen Lehrstuhl er gegen den Widerstand einer ziemlich konservativen (und durchaus auch eifersüchtigen) Fakultät wiederholt und mit großer Ausdauer zu wahren Intrigen mit Einbeziehung des Kronprinzen Zuflucht nehmen mußte,[36] durchaus dann zum Nutzen der Berliner Patienten wie auch zum Ruhme der Berliner Universität. Hierbei führte er wieder einmal ein Projekt seines Bruders Wilhelm weiter: dieser hatte sich in seiner Zeit in Königsberg in Dieffenbachs spätere Frau, Christine Motherby, entsetzlich verliebt, die später erst Ernst Moritz Arndt und dann eben Dieffenbach liebte – als diese sich verzweifelt an den Unterrichtsminister Wilhelm von Humboldt mit der Bitte wandte, er möge ihren neuen Liebhaber Dieffenbach, diesen bereits hervorragenden Mediziner, von einer Abschlußprüfung in Berlin dispensieren, da Dieffenbach sich sonst in Verzweiflung über die politische Entwicklung in Mitteleuropa und die eigene Zukunft dem griechischen Freiheitskampf anschließen werde (die beiden waren zu diesem Zweck bereits in Marseille), antwortete Wilhelm, wie immer korrekt, die Prüfung müsse Dieffenbach schon noch ablegen, er aber werde bis dahin privat die Lebenskosten des Paares in Berlin bestreiten [...] (und so liegt Dieffenbach nicht irgendwo in Griechenland verscharrt, sondern wurde in Berlin einer der großen Begründer der modernen Chirurgie).

34 Beck 1959
35 A. von Humboldt 1807–1837
36 Kielhorn 1999

In der Tat war Wilhelm, wenn auch politisch weniger radikal (er schien eine konsti-
tutionelle Monarchie für die einzige realisierbare fortschrittliche Herrschaftsform zu
halten), noch mehr verhaßt in den konservativen Kreisen der Kamarilla, über die er
sich mit seinem scharfen, überlegenen Intellekt offen lustig machte, und bei ihm war
es seine Überzeugung von der Gleichberechtigung aller Sprachen, die voll dem neuen
Zeitgeist widersprach. Aber trotz aller Widerstände haben beide Humboldt-Brüder,
Wilhelm, der durch seine Bildungs- und Universitätsreform sowie die Gründung der
Berliner Universität die allgemeinen Weichen stellte, und Alexander als leuchtendes
Vorbild eines international engagierten Wissenschaftlers sowie durch seine gezielte
Förderung und Berufung begabter einzelner Wissenschaftler, einen mindestens
ebenso starken Anteil wie der spätere wirtschaftliche (und militärische) Aufschwung
Preußen-Deutschlands daran, daß Berlin zum Ende des 19. Jahrhunderts die unbestrittene Führung auf dem Gebiet der medizinische Forschung hatte, mit dem ehemaligen Barrikadenkämpfer und fortschrittlichen Abgeordneten Rudolf Virchow,
dem ehemaligen Landarzt Robert Koch und dem oft vergessenen großen Paul Ehrlich, Pionier der Hämatologie, Biochemie, Immunologie und medikamentösen Therapie, durch welchen die Syphilis ihren Schrecken verlor. Daß Wilhelm prinzipiell
die Judenemanzipation vorantrieb und Alexander wiederum individuelle Barrieren
für sie in der Wissenschaft überwand, hat dem Bild der beiden auch in unserem Jahrhundert sicher eher geschadet, ebenso wie jetzt ihre Ablehnung einer Dominanz
wirtschaftlicher Interessen – so sagt z. B. Wilhelm: „Es ist leichter für Ärzte, kauf-
männische Kenntnisse zu erwerben als für Kaufleute, mit Verstand über ärztliche
Dinge zu urteilen – und auf jeden Fall sind Irrtümer im ersten Fall leichter zu verbessern und sie sind weniger gefährlich." [37]

Um aber auf Wilhelm von Humboldt als neurowissenschaftlichen Sprachforscher
zurückzukommen, der seiner Zeit weit voraus war – und seine Leser mit seinem
komplizierten Stil auch fast durchgehend überforderte – so besteht kein Zweifel, daß
sein tiefes und fruchtbringendes Nachdenken über die menschliche Sprache seiner
introvertierten Neugier sehr entgegenkam, daß er aber einen wesentlichen Anstoß
auch hier Alexander verdankt: dieser hatte nämlich durchaus den Plan, nicht nur
Klima, Geologie, Pflanzen und Tiere der von ihm durchreisten Gebiete zu erforschen
und wo möglich zu messen, zu dokumentieren und zu sammeln, sondern mit demselben Engagement sammelte er auch alle ihm zugänglichen Indianersprachen dieser Länder, in der festen Absicht, sie von seinem Bruder Wilhelm als weitere Kapitel
seines Expeditionsberichtes „Reise zu den Equinoctialgebieten der Neuen Welt" beschreiben und analysieren zu lassen. [38] So wie eigentlich der unersetzliche Reisege-
fährte Aimé Bonpland für die Beschreibung der Botanik zuständig sein sollte (aber

37 W. von Humboldt 1922
38 Trabant 1990

davon, sicher schaudernd ob der Menge, dankend Abstand nahm), so kam auch Wilhelm von Humboldt in seinem Streben nach Vollständigkeit und Perfektion nicht rechtzeitig zu einer Publikation,[39] aber die Sammlungen Alexanders, sowie Wilhelms Zugang zu den Beständen des Vatikans und seine Kontakte zu anderen Sprachexperten, bildeten den Grundstock seiner eigenen Sprachsammlungen und Forschungen. Auch weiterhin ist Alexander hilfreich:

„Mit dem Nächsten erhältst Du auch das köstliche Werk über die nordamerikanischen Sprachen, das beste, was es gibt; ich trennte mich schwer davon. Heute schicke ich Dir ein merkwürdiges Buch, das ich auf Deinen Wunsch für 24 Fr. kaufte; (ich sollte ja alles auf Sprachen bezügliches kaufen). Es ist eines der gelehrtesten und zuverlässigsten Bücher aus den letzten drei Dezennien",[40] und nimmt am Fortschritt des Werkes über die Sprache teil (das er ohne Umschweife „das größte Werk, das Menschen je unternahmen", nennt – er drängt, aber erfolglos, darauf, erste vorhandene Abhandlungen sofort drucken zu lassen [...][41]). So kann man möglicherweise Alexanders Ziel der physikalischen Weltbeschreibung sowie Wilhelms Bemühungen in Richtung Anthropologie, Psychologie, Sexualkunde und vor allem Sprache als die beiden Seiten eines „Kosmos-Kontinuums" betrachten. Wilhelm schreibt in der Tat auch von Sprachen wie von ebenso vielen neuen Arten von Lebewesen (und Alexander nennt „die Erforschung der Sprache eine Naturgeschichte des Geistes"), Wilhelm bleibt aber in seiner Erforschung des menschlichen Geistes im Gegensatz zu Alexander wohl Dualist. Auch wenn er ahnungsvoll schreibt, daß Geist und Natur vielleicht nur zwei Seiten derselben Erscheinung sind, so hofft er doch auf dem Sterbebett – zu dem wir so wieder im Sonnenuntergang zurückkehren – bald in irgendeiner Weise „die Mutter", nämlich seine Frau Caroline, wie er sie gegenüber den Kindern nannte, wieder zu treffen – Alexander blieb hier skeptisch. Es hätte Wilhelm aber zweifellos gefreut, wenn er noch erlebt hätte, wie Alexander, ihn zitierend, seinen Kosmos enden läßt, nämlich mit Menschen, Sprache und allgemeinem Fortschritt zum Wohl der Menschheit:

„[...] die gesammte Menschheit: ohne Rücksicht auf Religion, Nation und Farbe, als einen großen, nahe verbrüderten Stamm, als ein zur Erreichung Eines Zweckes, der freien Entwicklung innerlicher Kraft, bestehendes Ganzes zu behandeln. Es ist dies das letzte, äußerste Ziel der Geselligkeit, und zugleich die durch seine Natur selbst in ihn gelegte Richtung des Menschen auf unbestimmte Erweiterung seines Daseins. Er sieht den Boden, so weit er sich ausdehnt: den Himmel, so weit ihm entdeckbar, er von Gestirnen umflammt wird: als innerlich sein, als ihm zur Betrachtung und Wirksamkeit gegeben an. [...] So festgewurzelt in der innersten Natur des Menschen,

---

39 W. von Humboldt nach Trabant 1990
40 A. von Humboldt 1830
41 A. von Humboldt 1830

und zugleich geboten durch seine höchsten Bestrebungen, wird jene wohlwollend menschliche Verbindung des ganzen Geschlechts zu einer der großen leitenden Ideen in der Geschichte der Menschheit. [...] Mit diesen Worten, welche ihre Anmuth aus der Tiefe der Gefühle schöpfen, sei es dem Bruder erlaubt die allgemeine Darstellung der Naturerscheinungen im Weltall zu beschließen." [42]

Von jetzt an pflegt Alexander das Andenken des verstorbenen Bruders bis zum eigenen Tod 1859, und dann endlich „ruhen im tegelisch-märkischen Sande", wie Theodor Fontane schreibt, „die Mitglieder einer Familie, die, wie kaum eine andere, diesen Sand zu Ruhm und Ansehen gebracht hat."

Danksagung

Ich danke Herrn Dr. Friedrich-Wilhelm Kielhorn für zahlreiche Anregungen und Material sowie Herrn cand. phil. Leonhard Horowski für die Diskussion und kritische Durchsicht. Mein besonderer Dank gilt Herrn Prof. B. Holdorff für seine Ermutigung.

42 A. von Humboldt 1845–1858

Literatur

Ahrens, R: Aphasiebeschreibung von Goethe. Nervenarzt 64 (1993) 736–738.

Beck, H.: Gespräche Alexander von Humboldts. Berlin 1959.

Binswanger, P.: Wilhelm von Humboldt. Leipzig 1937.

Böhler, M.: Wilhelm von Humboldt – Schriften zur Sprache. Stuttgart 1973.

Bratranek, F. Th. (Hrsg.): Briefwechsel zwischen Goethe und den Brüdern Humboldt 1795–1832. Leipzig 1876.

Chomsky, N.: Cartesian Linguistics. New York 1966.

Chomsky, N.: Language and the problem of knowledge. Cambridge, MA 1988.

Ebrard, F. C. (Hrsg.): Neue Briefe Wilhelm von Humboldts an Schiller 1796–1803. Berlin 1911.

Haym, R.: Wilhelm von Humboldt, Lebensbild und Charakteristik. Berlin 1856.

Humboldt, A. von: Versuche über die elektrisch gereizte Muskel- und Nervenfaser nebst Vermutungen über den chemischen Prozess des Lebens in der Tier- und Pflanzenwelt. Posen 1797.

Humboldt, A. von: Essai politique sur l'île de Cuba. In: Voyages aux régions équinoxiales du Nouveau Continent. Paris 1807–1837.

Humboldt, A. von: Brief an Wilhelm. Paris 1. 4. 1830. Briefe an seinen Bruder Wilhelm, hrsg. von der Familie von Humboldt, Stuttgart 1886.

Humboldt, A. von: Kosmos. Entwurf einer physischen Weltbeschreibung. Stuttgart 1845–1858.

Humboldt, W. von: Bruchstück einer Selbstbiographie. Akademie-Ausgabe Bd. 15. Berlin. 1816.

Humboldt, W. von: Briefwechsel zwischen Schiller und Wilhelm von Humboldt. Mit einer Vorerinnerung über Schiller und den Gang seiner Geistesentwicklung. Tübingen 1830.

Humboldt, W. von: Einleitung in das Kawi-Werk: Über die Verschiedenheit des menschlichen Sprachbaus. In: A. von Humboldt (Hrsg.): 1. Band über die Kawi-Sprache auf der Insel Java. Berlin 1836. (Facsimile-Nachdruck mit einem Nachwort von E. Wasmuth. Berlin 1935).

Humboldt, W. von: Gesammelte Werke. 5. Bd. In: C. Brandes (Hrsg.). S. 266–267. Berlin 1846.

Humboldt, W. von: Akademie-Ausgabe 13. Bd. 13. S. 254. Berlin 1922. .

Humboldt, W. von: Briefe. W. Rössle (Hrsg.). München 1952.

Kielhorn, F.-W.: Alexander von Humboldt und der Arzt Johann Friedrich Dieffenbach. Berliner Manuskripte zur A. von Humboldt Forschung 13. Berlin-Brandenburgische Akademie der Wissenschaften, Berlin 1999.

Klawans, H.: pers. Mitteilung

Krätz, O.: pers. Mitteilung

Laborit, E.: Le cri de la mouette. Paris 1993.

Leenders, N., Kuenig, G., Sölch, M. u. a.: Reduced reward processing in the brains of Parkinsonian patients. J. Parkinson Rel. Dis. 5, Suppl. 2 (1999) 36–37.

Leitzmann, A. u. a. (Hrsg.): Wilhelm von Humboldt: Gesammelte Schriften. 1903–1936.

Leitzmann, A. (Hrsg.): Briefe von Wilhelm von Humboldt an eine Freundin in zwei Bänden. Leipzig 1909.

Parkinson, J.: An Essay on the Shaking Palsy. London 1817.

Pinker, St.: The Language Instinct. New York 1995.

Poewe, W.: The preclinical phase of Parkinson's disease. In: D. B. Calne, R. Horowski, Y. Mizuno u. a. (Hrsg.): Advances in Research on Neurodegeneration 1. S. 43–54. New York 1993.

Schiller, F.: Philosophie der Physiologie. In: Friedrich Schiller. Medizinische Schriften. [Verlag Wilhelm Friedrich Meyer], Miesbach 1959; Hoffmann-la Roche, Nachdruck aus Anlaß des 200. Geburtstages.

(Schiller, F., Körner, Chr. G.): Briefwechsel zwischen Schiller und Körner. Bd. 4. Brief vom 6. August 1797. L. Geiger (Hrsg.). Stuttgart 1892.

Schlesier, G.: Erinnerungen an Wilhelm von Humboldt. Stuttgart 1843–1845.

Schwarz, Chr. (Hrsg.): Exlibris a Guilelmo L. B. Humboldt legatis. Berlin 1993.

Steinthal, H.: Die Sprachwissenschaft Wilhelm von Humboldt's und die Hegel'sche Philosophie [Berlin, 1848] (Facsimile-Nachdruck Zürich 1985).

Sweet, P.R.: Wilhelm von Humboldt: A Biography, Vol. 1 und 2. Columbus, OH 1978.

Sydow, A. von (Hrsg.): Wilhelm und Caroline von Humboldt in ihren Briefen. Berlin 1906–1916.

Trabant, J.: Apeliotes oder der Sinn der Sprache. München 1986.

Trabant, J.: Traditionen Humboldts. Frankfurt 1990.

Trabant, J.: Humboldt, W. von: Essai sur les langues du nouveau continent. Frankfurt 1990.

Virchow, R.: Göthe als Naturforscher in besonderer Beziehung auf Schiller. Berlin 1861.

Yébenés, J. J. G. de: Notable Europeans with Parkinson's disease. In: G. Stern (Hrsg.): Adv. in Neurology 80. S. 467–471. Philadelphia 1999.

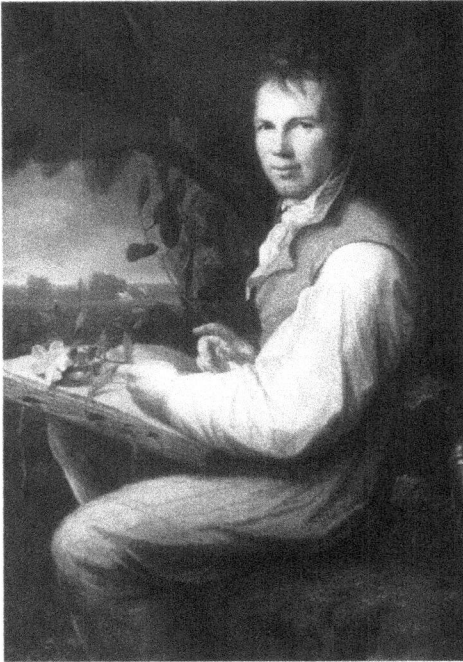

Abb. 1a Alexander von Humboldt
am Orinoko, Gem. von G. Weitsch

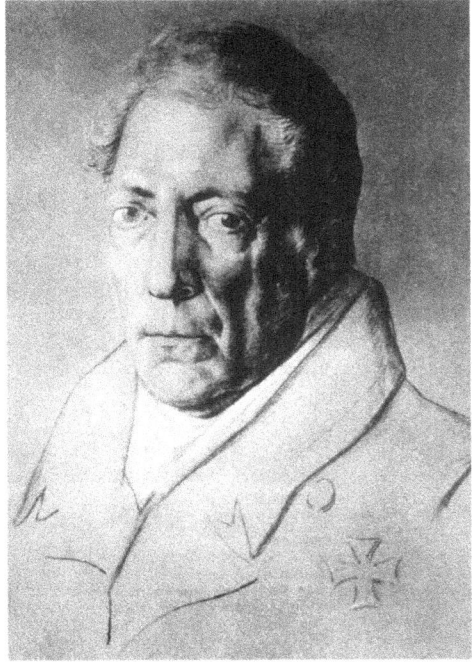

Abb. 1b Wilhelm von Humboldt,
Zeichn. von J. J. Schweller

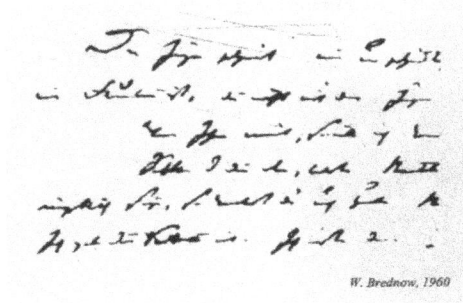

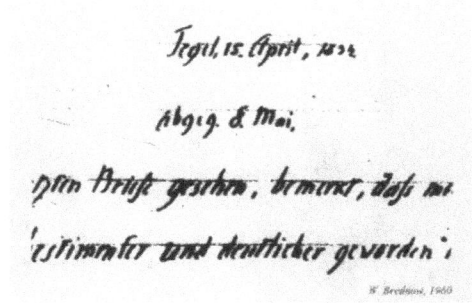

Abb. 2 Handschrift von Wilhelm
von Humboldt, 1829 und 1834

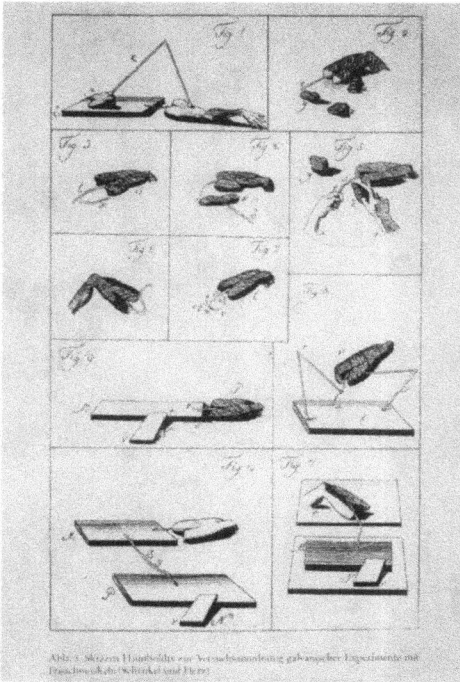

Abb. 3 Versuchsanordnung aus dem „Versuch über die elektrisch gereizte Muskel- und Nervenfaser"

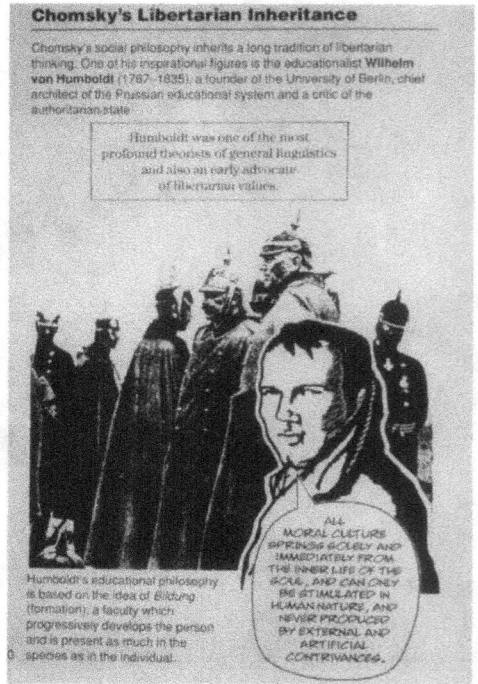

Abb. 4 Darstellung Wilhelm von Humboldts (in Wirklichkeit wieder einmal ein Bild von Alexander, vgl. 1a) als Kontrast zur deutschen autoritären Entwicklung in „Introducing Chomsky"

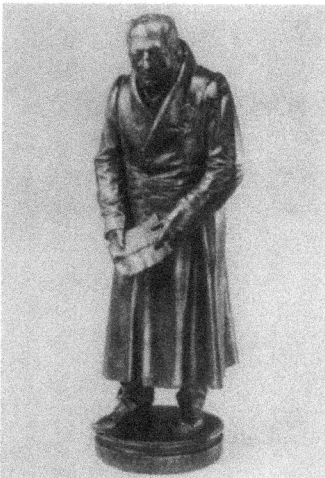

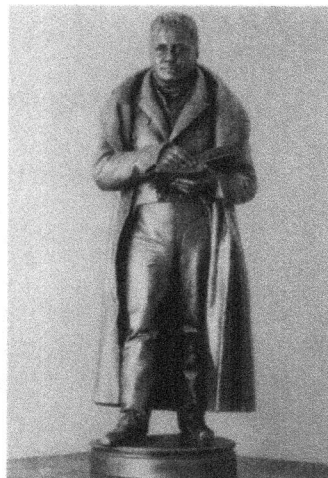

Abb. 5 Statuetten von Wilhelm und Alexander von Humboldt, beide von Friedrich Drake, fast im gleichen Alter – man beachte Haltung und Mimik!

Netze oder Neurone? Berliner Beiträge zu einer Kontroverse der Nervenzellforschung um 1900

Heinz-Peter Schmiedebach

„Solange als man weiß, das das Parenchym der nervösen Zentralorgane von Ganglienzellen und Nervenfasern gebildet wird, solange besteht auch das Problem, in welcher Weise sich diese Zellen und Fasern miteinander verketten."[1] Mit diesen Worten beschrieb Max Bielschowsky im Jahr 1905 die Frage, die in diesem Beitrag erörtert wird. Das Problem der Beschaffenheit des Kontaktes zwischen Zellen und Fasern war Teil einer größeren Debatte, in der man um die histologische, funktionelle und nutritive Grundstruktur der nervösen Substanz stritt. Die Frage war: Kommt diese Funktion einer Zelle mit ihren Ausläufern, dem Neuron, zu oder erfüllen faserartige, fibrilläre Strukturen, die als Filz oder Netz im Nervensystem ubiquitär zu finden sind, diese Aufgabe.

Olaf Breidbach veröffentlichte 1993 einen Aufsatz, der einen großen Teil der damaligen Kontroverse nachzeichnet und besonders auf die methodischen und erkenntnistheoretischen Probleme der zeitgenössischen Debatte eingeht. Breidbach verfolgte in seiner Darstellung das Ziel, „die Verfilzung der Argumentationen, ihre Einbindung in komplexere, oft keineswegs eingehender thematisierte Grundvorstellungen, und ihre enge Verknüpfung mit der Entwicklung der Technologien zur Analyse des Nervenmaterials aufzuweisen."[2] Breidbachs umfassende Darstellungen mit ihren hermeneutischen und methodischen Ausführungen zeichnen wichtige Stationen und Argumentationsstränge in dieser Kontroverse nach.

Breidbach spricht dabei der Entwicklung des Synapsenmodells, das zunächst nicht als eigene histologische Struktur beschrieben, sondern als eine „Funktionseinheit" erschlossen wurde, eine wichtige Bedeutung für den Ausgang dieser Kontroverse zugunsten des Neurons zu. Diese Diskussion um die Synapse entwickelte sich relativ spät; im ersten Jahrzehnt unseres Jahrhunderts begann sie und erreichte in den 20er Jahren einen Höhepunkt. Allerdings gab es schon lange vorher z.T. sehr gegensätzliche Vorstellungen über die Beschaffenheit der Kontakte zwischen Fasern und Zellen im Nervensystem.

---

1 Bielschowsky 1905 a, S. 128
2 Breidbach 1993, S. 81–126

Der Beitrag greift diese frühe Debatte über die Kontakttheorien auf. Die Frage ist, welche Bedeutung im Zusammenhang mit der Akzeptanz der Neuronentheorie kam der Debatte um die Beschaffenheit der Kontaktstellen zu. Der Aufsatz besteht aus drei Teilen. In einem ersten Teil wird einiges zur Vorgeschichte der Entstehung der Neuronentheorie dargelegt, dann das Problem der Kontakttheorien nach den zeitgenössischen Vorstellungen skizziert und schließlich die einzelnen, methodisch sehr unterschiedlichen Beiträge der Berliner Forscher im Kontext der Argumente für oder gegen die Neuronentheorie erörtert.

Vorgeschichte

Die frühen neurophysiologischen Arbeiten des 17. und 18. Jahrhunderts nährten die Überzeugung, daß das Nervensystem der entscheidende Vermittler zwischen Einflüssen und Reizen aus der Außenwelt und dem Innern des Organismus mit seinen Reaktionsformen sei. Im 19. Jahrhundert verstärkte sich die Aufmerksamkeit für dieses Organsystem noch durch weitere Umstände: So ist zum einen das moderne Kommunikationsmittel des Telegraphensystems zu nennen, das immer wieder in Analogie zum Nervensystem gesetzt wurde. Hier schienen die neuesten Kommunikationstechnologien einen Weg zum Verständnis des Funktionierens des menschlichen Organismus zu eröffnen. Wenngleich nicht selten betont wurde, daß durch eine solche Analogie nichts erklärt werden könne, so ist doch zu spüren, wie dieses Modell eine Wirkmächtigkeit entfaltete. Nicht immer war dieser Vergleich aber mit einem postitivem Unterton versehen. 1856 wehrte sich der Berliner Professor für Physiologie, medizinische Botanik und Naturgeschichte Heinrich Schultz-Schultzestein gegen die Vorstellung des menschlichen Organismus als „elektrischen Telegraphen".[3]

Zweitens lieferte Forel eine prägnante Erklärung für die vom Nervensystem ausgehende Faszination. „Das Nervensystem überragt an Wichtigkeit alle Gewebe des Körpers. Es ist der Mensch im Menschen; alles andere ist nur niedrige, vegetative Schale oder Hilfsmaterial. Es kann nicht gleichgültig sein, in was für mikroskopischen Werkstätten unser Ich sich aufbaut und arbeitet, und aus welchen Embryonalanlagen diese Werkstätten stammen."[4] In diesem Organsystem schien der Schlüssel zur Spezifität des Menschseins, zum Verständnis des Ichs zu liegen.

Drittens schließlich transferierte das Nervensystem seine Ausstrahlungskraft auch in andere wissenschaftliche und kulturelle Bereiche. Es erhielt eine metaphorische Bedeutung in der Soziologie. 1873 griff Paul von Lilienfeld in seinen Gedanken über die Sozialwissenschaft der Zukunft auch auf das Nervensystem zurück. Es war ihm

3 Schmiedebach 1995, S. 270
4 Forel 1904–1905, S. 236

das fortgeschrittenste Organsystem, die „konzentrierteste Essenz des organischen Lebens". Die Gesellschaft als höchste Entwicklungsform menschlichen Daseins bilde
eine dem Nervensystem reale Entsprechung. Der Mensch repräsentierte in der Gesellschaft einen Nervenknoten, der Impulse gibt und empfängt, Reflexen ausgesetzt
ist und sie überträgt.[5] In den verschiedensten medizinischen, psychologischen, philosophischen, künstlerischen oder ökonomischen Zusammenhängen wird die kulturelle Signifikanz des Gehirns und des Nervensystems „behauptet und debattiert,
bekämpft und instrumentalisiert."[6]

Im Rahmen der mikroskopischen Erforschung des Nervensystems, die ab 1830 einen Aufschwung erfuhr, war es Robert Remak, der einen ersten Nachweis dafür er-
brachte, daß Nervenfasern Ausläufer von Ganglienzellen sein können. In einem
1838 veröffentlichten Aufsatz und in seiner im gleichen Jahr publizierten Dissertation stellte er fest, daß „Fibrae organicae" – wie er es nannte – „ab substantia globu-
lorum nucleatorum" entspringen würden.[7] Er sprach von „gekernten Kugeln", die
er in den Ganglien des Nervus sympathicus und der Spinalnerven mikroskopisch untersucht hatte. Der Begriff Zelle oder gar Nervenzelle wurde nicht von ihm benutzt.
Die Zelltheorie im modernen Sinne wurde erst Anfang der 1850er Jahre, übrigens
unter maßgeblicher Beteiligung von Remak, entwickelt.[8]

Remaks Beobachtungen waren eine erste Beschreibung von Gegebenheiten, die mit
der modernen Zellentheorie in ein theoretisches Gerüst integriert und dann zu der
Neuronentheorie erweitert werden konnten. Die große Bedeutung des von Rudolf
Virchow erstmals ausformulierten Zellen-Konzepts[9] wird auch immer wieder in der
späteren Auseinandersetzung betont. Die Frage, ob Netze oder Neurone die funktionelle und nutritive Grundeinheit des Nervensystems seien, wurde damit auch zu
einem Prüfstein für die Anwendbarkeit der Zellenlehre auf die Struktur des Nervensystems. Diese Lehre erforderte einerseits eine Konzentration der mikroskopischen
und histologischen Forschung auf die zellulären Strukturen. Andererseits aber zog sie
die wissenschaftliche Aufmerksamkeit von den Zusammenhängen auf interzellu-
lärem Gebiet ab.

Ende der 1880er Jahre waren es Wilhelm His und August Forel, die in der Auseinandersetzung mit Golgi und den von diesem dargestellten Netzstrukturen zur Formulierung der Theorie kommen, die später als Neuronentheorie bezeichnet wurde.
His führte aus, daß jede Nervenfaser aus den Neuroblasten als Ausläufer hervor-
wachse und daß die Nervenzellen als isolierte Apparate entstünden, die durch das

---

5 Mann 1969, S. 11–14
6 Siehe Hagner 1999 b, S. 11
7 Remak 1838 a, S. 9
8 Schmiedebach 1995, S. 175–185
9 Schmiedebach 1992, S. 26–38

Aussenden von Fasern und Fortsätzen untereinander und mit peripherischen Apparaten in Verbindung treten würden. Die Fasern endeten als frei auslaufende Stümpfe. In ähnlicher Weise formulierte Forel 1887, daß die Fasersysteme und Fasernetze des Nervensystems nichts anderes seien als Nervenfortsätze von je einer bestimmten Ganglienzelle. Diese Fortsätze würden sich, bald nahe, bald in weiterer Distanz von einer Zelle verästeln, sich vielfach mit Mark umgeben und stets in Form stark verästelter ineinandergreifender, aber nirgends anastomisierender Bäume enden.[10]

Damit waren die entscheidenden Grundlagen dargelegt, auf die der Berliner Anatom Wilhelm von Waldeyer[-Hartz] 1891 zurückgreifen konnte. Er führte den Terminus „Neuron" ein. Unter Berufung auf die Arbeiten von Golgi, Ramón y Cajal, Kölliker, Retzius, Nansen, His und anderen definierte er das „Nervenelement" folgendermaßen: Eine „Nerveneinheit oder ein „Neuron" besteht aus: „a) einer Nervenzelle, b) dem Nervenfortsatze, c) dessen Collateralen und d) den Endbäumchen."[11]

Das Problem, Methoden und Argumente

Waldeyer, Forel und andere sprachen immer von den „freien Endigungen" der Fortsätze, der Kollateralen oder auch der Endbäumchen. Sie meinten damit, daß es nicht zu einer Anastomose zwischen den verschiedenen Teilen komme, sondern eine spaltartige Struktur bestehe. Allerdings mußte die Weiterleitung der Erregung von Neuron zu Neuron gewährleistet sein. Für dieses Problem gab es verschiedenartige Lösungsvorstellungen. Forel meinte 1887, daß eine solche Weiterleitung auch ohne Kontinuität der nervösen Substanz, etwa nach Analogie der Induktion elektrischer Ströme erfolgen könne. Andere dachten an chemisch-elektrische oder chemische Vorgänge an der Berührungsstelle. Es existierte auch die Annahme von einer Trennungsspalte mit mehr oder weniger Gewebsflüssigkeit oder einer Kittschicht mit angrenzender indifferenter Zellrinde. Wieder andere gingen von engeren und bleibenden Verbindungen zwischen ursprünglich getrennten Teilen aus. Für diese bleibenden Kontakte der Ausläufer eines Neurons mit einem zweiten vermutete man eine Sicherung durch Haftvorrichtungen.

Die Hypothese, daß Neurone amöboid beweglich seien und die Fähigkeit besitzen würden, sich abwechselnd zu fassen und wieder zurückzuziehen, woraus sich auch das plötzliche Abreißen und die Wiederverknüpfung von Gedankenfäden erkläre,[12] konnte sich aber nicht durchsetzen. Cajal vertrat für eine Zeit lang die Lehre, daß

---

10 Zur Geschichte und Problematik der Entwicklung der Neuronenlehre siehe Strasser 1908, Breidbach 1993, S. 88–104
11 Waldeyer 1891, S. 691
12 Zur amöboiden Beweglichkeit siehe Borck 1999, S. 158–169

eine vorübergehende Lösung der Kontaktverbindung durch Kontraktilitätserscheinungen der Neuroglia bewirkt werde.[13]

Ende des 19. Jahrhunderts existierten im wesentlichen zwei Grundsatzpositionen in dieser Frage: Zum einen die Position der Kontiguität, nach der eine bloße Annäherung oder Berührung zwischen den Fasern untereinander und der Zelle bestand, zum anderen die der Kontinuität. Diese Position ging von einer innigeren Verbindung der ursprünglich getrennten Elemente aus. Insbesondere die Kontinuitätsannahme erhielt eine besondere Gefahr für die Neuronentheorie, da mit der Behauptung von Kontinuitäten sofort die Frage nach der funktionellen Grundeinheit des Nervensystems neu gestellt und die Bedeutung der bislang als Einheit gefaßten Nervenzelle in diesem Zusammenhang hätte relativiert werden müssen.

Der Aspekt der zellulär-funktionellen Einheit wurde im übrigen durch ein sogenanntes Gesetz neurophysiologischer Art zu untermauern gesucht. Dieses Gesetz spielte für eine gewisse Zeit in der Kontroverse über den Charakter der Kontaktstellen eine gewisse Rolle. Es ist das „Gesetz" der dynamischen Polarisation: Nach diesem „Gesetz" ist der kerntragende Teil des Neurons ein Leiter, der die Erregung, die er von den Protoplasmafortsätzen oder von den Endbäumchen anderer Neurone erhält, ausschließlich in der Richtung des Axons fortleiten kann. Damit war eine zellulifugale Leitungsrichtung des Axons festgelegt, also die morphologische Einheit zwischen Zelle und Zellfortsatz auch durch eine funktionelle „Gesetzmäßigkeit" verstärkt.

Bei der Erörterung der vielen Fragen, die mit der Neuronentheorie und der Beschaffenheit der Kontaktzonen zusammenhingen, waren die Differenzen nicht zuletzt auch auf die unterschiedlichen Methoden zurückzuführen, mit denen man die Gewebsstrukturen sichtbar zu machen versuchte. Die in den letzten Jahrzehnten des 19. Jahrhunderts immer wieder neu entwickelten Färbe- und Imprägnierungsmethoden brachten bestimmte Strukturen deutlicher zum Vorschein, ließen dafür aber andere wieder verschwinden. Im klaren Bewußtsein über diese Schwierigkeiten wurde schon sehr bald verlangt, daß man bei der Erörterung des Problems nicht nur auf die Ergebnisse, die mit einer einzigen experimentellen oder Färbungsmethode erzielt worden seien, zurückgreifen dürfe, sondern vielmehr die ganze Palette der methodischen Möglichkeiten zu berücksichtigen sei. Zu Beginn des 20. Jahrhunderts gab es im wesentlichen folgende Methoden:
1. Untersuchung von Schnittserien mit verschiedenen Färbungen und diversen Vergrößerungen und Herstellung des Zusammenhangs von makroskopischer Topographie und histologischer Textur.
2. Feinere Histologie der Elemente.

---

13 Strasser 1908, S. 5

3. Vergleichende Anatomie und Histologie des ZNS bei verschiedenen Tieren.
4. Entwicklungsgeschichtliche Studien.
5. Experimentelle Methode der sekundären Atrophie und Degeneration.
6. Studium der Abnormitäten des ZNS sowie der pathologischen Fälle.
7. Physiologisches Experiment.
8. Klinische Beobachtung und anatomisch-histologische Korrelation.

In ganz besonderer Weise bemühte sich der damalige leitende Arzt am Krankenhaus Moabit, Alfred Goldscheider, die Plausibilität der Neuronentheorie zu erhöhen, indem er klinische Aspekte mit physiologischen Reflexionen zu kombinieren suchte. Goldscheider hatte seine militärmedizinische Ausbildung am Friedrich-Wilhelms-Institut in Berlin erhalten, war dann als Stabsarzt bei Leyden tätig. 1891 habilitierte er sich für Innere Medizin. Er beschäftigte sich zunächst mit der Nervenphysiologie, arbeitete später aber auf vielen anderen Gebieten der Inneren Medizin; zusammen mit seinem Lehrer Leyden gilt er als einer der Schöpfer der „physikalischen Therapie". 1898 publizierte er sein Buch über die Bedeutung der Reize für Pathologie und Therapie im Lichte der Neuronenlehre (Abb. 8). Deutlich bringt der Titel zum Ausdruck, daß Goldscheider die Neuronenlehre als Matrix benutzt, um die klinischen Phänomene des Reizes theoretisch einzuordnen.

In seinem Werk sind seine Überlegungen zur Erregungsübertragung von einem Neuron auf das andere von zentraler Bedeutung. Auch die Frage der „continuierlichen Leitung" fand Eingang in seine Überlegungen. Die von ihm thematisierte Erregungsübertragung sollte dabei nach folgenden Vorstellungen vonstatten gehen: die Erregung eines Neurons wirke als Reiz für das Kontakt-Neuron; „die durch äussere Reizung des End-Neurons gesetzte Erregung läuft in diesem Neuron ab, wirkt aber bei genügender Stärke als Reiz für das nächste Neuron, und so wiederholt sich bei jedem Neuron der Reizvorgang."[14] Unter Berufung auf Fechner, der in seiner Studie über den Tast- und Muskelsinn die Schwellenlehre begründete, griff auch Goldscheider das Schwellenmodell auf und übertrug es auf die Neuronenlehre.

Bei der Einführung der von ihm konstruierten „Neuronschwelle" ging er davon aus, daß ein Reiz einen gewissen Wert erreichen müsse, um auf das periphere Neuron erregend zu wirken. Analog sei auch von jedem Neuron anzunehmen, daß seine Erregung eine bestimmte Höhe haben müsse, um beim angegliederten Neuron als Reizgeber wirksam werden zu können. Als „Neuronenschwelle" sei somit diejenige Höhe der Erregung eines Neurons anzunehmen, welche eben hinreicht, um im Kontakt-Neuron eine Erfolgs-Erregung hervorzurufen.[15] Diese Überlegungen deduzierte er aus der – wie er sagt – „Thatsache", „daß das Nervensystem aus discontinuierlich an-

---

14 Goldscheider 1898a, S. 4
15 Goldscheider 1898a, S. 2

geordneten Neuronen besteht. Die Lehre von der Neuronschwelle ist nichts als die consequente Folgerung aus dieser Thatsache."[16]

Mit dieser Deduktion machte er sich an die Erklärung von Phänomenen wie Hemmung und Bahnung und behauptete, daß sich diese Erscheinungen recht gut und jedenfalls „glatter" mit der Neuron- und Neuronschwellentheorie erklären lassen würden als durch die Annahme einer kontinuierlichen Leitung. So erläuterte er zum Beispiel das Phänomen der Bahnung folgendermaßen: sehr geringe Erregungen lösen im Kontakt-Neuron keine Reiz-Reaktion aus. Sie führen aber zu einer molekularen Veränderung im zuerst nur schwach erregten Neuron derart, daß eine folgende Erregung wirksamer werde, als sie es ohne vorangegangene Erregung sein würde. D.h., die schwache Erregung bewirkt eine Erniedrigung des Schwellenwertes des Neurons, sie bahnt das Neuron.[17] Besonders das Phänomen der Unterschwelligkeit und der Summation sehr geringer Erregungen in einem Neuron schien Goldscheider ein überzeugender Hinweis auf das Vorhandensein einer Diskontinuität an den Kontaktstellen und damit ein Argument für die funktionelle Einheit des Neurons.

Goldscheider war sich der fehlenden experimentellen Absicherung auf der Neuronebene bewußt; deshalb sprach er auch nur davon, daß er einen bestimmten Schwellenwert eines Neurons annehme. Er sah auch eine weitere Lücke seiner Argumentationskette klar. Man werde es vielleicht als „ungenügend" empfinden – so führte er aus, daß er nichts darüber sage, „worin nun eigentlich der Widerstand für den Uebertritt der Erregung von einem Neuron auf das Andere gelegen ist; ob es auf die Zwischensubstanz ankommt etc."[18] Obwohl man näheres über die Reizung des Neurons vom Kontakt-Neuron her nicht wisse und in dieser Frage eine allgemeine Unsicherheit bestehe, dürfe diese Unklarheit nicht als Hinderung aufgefaßt werden, von der Schwelle und der Schwellentheorie zu sprechen. Man könne sich durchaus mit der Physiologie der Sinne beschäftigen, ohne genau zu wissen, wie die Endorgane durch den Reiz verändert werden. Es wäre ein unbilliges Verlangen, wenn man erst die Natur des Prozesses, der sich zwischen den Neuronen abspielt, ermitteln müßte, ehe man Behauptungen über die Schwellenwerte o. ä. aufstellen dürfe.

Verfrüht und unnötig sei es, morphologische Modelle über die Fortleitung der Reize von einem Neuron auf das andere zu konstruieren. Es sei nebensächlich, darüber zu diskutieren, ob sich z. B. die Endbäumchen unter dem Einfluß der Erregung fester an das benachbarte Neuron legen würden. All die unterschiedlichen Möglichkeiten würden nichts an der Vorstellung über die Neuronschwelle verändern.

16 Goldscheider 1898 a, S. 3
17 Goldscheider 1898 a, S. 7
18 Goldscheider 1898 a, S. 6

Goldscheiders Argumentation ist im wesentlichen auf Plausibilitätsüberlegungen aufgebaut. Gerade aber die Plausibilitätsargumente waren durchaus auch in umgekehrter Weise gegen die Vorstellung einer Diskontinuität anzuführen. Der Leipziger Anatom Hans Held, der mit den traditionellen paraffin-histologischen Färbemethoden die neuronale Gewebestruktur untersuchte, fordert aus Plausibilitätsgründen gerade die Kontinuität, auch wenn bei der Sichtung von Präparaten Diskontinuitäten zu sehen seien. Diese Unterbrechungen seien fixationsbedingte Artefakte, so behauptete er. Held akzeptierte die von His eingeführte entwicklungsgeschichtliche Komponente der Neuronenlehre und sprach von genetisch getrennten Einheiten des Nervengewebes. Diese allerdings würden sekundär zu einem Synzytium zusammenwachsen. Nur so sei die Funktionalität des Nervensystems zu erklären.

Als Vergleich bemühte er zusammengeschweißte oder gelötete Drähte, die zwar auch aus verschiedenen Metallen und Einzelteilen bestehen würden, bei denen aber eine kontinuierliche Leitung gegeben sei, auch wenn an jeder Verbindungsstelle scharfe Grenzen zu sehen seien oder sich überall Lötmasse einschiebe. Er hielt deswegen auch an der Verfilzung der Nervenzellen fest, die er mit einem ähnlichen physiologisch-funktionalen Argument wie es Goldscheider tat, untermauerte: nur in diesem Filz oder Nervensystem schien ihm eine Erregungsübertragung, also die Grundfunktion des Nervensystems, gewährleistet zu sein.[19]

Die Diskussion wurde aber noch unübersichtlicher als, zwar zunächst nur bei Wirbellosen, die sogenannten Neurofibrillen deutlich und unzweifelhaft zur Darstellung gebracht werden konnten. Diese Neurofibrillen waren als kontinuierlich verlaufende drahtartige Fäden in der Nervenzelle zu verfolgen und sollten das entscheidende Element der Leitung im Nervensystem sein. Diese neue und klare Darstellung der Fibrillen hätte die Neuronentheorie unberührt gelassen, wären diese nicht an bestimmten Stellen über die Grenzen der Zelle oder des Neurons hinausgetreten, um sich unter Aufsplitterungen und Anastomosenbildungen mit den Fibrillen benachbarter Zellen in einem Gitterwerk zusammenzufinden. Ferner konnte gezeigt werden, daß Fibrillen auch ohne Aufsplitterungen direkt von einer Ganglienzelle in die andere übertreten konnten, was die Ansicht von der zellulären und funktionalen Einheit erschütterte.

Ende des 19. Jahrhunderts gelang es dem Physiologen Albrecht Bethe aus Straßburg mit der Molybdänmethode auch im Nervensystem der Wirbeltiere die Neurofibrillen darzustellen (Abb 10 a, b, c).[20] Eine Anastomosen- und Netzbildung im Zellinneren kam aber bei den Vertebraten nur in Ausnahmefällen vor. Ebenso sah man nicht, daß sie den plasmatischen Teil des Neurons überschritten. Benachbarte Den-

---

19 Zu Helds Position siehe Breidbach 1993, S. 105–106
20 Bethe 1903, S. 19–20

driten derselben Zelle waren häufig durch Fibrillenbündel kontinuierlich verbunden. Dies deutete darauf hin, daß auch die Reizleitung von Dendrit zu Dendrit möglich sein könnte. Diese histologische Befunderhebung lieferte ein wichtiges Argument gegen das Gesetz der dynamischen Polarisation.

Max Bielschowsky, der nach seiner psychiatrischen Tätigkeit bei Emanuel Mendel 1904 in das Neurobiologische Laboratorium der Universität eintrat und ab 1925 am Hirnforschungsinstitut der Kaiser-Wilhelm-Gesellschaft wirkte, widmete sich der Frage, wie weit sich diese Befunde mit der Neuronentherorie vereinbaren lassen. Die Fibrillentheorie bedeute zunächst eine fast „vollkommene Entwertung der Ganglienzellen", die bis dahin als Trägerin aller aktiven Funktionen im weitesten Sinne angesehen wurde. Jetzt bleibe ihr von ihren Attributen nichts mehr übrig als eine Ernährungsfunktion für die in ihrem Bereich gelegenen Fibrillen. Deutlich, so betonte er, trete dabei der Widerspruch zu den Grundanschauungen der Zellularphysiologie und Zellularpathologie zutage.[21] Damit ist einer der Kernpunkte in dieser Auseinandersetzung über Kontinuität oder Kontiguität benannt: es ging in einem ganz starken Maße auch um eine Überprüfung der Allgemeingültigkeit der Zellenlehre.

Die Untersuchungen Bielschowskys basierten auf der von ihm 1903 und 1904 entwickelten Methode, die intrazelluläre Fibrillen, Achsenzylinder markhaltiger Nervenfasern und marklose Nervenfasern durch die Reduktion ammoniakalischer Silbersalzlösungen durch Formaldehyd zur Darstellung brachte (Abb. 11a, b, c). Während er in den Ganglienzellen bei einigen Wirbellosen aber kein vollständiges und ausreichendes Bild erzielen konnte, gelangen ihm gute Darstellungen bei den Präparaten der Vertebraten, die es ihm gestatteten, Stellung zu den aufgeworfenen Problemen zu nehmen. Die Darlegung seiner Befunde zielte nach zwei Seiten:

1. Er stellte fest, daß sowohl die Fibrillen als auch die plasmatische Substanz ein Kontinuum bilden. Damit lieferte er ein Argument gegen denjenigen Teil der Fibrillenlehre, nach der die Fibrillen allein die leitenden Bestandteile innerhalb der Zellen und Nervenfasern bilden würden. Der Vergleich mit den Telegraphendrähten sei zwar naheliegend, doch könne aufgrund des histologischen Befundes auch eine „homogene flüssige Grundsubstanz" als leitende Substanz angenommen werden. Es sei denkbar, daß die Fibrillen lediglich als Stützstruktur in Frage kommen. Es sei durchaus möglich, dahingehend zu argumentieren, daß die nervale Leitung vielleicht durch eine chemisch-physikalische Wechselwirkung zwischen Plasma und Fibrillen zustande komme.[22] Damit relativierte er die Funktion der Fibrillen und sprach der zellulären plasmatischen Substanz eine wichtige funktionelle Wertigkeit zu.

21 Bielschowsky 1905a, S. 139
22 Bielschowsky 1905a, S. 146

2. Bielschowsky bestätigte die schon von anderen behauptete kontinuierliche Verbindung zwischen Neuronen in Form von „fibrillären und plasmatischen Substanzbrücken". Er stellte sich damit gegen Ramón y Cajal und seine Kontakttheorie. Allerdings sah er in diesem Befund keine Erschütterung der Neuronenlehre. Die Befunde zeigten zwar, daß die Kontakttheorie falsch sei, doch diese sei sowieso kein wesentlicher Bestandteil der Neuronenlehre. Auch der Nachweis perizellulärer Netze tangiere die Neuronenlehre nicht. Dieser Befund spreche lediglich gegen das „Gesetz" der dynamischen Polarisation, das von jeher „ein sehr fragwürdiges Anhängsel" der Neuronenlehre war. Denn der Apparat wäre sinnlos, wenn die Leitungsrichtung in den Nervenfasern immer nur eine „zellulifugale" wäre. Eine Reizübertragung von einer Faser durch das Netz auf eine oder mehrere Fasern sei aufgrund der histologischen Befunde möglich. Dies bedeute eine ungeheure Vervielfältigung der Leitungswege.[23]

Es wird deutlich, daß im Verlaufe der Auseinandersetzung um die Neuronentheorie und um die Frage der Kontinuität oder Kontiguität der neuronalen Verbindung die Bedeutung des letztgenannten Problems für die Anhänger der Neuronenlehre immer geringer wurde. So kam auch Bielschowsky durch seine histologischen Arbeiten zu der Bejahung der Existenz von „fibrillären und plasmatischen Substanzbrücken", sah dadurch aber in keiner Weise die Neuronenlehre in Frage gestellt. In ähnlicher Weise äußerte sich auch Forel 1904. Es sei gerade nicht die Kontaktfrage und ebenso wenig weitere histologische Details über die Beschaffenheit der Endverästelung des Nervenfortsatzes, die das Grundproblem der Neuronenlehre ausmachten.[24]

Zwar lief die Diskussion über dieses Problem noch weiter, doch bereits 1908 stellte Max Verworn aus Göttingen fest, daß der alte Streit um die Neuronenlehre als „endgültig entschieden betrachtet werden kann, und zwar im Sinne des Neuronenbegriffs."[25] Insbesondere durch die Versuche von Ross Granville Harrison, der unter dem Mikroskop das Auswachsen der Nervenfaser aus dem Neuroblasten in den umgebenden Lymphtropfen habe verfolgen können, und durch die Arbeiten von Ramón y Cajal sei kein Zweifel mehr gegeben, daß „heute das Neuron eine Tatsache ist." Der Kern der Neuronlehre liege in der Auffassung „des Ganglienzellkörpers mit seinem Nervenfortsatz und seinen Dendriten als zellulare Einheit." Und dieser Kern werde von all den Fragen über den Charakter der Verbindungsstelle dieser zellularen Einheiten nicht berührt: „Das Neuron bleibt bei alledem immer der elementare Baustein des gesamten Nervensystems so wie die Zelle immer der elementare Baustein des Organismenkörpers bleiben wird, trotz aller Zellbrücken und trotz des Vorkommens von Synzytien und Plasmodien."[26]

---

23 Bielschowsky 1905a, S. 146
24 Forel 1904, S. 233
25 Verworn 1908, S. 111
26 Verworn 1908, S. 112

Mit diesen Worten hat auch Verworn den zentralen Bezug hergestellt, der die Debatte um die Neuronlehre stark bestimmt und bereits erwähnt wurde, nämlich den Hinweis auf die Zellenlehre. Von Anfang an war die moderne Zellentheorie aus der Mitte des 19. Jahrhunderts mit Phänomenen konfrontiert, die sie nicht auf Anhieb beantworten konnte, wie zum Beispiel die Existenz von mehrkernigen Riesenzellen oder kernlosen Blutzellen etc.[27] Und immer wieder wurden Fragen nach der Bedeutung der Interzellularsubstanz und ihrer Funktion, kurz nach den Strukturen außerhalb der Zelle gestellt. Diese grundsätzlichen Fragen wurden besonders auch bei der Erforschung der Struktur des Nervensystems in neuem Kontext verstärkt aufgeworfen. Die besondere Funktion des Nervensystems und die eigentümliche morphologische Beschaffenheit der unterschiedlichen Zellen in diesem System bildeten eine neue Herausforderung für die Zellenlehre. Damit aber zeigte die eben skizzierte Debatte einen Bezug zu zwei unterschiedlichen Ebenen: Zum einen argumentierte man mit den konkreten, durchaus nicht immer kongruenten Untersuchungsergebnissen, zum anderen aber war der Umgang mit diesen Detailergebnissen stark von einer im Hintergrund mitschwingenden Haltung bestimmt, die entweder den Grundbaustein des Nervengewebes auf der akzeptierten Basis der Zellentheorie suchte oder diese Suche ohne den Rückgriff auf die Zellenlehre gestaltete, diese gar in ihrer Brauchbarkeit für das Nervensystems hinterfragte.

Held, als einer der Skeptiker der Neurontheorie und Anhänger der Lehre vom Nervennetz, thematisierte noch einen weiteren Aspekt in diesem Kontext. 1929 gab er zu bedenken, ob es wirklich in dem vielzelligen Organismus für sich bestehende isolierte Einheiten geben könne, „die trotzdem den ganzen Zellenstaat zu innervieren und zu beherrschen imstande" sein sollten.[28] Diese Frage zeigt mit schöner Deutlichkeit, daß der tiefe Kern seiner Bedenken auf einer Metaebene lag. Dieser Kern des Problems bestand für ihn im Verhältnis vom nervalen Zellindividuum zum „Zellenstaat", dem Gesamtorganismus, also in dem zwischen beiden bestehenden „Machtverhältnis".[29]

Für all diejenigen, die mit Verworn das Bild der „elementaren Bausteine" im Gewand der Zellenlehre auch für das Nervensystem akzeptieren – und dazu gehören die erwähnten Berliner Forscher (Remak, Virchow, Waldeyer, Goldscheider, Bielschowsky), wird die Frage der Verkoppelung oder Verbindung dieser Bausteine zunehmend sekundär, da auch an anderen Stellen des Organismus auf diesem Gebiet eine deutliche Vielfalt vorherrschend ist. Es ist deshalb für die Anhänger der Neuronlehre nicht schwer, diese Fragen als für den Kern der Neurontheorie von eher geringer Bedeutung abzutun, auch wenn das „Synapsenmodell", das in Grundzügen 1906 von

---

27 Siehe Anderson 1986, S. 539–543
28 Zitiert nach Breidbach 1993, S. 114
29 Zur Metapher „Zellenstaat" bei Virchow siehe Schmiedebach 1992, S. 37–39

Sherrington formuliert und in den nächsten Jahrzehnten von Cajal weiterentwickelt wurde, zu dem frühen Zeitpunkt, als Verworn die Frage als entschieden bezeichnete, noch weit davon entfernt war, die Beschaffenheit der Kontaktstellen zwischen den einzelnen Grundbausteinen morphologisch oder funktionell überzeugend zu erklären.

Anders gesagt, die im ersten Jahrzehnt des 20. Jahrhunderts zu konstatierende zunehmende Akzeptanz oder Bestätigung der Neuronlehre, die auch bei den Berliner Forschern zu verzeichnen ist, ist weniger damit zu erklären, daß alle wichtigen Detailfragen – darunter auch das Problem der Beschaffenheit des Kontaktes zwischen den verschiedenen Fasern und Fibrillen – überzeugend präsentiert werden konnten, sondern daß vielmehr auch für die Struktur des Nervensystems der „elementare Baustein" gesucht wurde und durch das Neuron in Übereinklang mit der allgemein akzeptierten Basis der Zellenlehre definiert werden konnte.

Literatur

Anderson, C.T.: Robert Remak and the Multinucleated Cell: Eliminating a Barrier to the Acceptance of Cell Division. Bull. Hist. Med. 60 (1986) 523–543.

Bethe, A.: Allgemeine Anatomie und Physiologie des Nervensystems. Leipzig 1903.

Bielschowsky, M.: Die Darstellung der Axenzylinder peripherischer Nervenfasern und der Axenzylinder zentraler markhaltiger Nervenfasern. Ein Nachtrag zu der von mir angegebenen Imprägnationsmethode der Neurofibrillen. Journal für Psychologie und Neurologie 4 (1904–1905) 227–231.

Bielschowsky, M.: Die histologische Seite der Neuronenlehre. Journal für Psychologie und Neurologie 5 (1905 a) 128–150.

Bielschowsky, M., K. Brodmann: Zur feineren Histologie und Histopathologie der Großhirnrinde. Journal für Psychologie und Neurologie 5 (1905 b) 173–199.

Borck, C.: Fühlfäden und Fangarme. Metaphern des Organischen als Dispositiv der Hirnforschung. In: M. Hagner (Hrsg.): Ecce Cortex. Beiträge zur Geschichte des modernen Gehirns. S. 144–176. Göttingen 1999.

Breidbach, O.: Nervenzellen oder Nervennetze? Zur Entstehung des Neuronenkonzepts. In: E. Florey, O. Breidbach. (Hrsg.): Das Gehirn

– Organ der Seele? Zur Ideengeschichte der Neurobiologie. S. 81–126. Berlin 1993.

Dierig, S.: Rudolf Virchow und das Nervensystem. Zur Begründung der zellulären Neurobiologie. In: E. Florey und O. Breidbach (Hrsg.): Das Gehirn – Organ der Seele? Zur Ideengeschichte der Neurobiologie. S. 55–80. Berlin 1993.

Forel, A.: Einige Worte zur Neuronenlehre. Journal für Psychologie und Neurologie 4 (1904–1905) 231–236.

Goldscheider, A.: Zur allgemeinen Pathologie des Nervensystems II. Ueber Neuron-Erkrankungen. Berliner klinische Wochenschrift 19 (1894) 444–447.

Goldscheider, A.: Die Bedeutung der Reize für Pathologie und Therapie im Lichte der Neuronenlehre. Leipzig 1898 a.

Goldscheider, A., E. Flatau: Ueber die Ziele der modernen Nervenzellenforschungen. Deutsche medicinische Wochenschrift 24 (1898 b) 165–167.

Hagner, M.: Gehirnführung. Zur Anatomie der geistigen Funktionen, 1870–1930. In: M. Hagner (Hrsg.): Ecce Cortex. Beiträge zur Geschichte des modernen Gehirns. S. 177–205. Göttingen 1999 a.

Hagner, M.: Moderne Gehirne. In: M. Hagner (Hrsg.): Ecce Cortex. Beiträge zur Geschichte des modernen Gehirns. S. 7–25. Göttingen 1999 b.

Lenkossék, M. von: Der feinere Bau des Nervensystems im Lichte neuester Forschungen. 2. gänzlich umgearbeitete Aufl. Berlin 1895.

Mann, G.: Medizinisch-biologische Ideen und Modelle in der Gesellschaft des 19. Jahrhunderts. Med. hist. J. 4 (1969) 1–23.

Nissl, F.: Ueber die Nomenklatur in der Nervenzellanatomie und ihre nächsten Ziele. Neurologisches Zentralblatt 14 (1895) 66–75 und 104–110.

Remak, R.: Observationes anatomicae et microscopicae de systematis nervosi structura. Diss. Med. S. 9. Berlin 1838 a.

Remak, R.: Ueber die Structur des Nervensystems. N. Notizen Natur-Heilkunde 7 (= Frorieps N. Notizen) (1838 b) 342–346.

Schmiedebach, H.-P.: „Ist nicht wirklich diese ganze zersetzende Naturwissenschaft ein Irrweg?" Virchow und die Zellularpathologie. Med. hist. J. 27 (1992) 26–42.

Schmiedebach, H.-P.: Robert Remak (1815–1865). Ein jüdischer Arzt im Spannungsfeld von Wissenschaft und Politik. Stuttgart 1995.

Strasser, H.: Ueber Neuronen und Neurofibrillen. Mitteilungen der Naturforschenden Gesellschaft in Bern aus dem Jahre 1907, Nr. 1629–1664, S. 1–41. Bern 1908.

Verworn, M.: Bemerkungen zum heutigen Stand der Neuronenlehre. Medizinische Klinik 4 (1908) 111–116.

Waldeyer, W.: Ueber einige neuere Forschungen im Gebiete der Anatomie des Centralnervensystems. Berliner klin. Wochenschrift 28 (1891) 691.

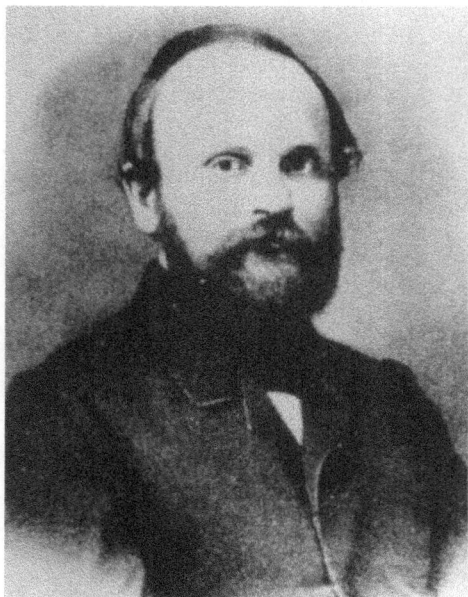

Abb. 6 Robert Remak (1815–1865)

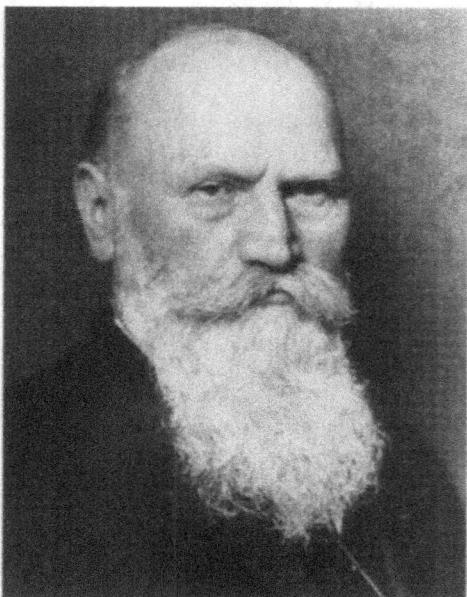

Abb. 7 Wilhelm von Waldeyer (1836–1921)

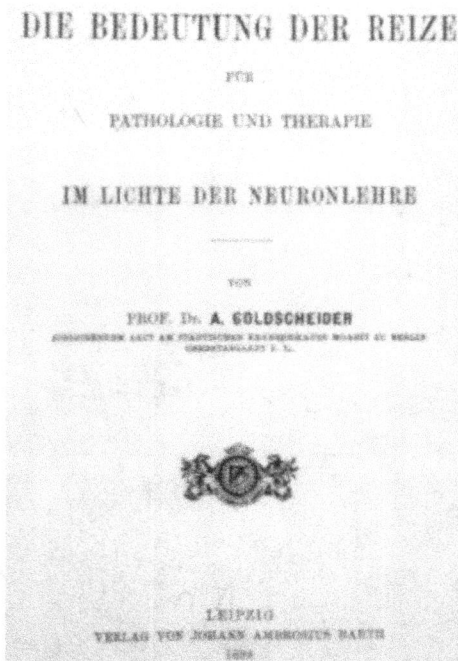

DIE BEDEUTUNG DER REIZE

FÜR

PATHOLOGIE UND THERAPIE

IM LICHTE DER NEURONLEHRE

VON

PROF. Dr. A. GOLDSCHEIDER

LEIPZIG
VERLAG VON JOHANN AMBROSIUS BARTH

Abb. 8 Titelseite

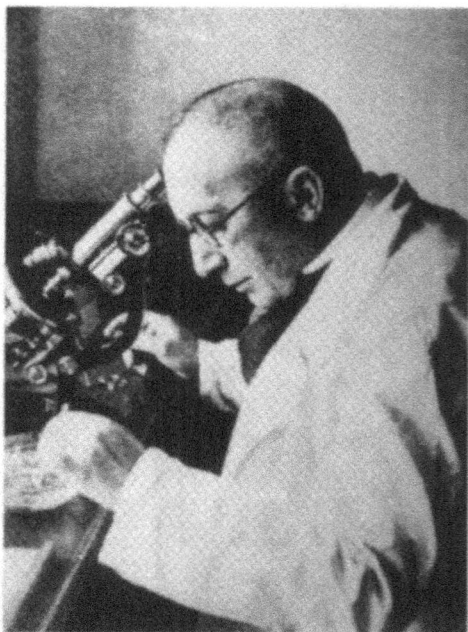

Abb. 9 Max Bielschowsky (1869–1940),
Neuropathologe

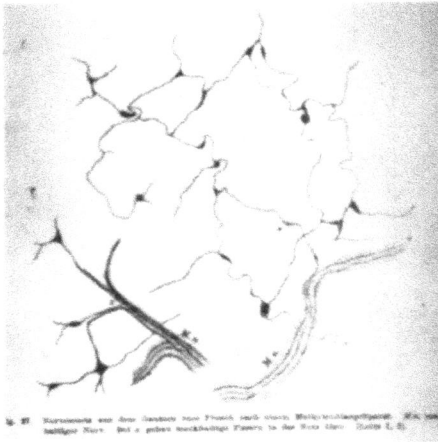

Abb. 10 a Nervennetz aus dem
Gaumen vom Frosch nach einem
Methylenblaupräparat

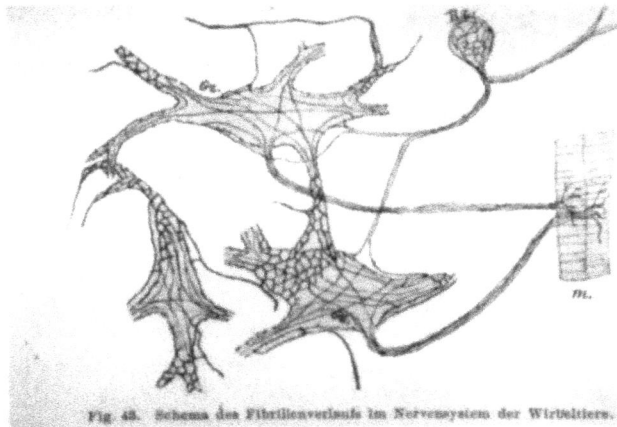

Abb. 10 b Schema des
Fibrillenverlaufs im Nervensystem der Wirbeltiere

Abb. 10 c Zwei Zellen des sub-
epithelialen Nervennetzes aus
dem Gaumen vom Frosch.
(Methylenblaupräparat mit
Differenzierung der Neurofibrillen. Kerne nur blaß, Plasma
fast nicht gefärbt.) Die Zeichnung ist mit Benutzung der Mi-
krometerschraube mit Hilfe des
Zeichenapparates hergestellt.
Da die Ausdehnung über ein
Gesichtsfeld hinausging, ist die
Figur durch Kombination
zweier Zeichnungen entstanden, wobei eine Verbindung der
Fibrillen nur dann eingezeich-
net wurde, wenn die betreffen-
den Fibrillen in beiden Bildern
genau identifiziert werden
konnten. Die Stelle, wo beide
Zeichnungen zusammentreffen,
ist durch einen Pfeil angegeben.

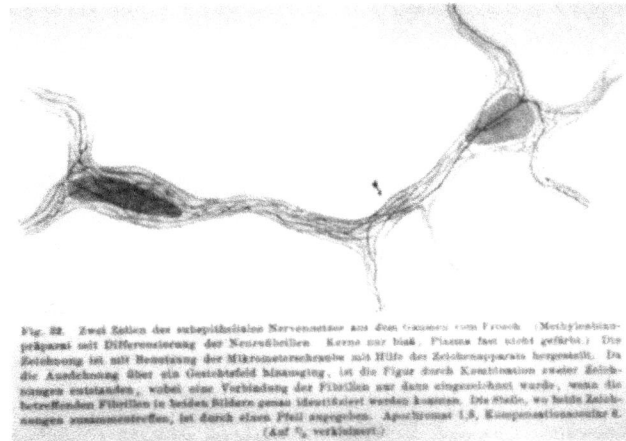

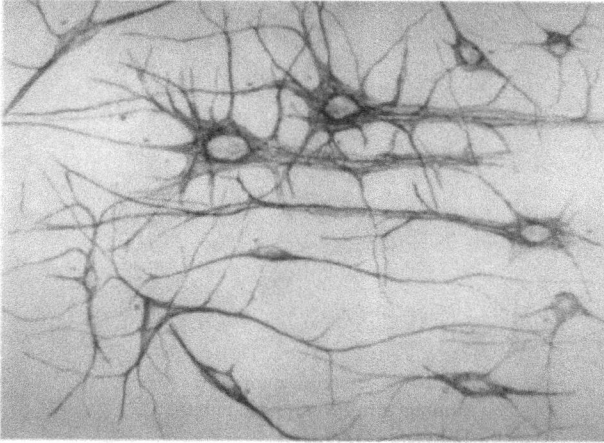

Abb. 11 a Nervenzellen.
Normale Zelltypen der
vorderen Zentralwindung mit
großen Unterschieden im
intrazellulären Fibrillenverlauf

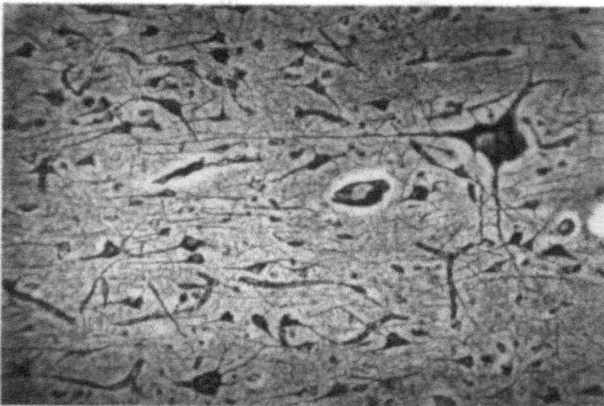

Abb. 11 b Mikrophotografische
Aufnahmen mit 450facher
Vergrößerung von Zellformen
aus dem Gyrus centralis anterior
bei Dementia senilis.
Silberimprägnierung

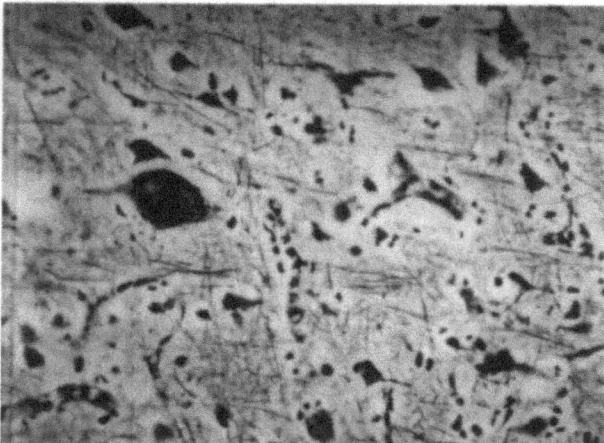

Abb. 11 c Mikrophotografische
Aufnahmen mit 450facher
Vergrößerung einer stark degene-
rierten Riesenpyramidenzelle
bei Dementia paralytica.
Silberimprägnierung

Neuropathologie in Berlin

Jürgen Peiffer

Um das Jahr 1834 sitzen im Zentrum des alten Berlin Ecke Friedrich-Mohrenstraße im zweiten Stock über dem Restaurant Hilgendorf monatelang drei junge Männer heiß diskutierend zusammen, alle drei Schüler von Johannes Müller. Es sind Matthias J. Schleiden (1804–1881), Jakob Henle (1809–1885) und als jüngster Theodor Schwann (1810–1882).[1] Jeder von ihnen wird ein bedeutender Wissenschaftler. Wir alle kennen die Schwannsche Scheide, die Henleschen Schleifen. Schleiden wird Botaniker in Jena und Dorpat, Henle Anatom in Zürich, Heidelberg und Göttingen, Schwann nach der Habilitation bei Johannes Müller Anatom in Löwen und Lüttich. Zur gleichen Zeit, 1834, trägt Christian Gottfried Ehrenberg (1795–1876) vor der Berliner Akademie der Wissenschaften seine ein Jahr zuvor publizierte, erste mikroskopische Beschreibung von Nervenzellen vor, – Ehrenberg, der drei Jahre zuvor Alexander von Humboldt auf dessen Asienexpedition zum Altaigebirge begleitet hatte.

Wir sind mit diesen Namen bei der Frühgeschichte der Berliner Neuropathologie. Schon seit 1818 aber hatte Christian Friedrich Nasse in seiner Zeitschrift für psychische Ärzte aus Berichten zahlreicher Berliner Ärzte sorgfältige Krankheitsgeschichten mit dem Befund von Hirn-Sektionsberichten veröffentlicht, also auch klinische Neuropathologie betrieben.[2]

Unter Neuropathologie verstehen wir heute die spezielle pathologische Anatomie des Nervensystems, fußend auf der Allgemeinen Pathologie, die schon nach Virchow auch die biologischen, chemischen sowie vergleichend anatomischen, kurz überhaupt die wissenschaftlichen Grundlagen jeder Krankheitslehre umfassen sollte. Noch Virchow hatte sich ja selbst nie nur als Pathologischen Anatomen verstanden. Er hatte bei seiner Berufung darauf bestanden, neben seinem Ordinariat für Pathologie auch verantwortlich für eine klinische Station zu sein. So unterstand ihm als dirigierendem Arzt die Gefangenenabteilung der Charité.[3]

Aber was verstand man zu Virchows Zeit unter Neuropathologie? Für ihn bedeutete dieser Begriff etwas völlig anderes als für uns heute: In den Auseinandersetzungen über die Konzeption seiner Zellularpathologie hatte Virchow 1849 dieser die Hae-

---

1 Hirsch 1963, S. 313
2 Nasse 1837, 1838. Siehe hierzu auch Kaufmann 1996, S. 287 ff.
3 Froboese 1953, S. 46

mato- und eben die Neuropathologie gegenübergestellt,[4] jene – wie er schreibt – „eigentümliche Richtung, welche das Blut eben nur als einen für die Einwirkungen der Nerven besonders befähigten Saft ansah".[5] Wenige Jahre später hat der Begriff Neuropathologie allerdings bereits eine andere, speziellere Bedeutung:

Blicken wir nämlich in das Handbuch der Geschichte der Medizin, so finden wir in dem von Georg Korn im Jahre 1903 abgefaßten Kapitel „Neuropathologie" keineswegs die spezielle pathologische Anatomie des Nervensystems in unserem Sinne, vielmehr setzt Korn sich auseinander mit Moritz Heinrich Romberg (1795–1873), Johannes Müller, mit Rombergs Nachfolgern Wilhelm Griesinger (1817–1868) sowie Carl Westphal als „Nervenpathologen". Korn faßt dabei unter den Begriff „Neuropathologie" sogar Hypnotismus, Mesmerismus oder die mit den Namen Robert Remak und Emil Du Bois-Reymond verbundene Elektrotherapie.[6] Ginge man von der damaligen Definition aus, so hätten sich bereits alle vorangegangenen Vorträge mit Neuropathologie befaßt, ob von Griesinger oder von Paul Schuster gesprochen wurde. Dabei gab es damals durchaus schon engere Begriffsbildungen, so, wenn Wunderlich über seinen Freund Wilhelm Griesinger schreibt, er „fußte auf dem festen Boden der pathologischen Anatomie und hat zuerst deren maßgebende Bedeutung für die Psychiatrie erkannt und verfochten".[7]

Noch 1908 spricht Wilhelm Erb in einem Vortrag über die Entwicklung und Zukunft der Nervenpathologie[8] von dieser als Synonym zu Neurologie, einem von Thomas Willis geprägten Begriff.[9] Andererseits verwendet er im selben Vortrag die Neurologie als einen Oberbegriff, wenn er von „Psychiatrie und Neuropathologie, die letztere, die Nervenpathologie im engeren Sinne" handelt. Es heißt bei Erb weiterhin: Es waren „besonders die pathologisch-anatomischen Forschungen, die zu einer wesentlichen Erweiterung und Vertiefung der Nervenpathologie führten" und weiter: „Es waren vorwiegend die Nervenpathologen selbst, welche sich mit glühendem Eifer diesen Forschungen zuwandten und reiche Wissensschätze zu Tage förderten, die anatomischen Grundlagen für zahlreiche Erkrankungen speciell des centralen Nervensystems aufdeckten und die Leuchte der anatomischen Forschung in bisher dunkle und fast ganz unbebaute Gebiete trugen." Noch 1940 spricht selbst Karl Bonhoeffer von Neuropathologie als Oberbegriff für Erkrankungen des Nervensystems.[10]

---

4   David 1993, S. 27, zitiert aus Virchow 1849
5   Virchow 1859, S. 72
6   Korn 1903, S. 723
7   Wunderlich 1869, zitiert von Kirchhoff 1924, S. 8
8   Erb 1908
9   Ackerknecht 1985, S. 32
10 Bonhoeffer 1940, S. 60

Die engere Begriffsfassung im heutigen Sinne ging Hand in Hand mit der Verselbständigung dieser pathologischen Anatomie des Nervensystems und mit der Entwicklung der hierzu erforderlichen Methoden. Erst in unseren Tagen beginnen die Fachgrenzen wieder unschärfer zu werden, seit die molekulargenetischen Methoden sowohl von den Neuropathologen als auch den Neuroklinikern und den Neurobiologen bei oft gleicher Themenstellung angewendet werden.

Ein Jahrhundert lang speisten zwei Quellen die Neuropathologie: die Nervenheilkunde und die pathologische Anatomie. Jetzt tritt in der neuropathologischen Forschung die Neurobiologie hinzu: Doch vergessen wir nicht, daß wir damit an eine die erste Hälfte des 19. Jahrhunderts beherrschende Tradition anknüpfen, denken wir an die vergleichende Neuroanatomie, an die Bedeutung der Dohrnschen zoologischen Station Neapel z. B. mit Albrecht Bethe, an den Ameisenforscher Forel oder den Hummelforscher Vogt.

Kehren wir zunächst zurück zu Johannes Müller und zu dessen Schülern: Wir befinden uns in der ausklingenden Goethezeit, in einer Zeit, in der über dem wissenschaftlichen Berlin der Glanz zweier großer Naturforscher lag: Alexander von Humboldt und Johannes Müller. Über Müllers Schülerkreis informiert Übersicht 1.

An wesentlichen Leistungen dieser Schüler von Johannes Müller, dem wir u. a. die Begriffe der Chordazelle und der Zellatypie zu verdanken haben, nannte ich schon die Untersuchungen am peripheren Nerven durch Theodor Schwann und seinen Freund Schleiden. Beide spielten eine bedeutende Rolle in der Entwicklung der Zellenlehre. Schwanns anatomische Untersuchungen am Nerven werden ergänzt durch die Untersuchungen von Robert Remak, der auch reizphysiologische Untersuchungen mit galvanischem Strom anwendet, ähnlich wie der spätere große Wiener Physiologe Brücke, Lehrer u. a. von Sigmund Freud. Remak entwickelte die Elektrotherapie. Wir verdanken ihm die Entdeckung der Achsenzylinder, ferner entwicklungsanatomisch – zeitgleich mit Wilhelm His, dem Älteren – die Lehre von den drei Keimblättern, außerdem 1853 die Entdeckung der amitotischen Zellteilung. Das Buch von Joh. Müller über die Geschwulstkrankheiten (1838) gehörte ebenso zu den Standardwerken seiner Zeit wie die Allgemeine Anatomie von Henle (1840) oder das Lehrbuch der Botanik (1845) von Schleiden.[11] Johannes Müller hatte zunächst noch die Fächer Physiologie, Anatomie und pathologische Anatomie gemeinsam vertreten. Er war allerdings so weitsichtig gewesen, die Pathologie, die seinerzeit übrigens zur klinischen Medizin gezählt wurde,[12] abzugeben und die Schaffung eines eigenen Lehrstuhls vozuschlagen, – ein mutiges Beispiel für die Einsicht, daß ein Mann die Fülle des Wissens in den drei Fächern nicht mehr darstellen könne, zugleich ein er-

---

11 Schwartz 1973, S. 297
12 Orth ohne Jahr, S. 5

Übersicht 1   Schüler von Johannes Müller

[J. W. v. Goethe (1749–1832)]   [Alexander v. Humboldt (1769–1859)]

Johannes Müller (1801–1858)
Seit 1833 o. Professor in Berlin

Matth. Jak. Schleiden   **F. G. Jakob Henle**   **Theodor Schwann**
(1804–1881)   (1809–1885)   (1810–1882)
                                     1834–1838 „Gehülfe"   1837 Habil. unter
                                     von J. Müller   Joh. Müller

Emil Heinrich Du Bois-Reymond   Hermann Julius F. v. Helmholtz
(1818–1896)   (1821–1894)

Robert Remak (1815–1865)
1847 in Berlin habilitiert, Prosektor
unter Schönlein an der Universität

Ernst W. Brücke (1819–1892)
1842 Diss. bei Joh. Müller, 1844 Habilitation,
Stellvertr. Prosektor unter Joh. Müller,
Mikroskop. Instruktor von R. Virchow

Ernst H. Ph. A. Haeckel (1834–1919)
1852–1858 Stud. in Berlin (Müller),
1856 Famulus bei Virchow. 1861 Habilit.

Joh. Lukas Schönlein (1793–1864)   **Robert Fr. Froriep (1804–1861)**
1840–1859 Internist an der Charité   Prosektor der Charité, Vorgänger
                                               und Förderer von Virchow

Rudolf Virchow (1821–1902)
Prosektor an der Charité 1846–1849,
1847 Priv. Dozent für Pathologie
1849 Professor in Würzburg,
seit 1856 Professor an der Berliner Universität
und Prosektor an der Charité

---

ster Schritt zur Spezialisierung in der Medizin – ein Problem noch heute. Es gelang, als Direktor des neuen Pathologischen Institutes der Universität Rudolf Virchow zu gewinnen.[13] Alternativ zu seiner Berufung hatte 1856 Remak zur Diskussion gestanden, der mikroskopische Mitarbeiter Schönleins. Als Jude war ihm die Aufnahme in den Lehrkörper als ordentlicher Universitätsprofessor zunächst versagt.[14] Virchow erhielt daher den Ruf, auch im Einvernehmen mit Schönlein.

13 Schwartz 1973
14 Shternshis 1999

Virchow war zweifellos der für unser Fach bedeutendste Schüler Müllers. Schon während seiner Würzburger Zeit, in der er allerdings wohl auch noch Berliner Material aufgearbeitet und ausgewertet hatte, erschienen neuropathologische Arbeiten über die Pachymeningeosis haemorrhagica interna, über Enzephalomalazien bei Thrombosen und Embolien, über Meningitis und Hirntumoren, über Anomalien der Hirn- und Schädelentwicklung (Platybasie) oder auch über die Amyloidose, kurz, ein Querschnitt durch die spezielle Pathologie des Nervensystems. Wieder in Berlin, erwähnt Virchow 1856 in einem Nachdruck einer Arbeit von 1846 „Über das granulierte Aussehen der Wandungen der Gehirnventrikel" im angefügten Absatz 3 erstmals den Begriff Neuroglia („eine Art von Kitt").[15]

Institutionell findet sich die spezielle pathologische Anatomie des Nervensystems zunächst auf Jahrzehnte hinaus nicht als eigenes Fach verankert. Betrieben wird sie durch den Prosektor des Leichenhauses an der Charité, also primär einer Ausbildungsstätte für Militärärzte, ferner an der von der Charité grundsätzlich unabhängigen Universität, zu der der Lehrstuhl für Pathologie gehört.[16]

Zu Virchows Schülern zählt Friedrich Daniel v. Recklinghausen (1833–1910), der die Wanderzellen, die Phagozytose, beobachtete und für die Neuropathologie durch die Beschreibung der Neurofibromatosis generalisata einen wesentlichen Beitrag leistete. Ein anderer Schüler Virchows und auch Du Bois-Reymonds ist Julius Eduard Hitzig (1838–1907). Er mußte sich im Schlafzimmer auf dem Toilettentisch seiner Frau einen Laboratoriumtisch einrichten, um dort seine Tierexperimente auszuführen, denn im Physiologischen Institut durften wegen der Nähe des Königlichen Schlosses keine Versuche an Warmblütern gemacht werden.[17] Unter ganz ähnlichen Bedingungen hatte Ludwig Edinger in Frankfurt am Küchentisch experimentieren müssen.[18] 1874 veröffentlichte Hitzig gemeinsam mit Gustav Fritsch seine „Untersuchungen über das Gehirn" mit dem Befund elektrisch erregbarer Hirnregionen. 1875 wurde er nach Zürich, 1879 nach Halle berufen, wo Spielmeyer sein Schüler wurde. Nicht nur dieser aus meiner Sicht bedeutendste deutsche Neuropathologe hat insofern Verbindungen zu Berlin, sondern noch unmittelbarer, als Hörer der Vorlesungen Virchows, Alois Alzheimer und Ludwig Edinger. Edinger empfand Virchow als unnahbar und seine Vorlesungen als „überaus langweilig".[19] Sein Urteil über Emanuel Mendel war eher noch unfreundlicher („sehr minderwertig"), während er von Carl Wernicke als „geistreichem Forscher" sprach, seine Vorlesungen aber leider nicht hören konnte, weil diese zwar angekündigt, aber wegen der zu kleinen Hörer-

15 Virchow 1846, S. 246–248, Virchow 1856, S. 890
16 Krietsch, Dietel 1996, S. 59 ff.
17 Kirchhoff 1924, S. 149
18 Schlote, Kreft 1997, S. 47
19 Emisch 1991, S. 58

zahl nicht gehalten wurden. Die Gewichtung von Forschung und Lehre war offensichtlich schon damals ein Problem.

Außerhalb der Universität entstand gegen die Jahrhundertwende eine Reihe von Krankenhäusern mit eigenen Prosekturen, von denen wissenschaftlich bedeutende Arbeiten auch zur Neuropathologie ausgingen.[20] Zu nennen sind

Carl Benda	(1857–1932), Pathol. Inst. Moabit 1908–1925
David v. Hansemann	(1858–1920), Assistent von Virchow 1886–1889, Prosektor in Friedrichshain, ab 1906 Pathologe am Rud. Virchow-Krankenhaus
Ludwig Pick	(1868–1944 KZ Theresienstadt), Nachfolger v. Hansemanns in Friedrichshain
Rudolf Jaffé	(1885–1975, Caracas), 1926–1933 Pathologe in Moabit, 1933–34 Berlin-Buch, 1935 Emigration
Julian Casper	(1899–1968, Savyyon / Israel), 1925–1929 Neurologe und Neuropathologe am Hufeland-Krankenhaus, 1930–1933 Oberarzt am Pathol. Inst. Moabit bis zur Emigration
Hans-Joachim Scherer	(1899–1945), 1930–1931 Assistent von W. Spielmeyer in München, 1932–1933 Assistent von R. Rössle in Berlin bis zur Emigration

Carl Benda prägte den Begriff des Mitochondriums und entdeckte die Beziehungen zwischen der Akromegalie und Erkrankungen der Hypophyse mit der Idee, daß diese einen das Knochenwachstum beeinflussenden Stoff sezernieren müsse. Neben den zahlreichen, zum Teil auch neuropathologisch orientierten Arbeiten von Rudolf Jaffé und seinem Oberarzt Julian Casper sind besonders die Untersuchungen der Gehirne von Helmholtz, Bunsen und Adolf Menzel durch David v. Hansemann[21] hervorzuheben, Arbeiten, die Gedanken von Gall aus der Goethezeit folgen und die gleichzeitig eine Brücke bilden zu den späteren Untersuchungen Oskar Vogts an sogenannten Elitegehirnen wie dem von Lenin oder durch Vogts Schüler Maximilian Rose am Gehirn von Pilsudsky.[22] Selbst die später emigrierten Neurologen und Neuropathologen Walter Riese und Kurt Goldstein haben solche Interessen ernst genommen durch die im Exil erfolgte Untersuchung des Gehirns ihres Frankfurter Lehrers Ludwig Edinger.[23] Diese wissenschaftlich nicht unumstrittene Thematik der Elitegehirne wurde am Gehirn Albert Einsteins weitergeführt.[24]

20 Büsing 1962, Wegener 1999, Lüders 1984, Stürzbecher 1964, Ostertag 1966, Ostertag 1937
21 Ostertag 1937, hierzu auch Briefe von David von Hansemann an Ludwig Edinger vom 29. 9. und 6. 10. 1894 im Archiv des Neurologischen (Edinger-)Institutes der Universität Frankfurt/Main
22 Vogt 1930
23 Riese, Goldstein 1950
24 Diamond u. a. 1985

Wissenschaftlich sehr bedeutungsvoll ist das Werk von Ludwig Pick, Jude, wie die Letztgenannten, und daher seines Amtes enthoben bis zum elenden Tod in Theresienstadt. Pick setzte die bereits von den Berliner Pathologen Virchow, Benda und Orth eröffnete Diskussion über die miliaren Aneurysmen des Gehirns als Ursache von Kugelblutungen fort.[25] Wir verdanken ihm die Beschreibung des Sympathicogonioms als Ganglioma embryonale sympathicum, die Beobachtung der Nervenzellschädigung der Retina nach Methylalkoholvergiftung, verschiedener Rückenmarkstumoren, die Klärung der Dystrophia adiposogenitalis und vor allem die Schilderung jener Lipoidhistiozytose, die mit ihren inzwischen bekannten, auch biochemisch zu unterscheidenden Formen mit dem Namen von Pick und Niemann verbunden ist, wie der Begriff der Pick-Zellen (nicht zu verwechseln mit der Pickschen Atrophie nach dem Prager Arnold Pick, geb. 1854, gest. 1921). Ludwig Pick war mit Max Bielschowsky und mit Richard Henneberg befreundet, auf die ich gleich in Verbindung mit der Psychiatrie zu sprechen kommen werde.

Doch zunächst noch ein Wort zur Anatomie: Sie trug in Berlin Wesentliches zur Hirnforschung bei, vor allem durch Wilhelm v. Waldeyer (1836–1921), einem Schüler von Henle. Schon in Straßburg hatten die späteren Frankfurter Ludwig Edinger, Paul Ehrlich und Carl Weigert zu seinen Schülern gehört. 1889 nach Berlin berufen, arbeitete er vor allem weiter auf neuroanatomischem Gebiet, nicht zuletzt, indem er sich in die damals heftigen Auseinandersetzungen um die Neuronentheorie einschaltete, die – gegen Franz Nissl und ursprünglich auch Golgi – insbesondere von Ramón y Cajal vertreten wurde.[26] Der Berliner Anatom steuerte den Begriff des Neurons bei, doch die wesentlichen Erkenntnisse waren den von Camillo Golgi und Ramón y Cajal entwickelten Imprägnationsmethoden zu verdanken, deren Bedeutung vom Würzburger Anatomen Koellicker früh erkannt und international verbreitet worden war.[27] 1889 fand in Berlin der Internationale Medizinkongreß statt, auf dem Koellicker Cajal, dem späteren Nobelpreisträger, die Möglichkeit bot, seine Methoden vorzustellen und durch die Darstellung der Verknüpfungsorte von Axon und Dendrit die Richtigkeit der Neuron-Hypothese zu beweisen. Waldeyer prägte im übrigen auch den Begriff des Chromosoms und klärte 1868 die Metastasierung von Tumorzellen auf dem Blut- und Lymphwege.[28]

Doch nun zu der anderen Quelle, aus der die Neuropathologie in Berlin ihren Zustrom erhielt, nämlich zu Psychiatrie und Neurologie (vgl. frühere Darstellungen).[29] Im Hinblick auf die vorausgegangenen Beiträge seien nur wenige Daten über die Universitätsvertreter in der Charité skizzenhaft in Erinnerung gerufen:

25 Pick 1910
26 Ramón y Cajal 1935
27 Koellicker 1899, S. 233 ff.
28 Schwartz 1973, S. 343
29 Ostertag, Vortrag 16.8.1966, Eicke 1968, Hallervorden 1961

	Lehrstuhlinhaber von bis	Neuropathologische Arbeiten
Wilhelm Griesinger (1817–1868)	1865–1868	Dura-Haematome, Aneurysmen der Hirngefäße, Zystizerkose
Carl Westphal (1833–1890)	1869–1889	Pseudosklerose, Syringomyelie, Thomsensche Krankheit, Epilepsie
Friedrich Jolly (1890–1904)	1844–1904	Myasthenia gravis
Theodor Ziehen (1862–1950)	1904–1912	Krämpfe nach elektr. Rindenreizung, Ophthalmoplegien, Vergleichende Neuroanatomie
Karl Bonhoeffer (1868–1948)	1912–1938	Bindearm-Chorea
Max de Crinis (1938–1945)	1889–1945	Cytoarchitektonik der Hörrinde

Ausgespart habe ich hierbei die neurologisch interessierten Internisten Ernst Viktor von Leyden (1832–1910) sowie vor diesem Moritz Heinrich Romberg (1795–1873), dem wir nicht nur die Kenntnis des Rombergschen Zeichens, sondern wesentliche Arbeiten zur Tabes dorsalis verdanken. In erster Linie waren es aber Wilhelm Griesinger und Carl Westphal, die die Neuropathologie in die Berliner Psychiatrie und Nervenheilkunde einführten, ähnlich wie dies in Leipzig Paul Flechsig, in Halle Julius Emanuel Hitzig, in München Ernst v. Gudden getan hatten, um nur wenige Beispiele zu nennen. Auch Jolly und Bonhoeffer hatten Interesse an der neuropathologischen Klärung von Krankheiten und holten sich entsprechende Sachkenner an die Klinik. So wurde das neuropathologische Laboratorium der Nervenklinik geleitet von:

Richard Henneberg	(1868–1962) (Leukodystrophien, Tumoren)
Waldemar Weimann	(1919–?, später Gerichtsmediziner)
Berthold Ostertag	(1895–1975) (Mißbildungen, Hirntumoren)
Hans-Gerhard Creutzfeldt	(1885–1964) („Diff. Sklerosen", Lepra)
H. A. F. Schulze[30]	nach 1945

Die Förderung, die die Hirnforschung dadurch gewann, fand ihre äußere Anerkennung durch die Internationale Assoziation der wissenschaftlichen Akademien, die auf Anregung von Wilhelm His sen. durch die Sächsische Akademie der Wissenschaft, vorgelegt am 16.04.1901, in London am 5.06.1903 eine International Brain

---

30 Schulze 1960

Commission bildete, zu deren Mitgliedern ursprünglich nur einige wenige international anerkannte Hirnforschungsinstitute gehörten, nämlich

Leipzig (Wilhelm His d. Ält.)   Frankfurt / Main (Ludwig Edinger)
Wien (Heinrich Obersteiner)   Zürich (Constantin v. Monakow)
Madrid (Santiago Ramón y Cajal)   Petersburg (Wladimir Bechterew)
Budapest (Karol Schaffer)   Amsterdam (C. U. Ariens Kappers)
Philadelphia (Henry Herbert Donaldson)

Waldeyer gehörte wie Paul Flechsig und Gustav Retzius dem Vorstand an, jedoch nicht sein Institut und vor allem nicht das Laboratorium von Oskar Vogt,[31] sehr zu dessen Leidwesen – Folge vorangegangener Verstimmungen von His und Flechsig, die Vogt wenig schätzten.

Mit Cécile und Oskar Vogt komme ich nun abschließend zu den in Berlin außergewöhnlich zahlreich und fruchtbar vertretenen, nicht-universitären Forschungsstellen, gewöhnlich an nervenärztliche Praxen oder kleine Privatkliniken – die „Maison de Santé" – angeschlossene Laboratorien, aber auch innerhalb der Heil- und Pflegeanstalten, wo in Wuhlgarten z. B. Bratz die Amonshornsklerose bei Epileptikern beschrieb und als Anfallsfolge deutete, in Dalldorf Richter, in Buch Otto Maas, der frühere Mitarbeiter Hermann Oppenheims, arbeitete.[32] Zu nennen sind hier aber vor allem

Emanuel Mendel (1839–1907)
Schüler von Griesinger und Virchow, 1879 Habilitation, 1884 a. o. Prof., Lehrer von Ludwig Pick, M. Bielschowsky, von Paul Schuster (1867–1940) und Hugo Liepmann. Arbeiten über Progressive Paralyse und die sogen. Affenspalte. Ab 1896 leitete Bielschowsky das Labor von Mendel.

Hermann Oppenheim (1858–1919)
Schüler von Carl Westphal: 1893 Titularprofessor, 1907 mit W. Erb Gründer der Gesellschaft Deutscher Nervenärzte Neuropathol. Mitarbeiter: Otto Maas, Arbeiten u. a. über Athetose double und über Hirntumoren (Zusammenarbeit mit Fedor Krause)

Friedrich Heinrich Lewy (1885–1950)
Schüler von H. Oppenheim, 1926 Leiter der Neurol. Abt. 2. Med. Klinik der Charité, Arbeiten über Mangan- und Bleivergiftung, Neuroanatomie des Nucl. Meynert und der dorsalen Vaguskerne, Paralysis agitans (Lewy-Körper), Tonus-Experimente, Chronaxie, 1933 Emigration über England nach Philadelphia

---

31 Richter 1996, S. 28
32 Eicke 1968, S. 405

Clemens Ernst Benda (1898–1975)
1929 Med. Klin. Charité, 1929–1935 Leiter der Neurol. Abt. Rotkreuz-Krankenhaus und Augusta-Hospital, 1936 Emigration nach Boston (Mass. Gen. Hosp.)

Franz Kallmann (1897–1956)
Schüler von Alzheimer, Bonhoeffer, Bumke, Rüdin und Creutzfeldt, 1928 Prosektor der Anstalten Herzberge und Wuhlgarten, Emigration 1936 in die USA

Diese fünf Wissenschaftler hatten als Juden keine Chance gehabt, auf einen Lehrstuhl berufen zu werden, so wenig wie Robert Remak. Nur Moritz Heinrich Romberg war dies 1848 noch gelungen, allerdings erst nach seinem Übertritt zum christlichen Glauben.[33]

Nicht als Jude diffamiert, aber später politisch mit Mißtrauen betrachtet wurde Oskar Vogt[34] (Abb. 14). Als Student schon beeinflußt durch den Kieler Anatomen Walter Flemming, hatte er durch Jule Joseph Dejerine, August Forel und Wilhelm Wundt früh den Weg in die Hirnforschung gefunden. Nach seiner Niederlassung in Berlin mit Schaffung einer „Neurobiologischen Zentralstation" 1898 arbeitete Vogt gemeinsam mit seiner Frau Cécile über die Anatomie von Rinde und Stammganglien und deren Funktionen, bei seinen Rindenstudien vor allem unterstützt von Korbinian Brodmann (1868–1918), der schon vorher in der Cordesschen Privatklinik in Alexanderbad Vogts Mitarbeiter gewesen war. Wir verdanken Brodmann die bis heute international anerkannte zytoarchitektonische Gliederung der Rindenfelder. Ergänzt wurde diese eigenständige Arbeit durch myeloarchitektonische Untersuchungen Oskar Vogts[35] und durch die eher klinischen Fragestellungen zugewandten Arbeiten von Cécile Vogt über die Erkrankungen des Thalamus und des Striatums mit der Analyse des vorher schon von Anton[36] erstmals beschriebenen Status marmoratus. Cécile Vogt gehört zu den ersten Frauen in der medizinischen Wissenschaft. Auf sie geht auch die Schaffung des Berufsstandes der medizinisch-technischen Assistentin zurück.[37]

Brodmanns Habilitationsschrift wurde 1910 auf Grund eines Gutachtens von Theodor Ziehen durch die Berliner Fakultät abgelehnt – wohl eher ein kleiner Racheakt Vogt gegenüber, dessen Laboratorium 1902 gegen die Voten von Jolly und Waldeyer formal dem Physiologischen Institut der Universität angegliedert worden war, allerdings bei eigener Finanzierung durch die Industriellenfamilie Krupp. Kurze Zeit

33 Kohl 1996, S. 138 unter Zitierung einer Züricher Dissertation von E. Jacobi 1965;
   hierzu auch Shternshis 1999
34 Richter 1996, S. 358 ff.
35 O. Vogt 1937
36 C. und O. Vogt 1928, S. 387
37 Satzinger 1998, S. 80

nach der Berliner Ablehnung konnte Brodmann sich in Tübingen habilitieren, um dann nach einem kurzen Intermezzo als Prosektor der Hallensischen Anstalt Nietleben 1918 durch Kraepelin nach München an die neugegründete Deutsche Forschungsanstalt für Psychiatrie berufen zu werden.

Vogt war kein einfacher Mensch gewesen. Die Urteile über ihn schwanken zwischen einer Ablehnung seiner als autoritär und egozentrisch empfundenen Verhaltensweisen und einer vorbehaltlosen Anerkennung seines Einfallsreichtums und seiner Haltung gegenüber Verfolgten während der NS-Zeit.[38] Unzweifelhaft war er, der während des ersten Weltkrieges – beinflußt wohl auch durch seine französische Frau – Pazifist gewesen war und z. B. auch nie in den Streit zwischen Oppenheim und Nonne über die Kriegszitterer eingegriffen oder sich wie Karl Kleist mit den Folgen von Hirnverletzungen abgegeben hatte, unter dem Einfluß seines Husumer Freundes, des Soziologen Ferdinand Toennies, eher sozialistischen Gedankengängen gegenüber aufgeschlossen, was ihn allerdings nicht hinderte, sich ganz auf die Familie Krupp zu stützen, der er die Finanzierung seiner Forschungen verdankte. Diese Forschungen waren wie diejenigen seiner Frau und seiner Töchter, der Genetikerin Marguerite und der Biochemikerin Marthe, durch Ideenvielfalt, Sinn für Systematik und hohen Fleiß gekennzeichnet. Unbestritten ist die Bedeutung seiner Einsichten, daß bei bestimmten Nervenzellarealen durch zelltypische metabolische Eigenheiten eine erhöhte Vulnerabilität gegenüber definierbaren Noxen vorliege, von ihm als Pathoklise bezeichnet,[39] ohne daß er bereits die Möglichkeit hatte, hierfür experimentell nachprüfbare Erklärungen vorlegen zu können, wie sie heute gegeben sind. Bedeutungsvoll waren auch seine Arbeiten über den Einfluß von Umweltfaktoren auf Mutationen, erforscht an seiner Hummelsammlung, oder die Beschreibung eines Suppressoreffektes bei kortikalen Reizversuchen, eher umstritten seine Forschungen an Elitegehirnen.

1910–1911 hatten sich Waldeyer und Flechsig für die Schaffung eines Hirnforschungs-Institutes innerhalb der Kaiser-Wilhelm-Gesellschaft eingesetzt. Sie wünschten als Direktor allerdings keineswegs Vogt, sondern Franz Nissl. Schließlich erwies sich der Einfluß der Krupp-Familie als gewichtiger als die Fakultätsbedenken. 1906 hatte das Ministerium Max Bielschowsky als Leiter der Histopathologischen Abteilung an das Vogtsche Institut berufen. Obwohl nicht habilitiert, wurde beiden 1913 durch das Ministerium der Professorentitel verliehen.[40] 1914 erfolgte schließlich die Aufnahme in die Kaiser-Wilhelm-Gesellschaft, doch erst 1931 konnte Vogt mit seinem Institut die neuen Gebäude in Berlin-Buch beziehen.

---

38 Klatzo
39 C. und O. Vogt 1929
40 Satzinger 1998, S. 84

Die Einladung Vogts an das Krankenbett Lenins und der Auftrag, nach Lenins Tod ein Forschungsinstitut aufzubauen, das der Untersuchung des Lenin-Gehirnes dienen sollte,[41] brachte Vogt in engere Beziehung mit Sowjetrußland – Ursache heftiger Angriffe auf ihn nach Hitlers Machtübernahme. 1936 wurde Vogts lebenslänglicher Vertrag gelöst, 1937 mußte er sein Institut aufgeben, konnte aber dank der weiteren Unterstützung durch die Familie Krupp seine Arbeit in Neustadt/Schwarzwald fortsetzen.

Vogt hatte Visionen, so mit dem erwähnten Konzept der Pathoklise, das zu einer wenig fruchtbaren Auseinandersetzung mit Spielmeyer führte, die aus heutiger Sicht kaum verständlich ist, da schon damals ein Kompromiß der Auffassungen nahelag.[42] In seiner Vision einer möglichen Höherzüchtung des Menschen[43] war Vogt noch ganz auf der darwinistischen Spur, der auch sein Lehrer Forel gefolgt war, keineswegs weit von nationalsozialistischen Gedanken entfernt.

Hugo Spatz, seit 1937 Vogts Nachfolger in Berlin-Buch, hatte aus seinen vergleichend-neuroanatomischen Studien eine andere Vision einer Entwicklungsmöglichkeit der sozialen und humanen Potenzen des Menschen, gefolgert aus der über Äonen verfolgbaren Weiterentwicklung des basalen Neocortex.[44] Spatz fußte dabei auf der „Moralphysiologie"[45] von Flechsig. Vogt wie Spatz konnten durch ihr leidenschaftliches Engagement Mitarbeiter begeistern. So bildete Vogt trotz reichlich autoritärer Züge und einer schwierigen Persönlichkeit eine Schule, zu der die Polen Maximilian Rose und Jercy Olszewski, in Moskau S. A. Sarkissow und N. I. Filiomonow gehörten, in Deutschland u. a. W. Balthasar, H. Meessen, A. Hopf, R. Rabl, die im letzten Krieg gefallenen Harald Brockhaus und Eduard Strasburger sowie der spätere Nachfolger von H. Spatz, Rolf Hassler.

Noch unter Vogts Leitung war 1933 auf Grund einer unerfreulichen Intrige der von Vogt nie geschätzte, weil neuropathologisch sehr kompetente, außerdem ältere Max Bielschowsky entlassen worden, der als Jude allerdings ohnehin kurze Zeit danach das Institut hätte verlassen müssen. Bielschowsky gehörte zu den besten deutschen Neuropathologen, eigenständig, dabei hilfsbereit gegenüber jüngeren Kollegen. Ihm und seinem Freunde Richard Henneberg ist der Begriff der Leukodystrophien zu verdanken, außerdem sind seine Arbeiten über Mißbildungen und Hirntumoren von großer Bedeutung gewesen, ebenso wie seine Auseinandersetzungen mit K. Schaffer über die Speicherungsvorgänge bei der Gruppe der damals sogenannten Amaurotischen Idiotien.

---

41 O. Vogt 1930
42 C. und O. Vogt 1929, Spielmeyer 1926, Spielmeyer 1930
43 O. Vogt 1940, S. 3
44 Spatz 1961
45 Flechsig 1896

Nicht nur mit Henneberg war Bielschowsky befreundet gewesen, sondern auch mit Paul Schuster – die Gräber liegen in London nebeneinander – und mit seinem Nachfolger in Berlin-Buch, Julius Hallervorden. Ein Freundespaar wie Nissl und Alzheimer, Edinger und Weigert waren auch Spatz und Hallervorden. Hugo Spatz hatte Hallervorden ab 1.1.1938 als Neuropathologen an sein Institut nach Buch geholt. Dieser blieb dabei in Personalunion Leiter der Prosektur der Brandenburgischen Heil- und Pflegeanstalten. Hieraus ergaben sich ab 1939 Versuchungen, denen Hallervorden erlag, indem er über 700 Gehirne von Opfern der Tötungsaktionen an Kranken untersuchte. Ich gehe hierauf nicht näher ein und verweise auf meine entsprechenden Arbeiten zu diesem Thema.[46]

Spatz und Hallervorden sind wertvolle neuropathologische und -anatomische Arbeiten zu verdanken, sei es über Systemdegenerationen, Perinatalschäden, Entmarkungskrankheiten oder – bei Spatz – über vergleichende Neuroanatomie des Gehirns. Beide hatten zahlreiche Schüler, von denen mehrere in den 60er bis 80er Jahren die nun auf Grund der Empfehlungen des Wissenschaftsrates neugebildeten Lehrstühle für Neuropathologie an den Universitäten besetzten. Ich nenne hier bewußt keine Namen mehr, auch nicht die Namen derer, die in dem früheren Ost-Berlin die Neuropathologie vertraten, da dies bereits Zeitgeschichte bzw. Gegenwart ist. Nur einer ist als letzter zu nennen, der Peters-Schüler Jorge Cervós-Navarro, der am Klinikum Steglitz als erster Berliner Ordinarius für Neuropathologie nicht zuletzt auch dank der zahlreichen von ihm organisierten internationalen Symposien sein Institut zu einem Anziehungspunkt für zahlreiche aus- und inländische Wissenschaftler machte. Es ist zu hoffen, daß die in den letzten Jahren angelaufenen Umstrukturierungen der Klinika auch in Zukunft der Bedeutung der Neuropathologie in Berlin gerecht werden.

Mit zwei kurzen Zitaten möchte ich schließen, die nochmals die Brückenposition der Neuropathologie zeigen: Hans-Joachim Scherer schrieb 1944: „Eine von der allgemeinen pathologischen Anatomie losgelöste Neuropathologie ist ein Unding."[47] Hugo Spatz wiederum schrieb 1961, daß die Entwicklung der Neuropathologie zum eigenen Fach zu begrüßen sei „wenn nur der junge Neuropathologe die persönliche Beziehung zum kranken Menschen nicht verliert, aus der gerade auch Nissl so viele Anregungen empfangen hat".[48] Diese Beziehung lag auch Rudolf Virchow, dem großen Berliner Wissenschaftler und Sozialpolitiker am Herzen. Trotz der auch die Neuropathologie neu befruchtenden Anforderungen der Molekularbiologie mit ihrer zeitaufwendigen Methodik sollte den Neuropathologen diese ärztliche Seite ihres Faches auch weiterhin am Herzen liegen!

46 Peiffer 1997 b, S. 36 ff., Peiffer 1997 a, S. 25, Peiffer 1999
47 Scherer 1944, S. VI
48 Spatz 1961, S. 62

Literatur

Ackerknecht, E. H.: Kurze Geschichte der Psychiatrie. Stuttgart 1985.

Bielschowsky, M.: Die histologische Seite der Neuronenlehre. J. Psychol. Neur. 5 (1905) 128–150.

Bonhoeffer, K.: Die Geschichte der Psychiatrie in der Charité im 19. Jahrhundert. Z. Neur. 168 (1940) 38–64.

Büsing, C. W.: Entwicklungsgeschichte der Moabiter Prosektur. Berliner Med. 13 (1962) 295–298.

Cajal, Ramón y: Die Neuronenlehre. In: O. Bumke, O. Foerster (Hrsg.): Handbuch der Neurologie. Allgem. Neurologie I, Anatomie. 1. Bd., 887–994, Berlin, 1935.

David, H.: Rudolf Virchow und die Medizin des 20. Jahrhunderts. In: W. Selberg, H. Hamm (Hrsg): Hamburger Beiträge zur Geschichte der Medizin. München 1993.

Diamond, M. C., A. B. Scheibel, G. M. Murphy jr. u. a.: On the brain of a scientist: Albert Einstein. Exp. Neurol. 88 (1985) 198–204.

Eicke, W.-J.: Aus der Geschichte der Neuropathologie in Berlin. Nervenarzt 39 (1968) 402–408.

Emisch, H.: Ludwig Edinger – Hirnanatomie und Psychologie. New York 1991.

Erb, W.: Rückblick und Ausblick auf die Entwicklung und die Zukunft der deutschen Nervenpathologie. Dtsch. Zschr. Nervenhkd. 35 (1908) 1–17.

Flechsig, P.: Die Grenzen geistiger Gesundheit und Krankheit. Rede, gehalten zur Feier des Geburtstages Seiner Majestät des Königs Albert von Sachsen am 23. 4. 1896. Leipzig 1896.

Froboese, C.: Rudolf Virchow. Ein Gedenk- und Mahnwort an die heutige Ärztegeneration 50 Jahre nach seinem Tode. Stuttgart 1953.

Hallervorden, J.: Der Berliner Kreis. In: W. Scholz (Hrsg): 50 Jahre Neuropathologie in Deutschland. S. 108–123. Stuttgart 1961.

Hirsch, G. Ch.: Theodor Schwann 1810–1882. In: H. Freund, A. Berg (Hrsg.): Geschichte der Mikroskopie. Leben und Werk großer Forscher. S. 313. Frankfurt/Main 1963.

Kaufmann, D.: Aufklärung, bürgerliche Selbsterfahrung und die „Erfindung" der Psychiatrie in Deutschland, 1770–1850. S. 287 ff.

Göttingen 1995.

Kirchhoff, Th.: Julius Eduard Hitzig 1838–1907. In: Deutsche Irrenärzte. Bd. 2, S. 148–156. Berlin 1924.

Klatzo, I.: Cécile and Oskar Vogt: Founders of Neurosciences. Unveröffentlichtes Manuskript.

Koellicker, W. von: Erinerungen aus meinem Leben. Leipzig 1899.

Kohl, F.: Das erste Lehrbuch der Neurologie. Vor 150 Jahren wurde Rombergs berühmtes Werk „Lehrbuch der Nervenkrankheiten des Menschen" beendet. Psycho 22 (1996) 137–143.

Korn, G.: Neuropathologie. In: Th. Puschmann (Hrsg): Handbuch der Geschichte der Medizin. Bd. 2, 717–735, Jena 1903.

Krietsch, P., M. Dietel: Pathologisch-Anatomisches Cabinet. Vom Virchow-Museum zum Medizinhistorischen Museum in der Charité. Berlin, Wien 1996.

Lüders, C. J.: Historische Miniaturen zur Pathologie in Berlin. Rückblick und Ausblick. Verhandl. Dtsch. Ges. Path. 68 (1984) XXII–XXVIII.

Nasse, Ch. F.: Sammlung zur Kenntnis der Hirn- und Rückenmarks-Krankheiten. Stuttgart 1837–1838.

Orth, J.: Das Pathologische Institut in Berlin. Arbeiten aus dem Pathol. Inst. zu Berlin. S. 1–68. (ohne Jahresangabe).

Ostertag, B.: David von Hansemann 5. XI. 1858–28.VIII.1920. Verdhlg. Dtsch. Pathol. Ges. 29 (1937) 370–378.

Ostertag, B.: Erinnerungen an das psychiatrische Berlin. Unveröffentliches Vortragsmanuskript vom 16. 8. 1966. (Archiv Peiffer Sign. 000347)

Ostertag, B.: Meine Tätigkeit im Rudolph Virchow-Krankenhaus als Direktor des Pathologischen Institutes. Ungedrucktes Vortragsmanuskript vom 2. 6. 1966. (Archiv Peiffer Sign. 000790)

Peiffer, J.: 100 Jahre deutsche Neuropathologie. Der Pathologe (Suppl. 1) (1997 a) 18: 521–532.

Peiffer, J.: Hirnforschung im Zwielicht. Beispiele verführbarer Wissenschaft aus der Zeit des Nationalsozialismus. Julius Hallervorden, H.-J.Scherer, Berthold Ostertag. Abhandlgn. zur Geschichte der Medizin und der Naturwissenschaften. Heft 79. Husum 1997 b.

Peiffer, J.: Assessing neuropathological research carried out on victims of the „Euthanasia" programme. With two lists of publications from institutes in Berlin, Munich and Hamburg. Med. histor. J. 34 (1999) 339–356.

Pick, L.: Über die sogenannten miliaren Aneurysmen der Hirngefäße. Berliner Klin. Wschr. 47 (1910) 325–329 und 382–386.

Richter, J.: Das Kaiser-Wilhelm-Institut für Hirnforschung und die Topographie der Großhirnhemisphären. Ein Beitrag zur Institutsgeschichte der Kaiser-Wilhelm-Gesellschaft und zur Geschichte der architektonischen Hirnforschung. In: B. vom Brocke, H. Laitko (Hrsg.): Die Kaiser-Wilhelm- bzw. Max-Planck-Gesellschaft und ihre Institute. Studien zu ihrer Geschichte: Das Harnack-Prinzip. S. 349–408. Berlin, New York 1996.

Riese, W., K. Goldstein: The Brain of Ludwig Edinger. J. Comparat. Neurol. 92 (1950) 133–161.

Satzinger, H.: Die Geschichte der genetisch orientierten Hirnforschung von Cécile und Oskar Vogt (1875–1962, 1870–1959) in der Zeit von 1895 bis ca. 1927. In: E. Hickel (Hrsg.): Braunschweiger Veröffentlichungen zur Geschichte der Pharmazie und der Naturwissenschaften. Bd. 41. Stuttgart 1998.

Scherer, H.-H.: Vergleichende Pathologie des Nervensystems der Säugetiere. S. VI. Leipzig 1944.

Schlote, W., G. Kreft: Der zweckentfremdete Küchentisch. Ludwig Edinger und die Anfänge der Hirnforschung in Frankfurt. Frankfurter Forschung 1. (1997) 47–55.

Schulze, H. A. F.: Die Bedeutung der klinischen Neuroanatomie als eigene Arbeitsrichtung. Gedanken zum Wiederaufbau des histologischen Laboratoriums der Universitäts-Nervenklinik der Charité. Das Deutsche Gesundheitswesen 15 (1960) 2359–2364.

Schwartz, Ph.: Der junge Virchow und die Entwicklung der Lehre von den Zellen. Fortschr. Med. 91 (1973) 295–298.

Shternshis, M.V.: Origins of Clinical Neurology: M. H. Romberg and his „Lehrbuch der Nervenkrankheiten des Menschen" (1840–1846). Korot 13 (1999) (im Druck)

Spatz, H.: Franz Nissl (1860–1919). In: W. Scholz (Hrsg.): 50 Jahre Neuropathologie in Deutschland. S. 62. Stuttgart 1961.

Spatz, H.: Gedanken über die Zukunft des Menschenhirns. In: E. Benz (Hrsg.): Der Übermensch. S. 319–383. Zürich, Stuttgart 1961.

Spielmeyer, W.: Forschungsrichtungen in der Histopathologie des Nervensystems während der letzten fünfzig Jahre. Klin. Wschr. 5–3 (1926) 1–11.

Spielmeyer, W.: Von den Beziehungen zwischen Substrat und Funktion. Z. Neur. 127 (1930) 777–782.

Stürzbecher, M.: Die Anfänge der Prosekturen in den Städtischen Krankenhäusern Berlins. Med. Mitt. (Schering) 25 (1964) 30–36.

Virchow, R.: Ueber das granulierte Ansehen der Wandungen der Gehirnventrikel. Zschr. Allg. Psychiatr. 3 (1846) 242–250.

Virchow, R.: Das Leben des Blutes (1859). In: F. Krafft (Hrsg.): Rudolf Virchow. Drei Reden über Leben und Kranksein. S. 72. München 1971.

Virchow, R.: Ueber das granulierte Ansehen der Wandungen der Gehirnventrikel. In: Gesammelte Abhandlungen zur wissenschaftlichen Medicin. S. 668–891. Frankfurt am Main 1856.

Vogt, C., O. Vogt: Zur psychiatrischen Würdigung der Antonschen Entdeckung und Wertung des Status marmoratus striati. J. Psychol. Neurol. 37 (1928) 387–393.

Vogt, C., O. Vogt: Über die Neuheit und den Wert des Pathoklisenbegriffes. J. Psychol. Neurol. 38 (1929) 147–154.

Vogt, O.: 1. Bericht über die Arbeiten des Moskauer Staatsinstitutes für Hirnforschung. J. Psychol. Neurol. 40 (1930) 108–118.

Vogt, O.: Sitz und Wesen der Krankheiten im Lichte der topistischen Hirnforschung und des Variierens der Tiere. Leipzig 1937.

Vogt, O.: Über nationale Hirnforschungsinstitute. J. Psychol. Neurol. 50 (1940) 1–10.

Wegener, H.H.: Über das Pathologische Institut Berlin-Moabit. Unveröffentliches Vortragsmanuskript vom 7. 2. 1999. (Archiv Peiffer Sign. 3424)

Wunderlich, C. A.W.: Arch. f. physiolog. Heilkd. 10 (1869) 113–150, zit. von Kirchhoff, Th.: Wilhelm Griesinger 1817–1868. In: Deutsche Irrenärzte. Bd. 2. S. 1–14. Berlin 1924.

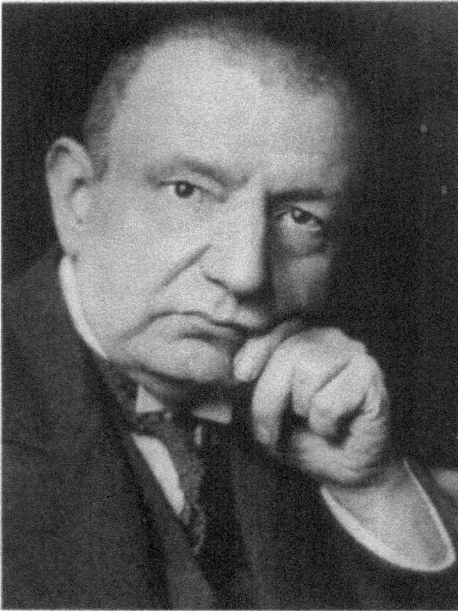

Abb. 12 Max Bielschowsky (1869–1940)

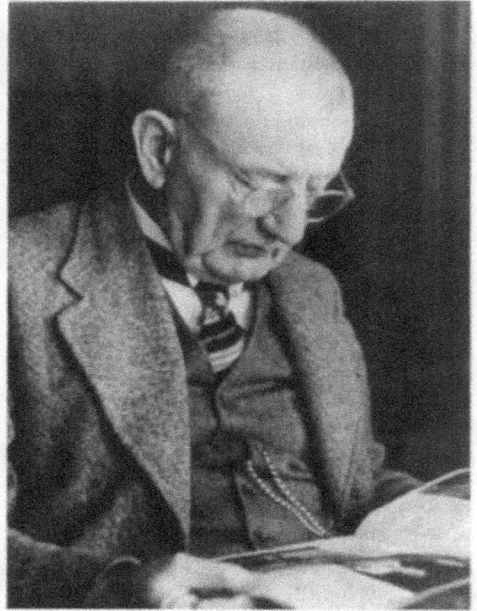

Abb. 13 Richard Henneberg (1868–1962)

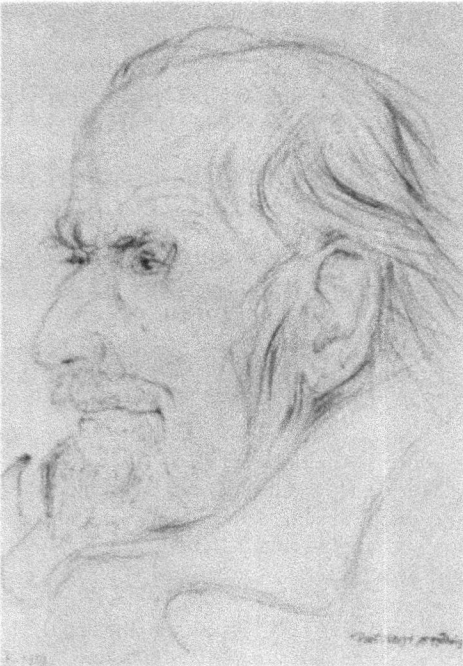

Abb. 14 Oskar Vogt
(1869–1959), gezeichnet
wenige Wochen vor seinem
Tod von Adolf Rieth

Hirnlokalisationsforschung in Berlin

Heinz A. F. Schulze

Die Hinwendung Griesingers zu naturwissenschaftlichem Denken auch in der Psychiatrie bewirkte eine verstärkte Beachtung des bereits in der zweiten Hälfte des 18. Jahrhunderts im Gang befindlichen Meinungsstreits zwischen den sogenannten Psychikern, die die Geisteskrankheiten auf die körperlose Seele zurückführten, und den sogenannten Somatikern, die von einer körperlichen Grundlage ausgingen, und verlieh der Hirnlokalisationsforschung neue Impulse. Vorläufer dieser Auffassungen gab es allerdings auch in Berlin schon in der zweiten Hälfte des 17. und in der ersten Hälfte des 18. Jahrhunderts. So wandte sich Friedrich Hoffmann (1660–1742)[1] mit der Begründung des „Nervosismus" gegen den „Animismus" seines Kollegen Georg Ernst Stahl (1659–1734).[2] Beide wirkten in Halle an der Saale. Hoffmann war außerdem zeitweilig Leibarzt des preußischen Königs Friedrich I. in Berlin, Stahl Leibarzt des Preußischen Königs Friedrich Wilhelm I. in Berlin.

Wenig bekannt ist ein Auftritt von Franz Joseph Gall (1758–1828) in Berlin. In einem hier 1805 vor dem preußischen König Friedrich Wilhelm III. gehaltenen Vortrag legte er seine Extremvariante einer mechanistischen Lokalisationstheorie, die auch als „Phrenologie" bezeichnete Schädellehre, dar. Während noch Griesingers Vorgänger, Karl Wilhelm Ideler (1795–1860) eindeutig den „Psychikern" zuzurechnen ist, bekannte sich Wilhelm Griesinger (1817–1868) zu einer somatischen Betrachtungsweise. So finden sich in seinem bereits in Zürich verfaßten Lehrbuch[3] die Themen „Über den Sitz der psychischen Krankheiten und die Methode ihres Studiums" sowie „Die pathologische Anatomie der psychischen Krankheiten", aber auch die Formulierung „die inneren Vorgänge des Vorstellens und Wollens sind so wenig als die des Empfindens aus der Organisation des Gehirns zu begreifen." Die hier vertretenen Auffassungen basieren auf den Ergebnissen früherer Einzelarbeiten Griesingers, die 1872 in Berlin von Wunderlich als „gesammelte Abhandlungen" vorgelegt wurden.[4] Sie lassen durchaus eine differenzierte Behandlung der Problematik, nicht aber einen völlig einseitigen mechanistischen Standpunkt erkennen:

1 Hoffmann 1718–1740
2 Stahl 1708
3 Griesinger 1861
4 Griesinger 1872

„Die Entwicklung und Deutung derjenigen Erscheinungen an den Organismen, welche man die psychischen nennt, steht gerade wegen ihres Organisch-Seins nach unserer Ansicht ganz allein dem Naturforscher zu."

„In der That, weder an Selbstachtung, noch an Menschenliebe wird man ärmer, indem man sich klar macht, daß Vorstellen und Streben das Resultat organischer Prozesse sind, und daß es schon irrthümlich ist, das Verhältnis mit den Worten auszudrücken: das Gehirn sei das Werkzeug, das materielle Substrat der Seele."

„Dann erkennen wir klar, daß unsere psychische Individualität wie unser ganzer übriger Organismus langsam sich entwickelte, und daß unsere Seele nicht ein ursprünglich fertiges Product der Natur, sondern ein gewordenes ihrer eigenen Geschichte ist."

„Auch bei dem viel complicirteren Gehirn werden nur aus einer Localisierung seiner einzelnen Lebensacte die Vorgänge des normalen psychischen Lebens und seiner Abweichungen im Wahnsinn begriffen werden können."

„Der dualistischen Hypothese stellt sich die nach den empirischen Daten weit wahrscheinlichere Hypothese einer unmittelbaren Einheit der leiblichen und Seelen-Erscheinungen entgegen. Diese Ansicht ist bis jetzt viel weniger bearbeitet und ausgebildet worden, als die dualistische, und zwar aus Gründen, unter denen die Scheu, die vor dem Worte „materialistisch" verbreitet ist, nicht zu den letzten gehört."

In diesem Sinne nahm Griesinger am 01.04.1865 seine Lehrtätigkeit in Berlin auf: „Ich beginne hiermit klinische Demonstrationen und Besprechungen, in denen zum erstenmale Geisteskrankheiten und sonstige Nervenkrankheiten ungetrennt miteinander den Gegenstand des Unterrichts ausmachen werden."[5]

Abgesehen vom Leib-Seele-Problem hat sich Griesinger auch der Analyse von Schädigungsmustern zugewandt, die einerseits eine enge Beziehung zu den Sinnesorganen haben, andererseits aber bei deren Unversehrtheit Störungen bzw. Ausfallserscheinungen zum Inhalt haben, die wir heute als Aphasien, Apraxien und Agnosien bezeichnen. Er hat sich gegen Ende seines Lebens mit der Aphasie befaßt und als erster motorische Störungen im Sinne der Apraxie beschrieben. Durch seinen frühen Tod kam er nicht mehr zur Publikation dieser Untersuchungsergebnisse.

Bekanntlich führte die empirische Forschung auf diesem Gebiet immer wieder zu unterschiedlichen Syndromabgrenzungen und Unterteilungen, zu Fragen ihrer Beziehungen zu den zugrunde liegenden Läsionen und schließlich zur grundsätzlichen Frage ihrer Lokalisierbarkeit überhaupt. Bald standen sich auch hier extreme Standpunkte gegenüber, deren Vertreter als „diagram makers" einerseits und als „Ganzheitsapostel" andererseits apostrophiert wurden.

---

5 Griesinger 1866

Erste experimentelle Beiträge zur Lokalisationsforschung wurden 1870 mit den Ergebnissen elektrischer Reizversuche in umschriebenen Kortexregionen des Großhirns von Hunden durch Gustav Fritsch (1838–1927) und Julius Eduard Hitzig
(1838–1907) vorgelegt.[6] Wie Olaf Breidbach berichtet,[7] war Fritsch „damals ein
frisch habilitierter Assistent am Anatomischen Institut von Karl Bogislaus Reichert
in Berlin. [...] Diese für die Hirnforschung epochalen Reizexperimente begannen in
der Privatwohnung Hitzigs, auf dem Toilettentisch von dessen Ehefrau, und wurden
im Vorzimmer des Anatomischen Instituts fortgesetzt.“ Hitzig, der damals Privatdozent war und in den Protokollen der Berliner Fachgesellschaft als besonders aktiver
Sitzungsteilnehmer vermerkt ist, hat bei seinen zahlreichen „Lähmungsversuchen“,[8]
wie er sie nannte, auch kleinere und größere Hirnabschnitte der Stirnhirnwindun-
gen exstirpiert (Abb. 16). Er registrierte lokalisationsabhängige, von ihm so bezeichnete „Störungen des Muskelbewußtseins“. Als „Defect der Willensenergie“ kenn-
zeichnete er ein Defizit des Widerstandes bei passiver Bewegung.

„Wenn Reizung bestimmter Stellen bestimmte Muskeln in Bewegung setzt, und Zerstörung dieser Stellen die Innervation derselben Muskeln alterirt, wenn Reizung und
Zerstörung anderer Stellen ganz und gar keinen Einfluß auf die Muskelinnervation
ausübt, so scheint mir das hinreichend beweisend zu sein für den Satz, daß die einzelnen Theile des Großhirns nicht gleichwertig sind.“

„Es geht [...] aus der Summe aller unserer Versuche hervor, daß keineswegs [...] die
Seele eine Art Gesammtfunction der Gesammtheit des Großhirns ist, [...] sondern
daß vielmehr sicher einzelne seelische Functionen, wahrscheinlich alle, zu ihrem Eintritt in die Materie oder zur Entstehung aus derselben auf circumscripte Centra der
Großhirnrinde angewiesen sind.“

Während Fritsch und Hitzig ihr Augenmerk vor allem auf das Frontalhirn und die
Motorik gerichtet hatten, fanden nun auch andere Hirnregionen Beachtung. So
führte Hermann Munk (1839–1912) Abtragungs- und Stimulationsversuche in der
Okzipitotemporalregion des Hundes aus und lokalisierte das Sehzentrum (Abb. 18).
Er prägte auch den Begriff der Rindenblindheit. Nach seinem ersten zusammenfassenden Bericht vor der Berliner Physiologischen Gesellschaft 1883 aktualisierte er
seine Ergebnisse und Schlußfolgerungen in einem ausführlichen Referat vor der königlichen Akademie der Wissenschaften in Berlin am 16. Januar 1890.[9]

Die immer größer werdende Zahl der in der zweiten Hälfte des 19. Jahrhunderts in
Berlin und in vielen Ländern mehr oder weniger gleichzeitig eingebrachten Beiträge

6 Fritsch, Hitzig 1870
7 Breidbach 1997
8 Hitzig 1874, 1900
9 Munk 1901, 1909

führte zu einem allgemeinen lebhaften Meinungsstreit über Fragen der Hirnlokalisation.

Als der 1876 in Berlin habilitierte Assistenzarzt Carl Wernicke (1848–1905) im selben Jahr von Breslau an die Psychiatrische und Nervenklinik der Charité wechselte, hatte er schon 1874 sein berühmtes Buch „Der aphasische Symptomenkomplex" publiziert und die heute als „Wernicke-Aphasie" bezeichnete sensorische Aphasie beschrieben.[10] Beeinflußt von der 1861 mitgeteilten Entdeckung der motorischen Aphasie durch Broca, heute meistens Broca-Aphasie genannt, und der Lehre Meynerts von den Projektions- und Assoziationssystemen des Gehirns, schloß er auf die Lokalisation der sensorischen Aphasie im hinteren Teil der ersten Schläfenlappenwindung der linken Hirnhälfte. Auf dieser Grundlage schuf er auch den Begriff der Leitungsaphasie unter der Annahme einer Unterbrechung des beide Sprachzentren verbindenden Assoziationssystems. In seiner Berliner Zeit baute er seine Vorstellungen bei gleichzeitiger Auswertung der Beschreibungen weiterer Aphasieformen durch andere Autoren weiter aus und griff vor allem die Beobachtungen von Lichtheim auf, die ihn dazu anregten, die einzelnen Syndrome anatomisch zu begründen und entsprechend zu benennen. So entstanden schließlich das bekannte Wernicke-Lichtheim-Schema und die klassische Aphasie-Nomenklatur. Von historischer Bedeutung ist auch seine 1903 veröffentlichte Beschreibung eines Falles von isolierter Agraphie, den er zum Anlaß differenzierter anatomischer Feststellungen nahm.[11]

„Ich resümiere: Der Picksche Fall wie der meine zeigen eine verhältnismäßig reine, in ihrem Wesen übereinstimmende isolierte Agraphie, die als Unterbrechung bestimmter Faseranteile des Fasciculus arcuatus gedeutet werden kann."

Zahlreiche kasuistische Mitteilungen aus Berliner Anstalten und Fachkrankenhäusern, in nicht geringer Zahl auch von niedergelassenen Berliner Nervenärzten, ergänzten die Aktivitäten der Charité-Klinik und waren Gegenstand lebhafter Diskussionen in der Berliner Fachgesellschaft. Zunehmend richteten sich die Bemühungen um eine hirnlokalisatorische Zuordnung auch auf Sonderformen der Aphasien und verwandter Störungen der sprachlichen Leistungen.

Einen hervorragenden Platz nahm dabei Richard Henneberg (1868–1962) ein. Er war über viele Jahre Schriftführer der Berliner Gesellschaft für Psychiatrie und Neurologie und eines ihrer ältesten Ehrenmitglieder. Seine wissenschaftlichen Leistungen betreffen gleichermaßen die klinische Neurologie und die Neuropathologie.[12]

10 Wernicke 1874
11 Wernicke 1903
12 Henneberg 1906, 1916, 1917, 1918, 1926a, 1926b

Als Begründer der Apraxie-Lehre ist der Wernicke-Schüler Hugo Liepmann (1863–
1925) zu nennen. Seine umfassende Beschreibung des Krankheitsverlaufs des als
„Regierungsrat" bekannt gewordenen Patienten der damaligen Heilanstalt Dalldorf
hat ungeachtet einzelner Apraxie-Arbeiten anderer Autoren bis heute den Charakter
einer Referenzschrift auf diesem Gebiet.[13] Seine Publikationsliste weist weitere
Beiträge zur gesamten Aphasie-Lehre aus.[14] Wenn auch die von Liepmann gegebe-
nen Erklärungen für die Abgrenzung der von ihm beschriebenen Apraxie-Formen
eine unterschiedliche Akzeptanz gefunden haben (Abb. 21, 22), so dient doch die
von ihm eingeführte Terminologie nach wie vor der allgemeinen Orientierung.

Mit der kritischen Haltung von Kurt Goldstein (1878–1965) erfuhr der Meinungsstreit während seiner Berliner Zeit (1930–1933) eine erneute Belebung. Er hatte bereits vorher seine ablehnende Haltung gegenüber einer strikten lokalisatorischen Zuordnung psychischer Fähigkeiten in einem Handbuchbeitrag[15] niedergelegt. Es ist
aber nicht zutreffend, daß Goldstein jegliche lokalisatorische Zuordnung ablehnte.
So hielt er durchaus an empirisch ermittelten Beziehungen klassischer Aphasieformen zu bestimmten Hirnregionen fest, betrachtete diese aber gleichzeitig als Teil einer ganzheitlichen Störung der Hirnleistung. Die von ihm gemeinsam mit Gelb ver-
tretene Gestaltpsychologie geht davon aus, daß bei jeder Herdläsion die Grundfunktion des Gehirns beeinträchtigt wird. Die jeweilige Lage des Herdes führe aber
zu einer differenzierten Symptomatologie.

„Wir verstehen unter Lokalisation in der Hirnrinde die Lehre von der Ungleichwer-
tigkeit ihrer einzelnen Abschnitte."

„Die weitere Entwicklung der Lehre von der Lokalisation psychischer Fähigkeiten
fand ganz überwiegend innerhalb der Forschungen über die Aphasie statt."

„Der Irrthum der klassischen Lehre lag also nicht in dem Versuch, die Psychologie
zur Grundlage der Lokalisation zu machen, sondern in der Mangelhaftigkeit der psychologischen Analyse. Er lag auch nicht in der Voraussetzung der Gleichartigkeit der
Gesetze, die das neurologische und das psychische Geschehen beherrschen, nicht in
der Annahme der Möglichkeit, vom Neurologischen aus das Psychische zu verstehen, sondern in der Mangelhaftigkeit der Vorstellungen vom neurologischen Geschehen."

„Dadurch, daß wir jede Leistung mit einem Vorgang im ganzen Nervensystem in Beziehung bringen, wird das lokale Moment für die Leistung nicht mehr allein maß-
gebend; dabei büßt es aber keineswegs seine Bedeutung so ein, daß man berechtigt

13 Liepmann 1900
14 Liepmann 1905, 1908a, 1908b, 1909, 1912, 1913, 1920; Liepmann, Maas 1907;
   Liepmann, Pappenheim 1914
15 Goldstein 1927

wäre, bei der Beziehung des Psychischen zum Hirnvorgang nur von der Abhängigkeit von einer diffusen Tätigkeit der ganzen Rinde zu sprechen."

Indes hatte schon mit Beginn des 20. Jahrhunderts in Berlin ein neuer Abschnitt langzeitig angelegter somatischer hirnlokalisatorischer Grundlagenforschung mit dem hirnarchitektonischen Lebenswerk von Cécile (1875–1962) und Oskar Vogt (1870–1959), und Korbinian Brodmann (1868–1918) begonnen.

O. Vogt, der zuvor bei Binswanger, Forel und Flechsig gelernt und gearbeitet hatte, hospitierte zwischen den Jahren 1897 und 1900 in Paris, um sich mit der dortigen Neurologenschule des 1893 verstorbenen Jean Martin Charcot und besonders mit der lokalisatorischen Arbeit des Ehepaares Déjerine-Klumpke bekannt zu machen. In der gleichen Zeit gründete er 1898 in Berlin ein eigenes neurobiologisches Laboratorium. In Paris lernte er auch den wissenschaftlichen Gegner von Déjerine, Piere Marie, kennen und dessen Kompetenz als Neuroanatom schätzen. Er verliebte sich in dessen Doktorandin, die Studentin Cécile Mugnier, heiratete sie 1899 und nahm sie im Jahre 1900 mit nach Berlin. Noch im gleichen Jahr meldeten beide Vogts einen Vortrag vor der Berliner Fachgesellschaft an. Cécile Vogt aber durfte nicht teilnehmen, da seinerzeit Frauen in Deutschland das Medizinstudium noch verwehrt war. Erst 1911 wurde ihr gestattet, einen Vortrag über das Striatum zu halten.

Sie setzte ihre Untersuchungen an den Stammganglienkernen unbeirrt über Jahrzehnte fort. Diese erstreckten sich nicht nur auf die normale und pathologische Anatomie, sondern auch auf deren Beziehungen zu den einzelnen Formen extrapyramidaler Bewegungsstörungen. Die Ergebnisse führten zu einer systematischen Beschreibung und Neuordnung der morphologischen Kriterien und deren Terminologie und wurden gemeinsam mit O. Vogt in umfangreichen Publikationen vorgelegt.[16] Sowohl die Putamen und Nucleus caudatus zusammenfassende Bezeichnung „Striatum" als auch die Benennungen der für die einzelnen Krankheitsbilder charakteristischen pathomorphologischen Befunde der Stammganglien wie Status marmoratus, dysmyelinatus und desintegrationis, bzw. Etat criblé und précriblé wurden von C. und O. Vogt geprägt bzw. in ihrer konkreten Bedeutung zugeordnet.

Das von Vogt mit privaten Mitteln eingerichtete und von Einkünften aus seiner nervenärztlichen Praxis unterhaltene Laboratorium in der damaligen Magdeburger Straße nannte er zunächst „Neurobiologische Zentralstation". 1902 wurde es Neurobiologisches Laboratorium der Universität" und 1915, nachdem Oskar Vogt die Gründung des „Kaiser-Wilhelms-Instituts für Hirnforschung" durchgesetzt hatte, dessen Forschungsstätte. Der Bau des Kaiser-Wilhelm-Instituts in Berlin-Buch begann, bedingt durch den 1. Weltkrieg, erst 1928 und wurde nach Fertigstellung mit Hilfe der Rockefeller Foundation 1931 in Anwesenheit von Max Planck eingeweiht.

16 C. und O. Vogt 1919, 1920a, 1920b

Er führte in seiner Festansprache aus:

„Was gäbe es für den unbefangenen Beobachter Interessanteres und Reizvolleres als die Aussicht auf eine gründliche Erforschung jener geheimnisvollen Vorgänge, die sich in den Regionen des menschlichen Gehirns abspielen, des kostbaren Besitzes, den ein jeder sein eigen nennt? Unvergeßlich wird demjenigen, der einmal die feinen hier angefertigten Gehirnschnitte in Augenschein genommen hat, der Eindruck des so wundersam zusammengesetzten Bildes in Erinnerung haften, und unaufhörlich drängend wird ihm die Frage bleiben nach dem Zusammenhang seiner verwickelten Struktur mit den Bewußtseinsvorgängen."

Nach abgeschlossener Entwicklung gehörten zum Institut 11 Abteilungen:

1. Architektonische Hirnforschung, C. und O. Vogt;
2. Neurohistologie und -Pathologie, Max Bielschowsky;
3. Elektrophysiologie, Aloys Kornmüller;
4. Neurochemie und -Pharmakologie, Marthe Vogt;
5. Experimentelle Genetik, Nicolai Timoféeff-Ressovsky;
6. Humangenetik, Bernhard Patzig;
7. Physiologie, Max-Heinrich Fischer;
8. Psychologie, Wolfgang Hochheimer;
9. Phonetik, Eberhard Zwirner;
10. Biophysik, Jan Friedrich Tönnies;
11. Photographie, Ernst Heyse und eine Forschungsklinik mit 60 Betten.

Hauptsächlicher Inhalt und Mittelpunkt der Forschung waren die von den Vogts im wesentlichen selbst bearbeitete Myeloarchitektonik und die im weiteren von Brodmann, den Vogt im Jahre 1901 nach Berlin geholt hatte, vorangetriebene Cytoarchitektonik. Cécile Vogt hatte bereits 1900 in Paris mit ihrer Dissertation „Étude sur la myélinisation des hémisphères cérébraux du chat" auf diesem Gebiet promoviert.

Es ergab sich eine vollkommene Übereinstimmung der zyto- und myeloarchitektonischen Charakteristika in den einzelnen Hirnarealen. In der Zeit von 1901 bis zu seinem Ausscheiden aus dem Vogtschen Laboratorium im Jahre 1910 leistete Brodmann eine gigantische Arbeit. Bereits 1909 erschien sein großes Werk über die vergleichende Lokalisationslehre der Großhirnrinde.[17] Die darin enthaltene Kortexgliederung des Menschen ist nunmehr die am meisten angewandte Grundlage hirnlokalisatorischer Aussagen (Abb. 24).

Vogt ging von vornherein von einer strukturell-funktionellen Parallelität der arealen Gliederung aus und sprach von „topistischen Einheiten". Im Sinne dieser „topistischen Hirnforschung" führte er eine große Zahl von Reizversuchen bei verschiede-

17 Brodmann 1909

nen Säugetieren, vor allem auch an Affen, einschließlich histologischer Kontrollen durch und übertrug die Ergebnisse auf das menschliche Gehirn. Er veranlaßte den Neurologen und Neurochirurgen Otfrid Foerster in Breslau, bei Operationen am menschlichen Gehirn gleichartige Reizversuche durchzuführen. Die Ergebnisse wurden zur gleichen Zeit ohne vorherige Kenntnis auf dem Postwege ausgetauscht, führten zu verblüffender Übereinstimmung und fanden ihren Niederschlag in entsprechenden Hirnkarten. In konsequenter Weise wurde die Linie weiter verfolgt und zu einer „Pathoarchitektonik" und „Pathoklisenlehre" ausgebaut.[18] Übrigens wurde auch Hans Berger in Jena durch die Ergebnisse und Ideen von Vogt und Brodmann zur Begründung der Elektroenzephalographie angeregt.

Oskar Vogt konnte das Bucher Institut der Kaiser-Wilhelm-Gesellschaft für Hirnforschung trotz Anstellung auf Lebenszeit nur 6 Jahre leiten. 1937 wurde er nach zahlreichen Schikanierungen von den nationalsozialistischen Machthabern vertrieben. Bekanntlich war er unter Vermittlung der deutschen Reichsregierung in der Weimarer Republik einem Ersuchen der damaligen sowjetrussischen Regierung nachgekommen, in Moskau ein Hirnforschungsinstitut aufzubauen und das Gehirn Lenins zu untersuchen. Außerdem weigerte er sich nach der Machtübernahme der Nazis, jüdische Mitarbeiter zu entlassen und jüdischen Wissenschaftlern den Gaststatus zu verwehren. Dank Unterstützung der Familie Krupp von Bohlen konnte er seine Arbeit in einem eigens errichteten privaten Hirnforschungsinstitut in Neustadt im Schwarzwald mit in- und ausländischen Mitarbeitern bis zu seinem Tode 1959 im 90. Lebensjahr fortsetzen.

Eine Renaissance architektonischer Hirnforschung erleben wir heutzutage mit dem brain mapping und der Bestätigung vieler Ergebnisse durch die bildgebende Diagnostik, insbesondere die Positronen-Emissionstomographie (PET). Erst im Juni 1999 fand in diesem Rahmen in Düsseldorf das erste internationale Vogt-Brodmann-Symposium statt.

Schließlich verdient der bedeutende Beitrag des Chirurgen Fedor Krause (1857–1937) zur Berliner Hirnlokalisationsforschung eine Würdigung. Er gilt zu Recht als Pionier der Hirnchirurgie und Mitbegründer der Neurochirurgie. Wir verdanken ihm neben seinen großartigen Leistungen auf dem Gesamtgebiet der Chirurgie die erste systematische Bearbeitung der motorischen Hirnrinde auf der Grundlage umfangreicher Stimulations- und Exstirpations-Eingriffe, die er in seiner Berliner Zeit vornahm. Die Methodik und die Ergebnisse sind in seinem zweibändigen Lehrbuch (Abb. 26) ausführlich beschrieben.[19]

18 C. und O. Vogt 1922
19 Krause 1908, 1911

Krause war 1900 von Altona nach Berlin gekommen, um die Leitung der chirurgischen Abteilung am Augusta-Hospital in der Scharnhorststraße zu übernehmen. Er hatte in Berlin schon von 1881 bis 1883 Ausbildungsabschnitte an der Hirschbergschen Augenklinik, im Institut von Robert Koch und bei dem Chirurgen Langenbeck absolviert. 1923 schied er aus seiner Cheffunktion aus, blieb aber weiterhin dort operativ als „Ehrenchef", wie ihn seine Mitarbeiter titulierten, tätig, bis er im Winter 1930/31 nach Rom übersiedelte. Er wurde 80 Jahre alt.

Im Vorwort zu seinem bereits genannten Werk bedankt er sich für die Zusammenarbeit mit zahlreichen Kollegen. Die Liste enthält u. a. Namen wie Oppenheim, Jolly, Ziehen, Cassirer, Henneberg, Lähr, Liepmann, Brodmann, Bonhoeffer und Ostertag. In einem Nekrolog des Otologen Güttich heißt es: „[...] als erster Mensch hat Krause in den 4. Ventrikel des lebenden Menschen hineingesehen."

Literatur

Breidbach, O.: Die Materialisierung des Ichs. S. 246. Frankfurt am Main 1997.

Brodmann, K.: Vergleichende Lokalisationslehre der Großhirnrinde in ihren Prinzipien dargestellt auf Grund des Zellenbaues. Leipzig 1909.

Fritsch, G. T., E. Hitzig: Über die elektrische Erregbarkeit des Großhirns. Arch. Anat. Physiol. Med. Wiss. (1870) 300–322.

Goldstein, K.: Die Lokalisation in der Großhirnrinde. Nach den Erfahrungen am kranken Menschen. In: A. Bethe, G. von Bergmann, G. Embden u. a. (Hrsg.): Handbuch der normalen und pathologischen Physiologie. S. 600–842. Berlin 1927.

Griesinger, W.: Die Pathologie und Therapie der psychischen Krankheiten. S. 1–11, 416–456. Berlin 1861.

Griesinger, W.: Vortrag zur Eröffnung der Klinik für Nerven- und Geisteskrankheiten in der Königlichen Charité in Berlin. Arch. physiol. Heilk. 7 (1866) 338.

Griesinger, W.: Gesammelte Abhandlungen. 1. Band. In: C. A. Wunderlich (Hrsg.). S. 3, 44, 47, 105. Berlin 1872. I. Über psychische Reflexactionen. Mit einem Blick auf das Wesen der psychischen Krankheiten. Aus dem Archiv für physiologische Heilkunde 2 (1843) 76. Neue Beiträge zur Physiologie und Pathologie des Gehirns. 3 (1844) 69.

Henneberg, R.: Über vollständige reine Worttaubheit. Mschr. Psychiat. Neurol. 19 (1906 a) 17, 159.

Henneberg, R.: Totalaphasie bei erhaltenem Leseverständnis. Neurol. Zbl. 25 (1906 b) 1161.

Henneberg, R.: Amnestische Aphasie bei Tumor der dritten linken Stirnwindung. Neurol. Zbl. 35 (1916) 349.

Henneberg, R.: Motorische Aphasie bei intakter Brocascher Stelle. Neurol. Zbl. 36 (1917) 95.

Henneberg, R.: Reine Worttaubheit. Neurol. Zbl. 37 (1918) 426.

Henneberg, R.: Hirnbefund bei reiner Worttaubheit. Zbl. Neurol. Psychiat. 43 (1926 a) 251.

Henneberg, R.: Fall von kortikaler sensorischer Aphasie. Zbl. Neurol. Psychiat. 43 (1926 b) 352.

Hitzig, E.: Untersuchungen über das Gehirn. Neue Folge. II. Lähmungsversuche am Großhirn. Arch. Anat. Physiol. u. wissensch. Medizin (1876) 692–711.

Hitzig, E: Untersuchungen über das Gehirn. Neue Folge. III. Kritische und experimentelle Untersuchungen zur Physiologie des Großhirns, im Anschluß an die Untersuchungen der Herren L. Hermann, H. Braun, C. Carville und H. Duret. Brain, Part. IV., 1900.

Hoffmann, F.: Medicina rationalis systematica. 9 Bände. Halle 1718–1740.

Krause, F.: Die Chirurgie des Gehirns und Rückenmarks nach eigenen Erfahrungen. Bd. 1, Berlin, Wien 1908, Bd. 2 1911.

Liepmann, H.: Das Krankheitsbild der Apraxie (motorische Asymbolie). Mschr. Psychiat. Neurol. 8 (1900) 15–44, 102–132, 181–197.

Liepmann, H.: Die linke Hemisphäre und das Handeln. Münch. Med. Wschr. 2 (1905) 2375–2378.

Liepmann, H.: Drei Aufsätze aus dem Apraxiegebiet. Berlin 1908 a.

Liepmann, H.: Über die agnostischen Störungen. Neurol. Zbl. 27 (1908 b) 609–617.

Liepmann, H.: Zum Stande der Aphasiefrage. Neurol. Zbl. 28 (1909) 449.

Liepmann, H.: Zur Lokalisation der Hirnfunktion. Z. Psychol. Physiol. der Sinnesorgane 63 (1912) 1.

Liepmann, H.: Motorische Aphasie und Apraxie. Mschr. Psychiat. Neurol. 3 (1913) 485–494.

Liepmann, H.: Apraxie. Ergebn. d. ges. Medizin 1 (1920) 516–543.

Liepmann, H., O. Maas: Ein Fall von linksseitiger Agraphie und Apraxie bei rechtsseitiger Lähmung. J. Psychol. Neurol. 10 (1907) 214–227.

Liepmann, H., M. Pappenheim: Über einen Fall von sogenannter Leitungsaphasie mit anatomischem Befund. Z. Neurol. Psychiat. 27 (1914) 1–41.

Munk, H.: Über die Ausdehnung der Sinnessphären in der Großhirnrinde. Dritte Mitteilung. Sitzungsberichte der Königl.-Preuß. Akademie der Wissenschaften 48 (1901) 1149–1183.

Munk, H.: Über die Funktionen von Hirn und Rückenmark. Gesammelte Mitteilungen. Neue Folge. Berlin 1909.

Stahl, G. E.: Theoria medica vera, physiologiam et pathologiam tamquam doctrinae medicae partes vere contemplativas et natura et artis veris fundamentis intaminata ratione et inconcussa experientia sistens. 1708.

Vogt, C. und O.: Zur Kenntnis der pathologischen Veränderungen des Striatum und des Pallidum und zur Pathophysiologie der dabei auftretenden Krankheitserscheinungen. Sitzungsberichte der Heidelberger Akademie der Wissenschaften. Jahrgang 1919. 14. Abhandlung (1920 a) 1–56.

Vogt, C. und O.: Zur Lehre der Erkrankungen des striären Systems. J. Psychol. Neurol. (Leipzig) 25 Erg. H. 3, (1920 b) 627–846.

Vogt, C. und O.: Erkrankungen der Großhirnrinde im Lichte der Topistik, Pathoklise und Pathoarchitektonik. Leipzig 1922.

Wernicke, C.: Der aphasische Symptomenkomplex. Breslau 1874.

Wernicke, C.: Ein Fall von isolierter Agraphie. Mschr. Psychiat. Neurol. 13 (1903) 241–264.

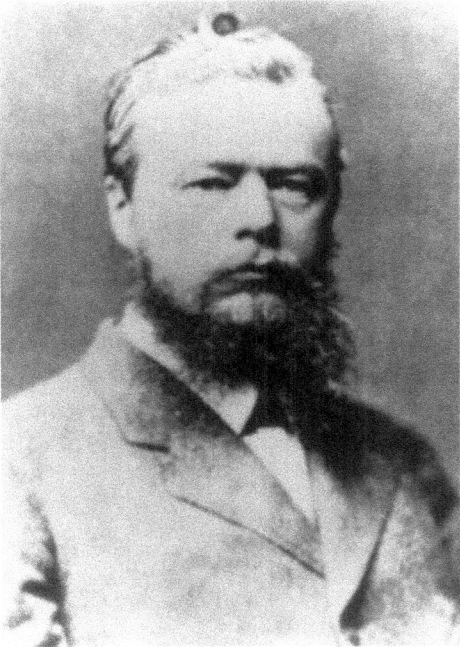

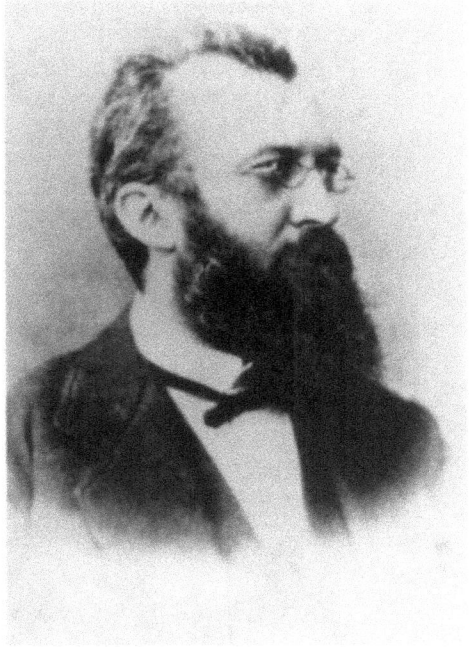

Abb. 15 a Gustav Theodor Fritsch (1838–1927)   **Abb. 15 b** Eduard Hitzig (1838–1907)

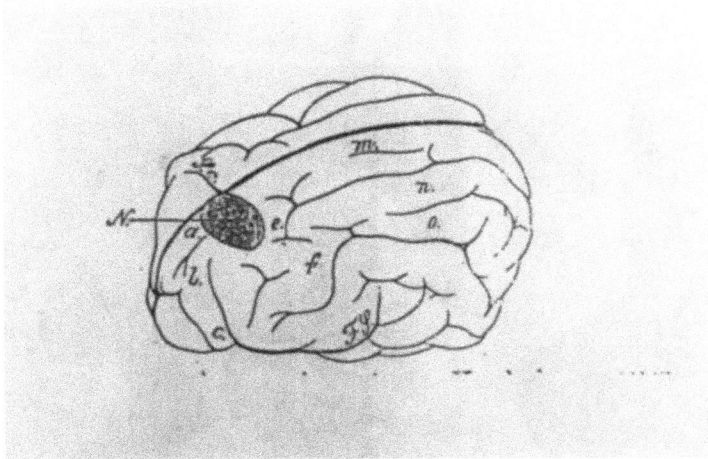

Abb. 16 Beispiel der „Lähmungsversuche" von Hitzig:
Tiefe Exstirpation des ganzen Gyrus d. Unmittelbar nach
der Operation erheblicher Defect der Willensenergie in der
Vorderpfote. Am 2. und 3. Tag Störung des Muskelbewußtseins in beiden Extremitäten. Quetschung des Prolapses:
dauernde Störung des Muskelbewußtseins

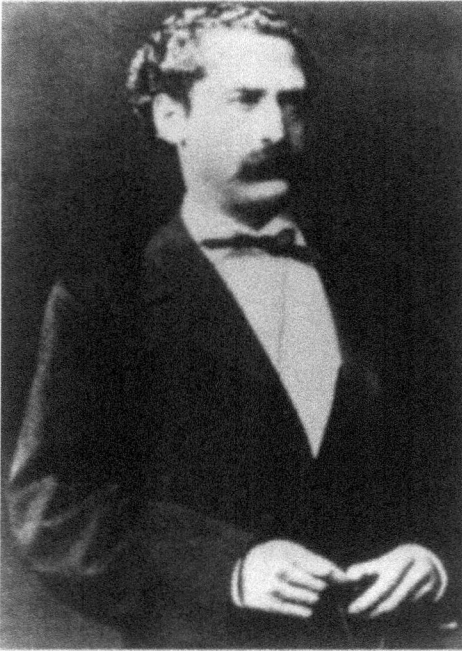

Abb. 17 Hermann Munk (1839–1912)

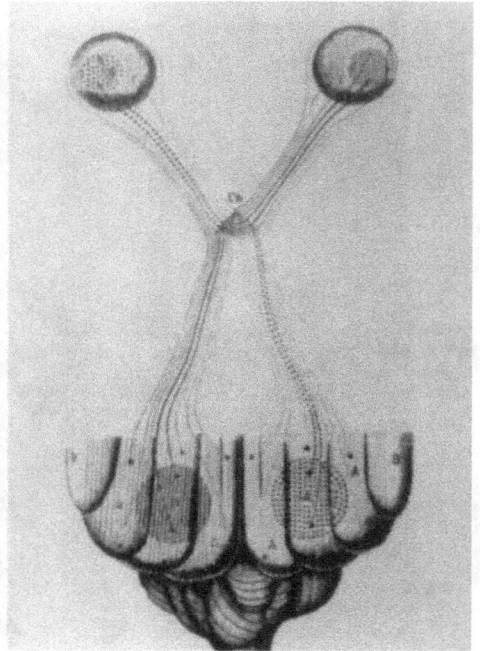

Abb. 18 Darstellung des visuellen Systems durch Munk (1879)

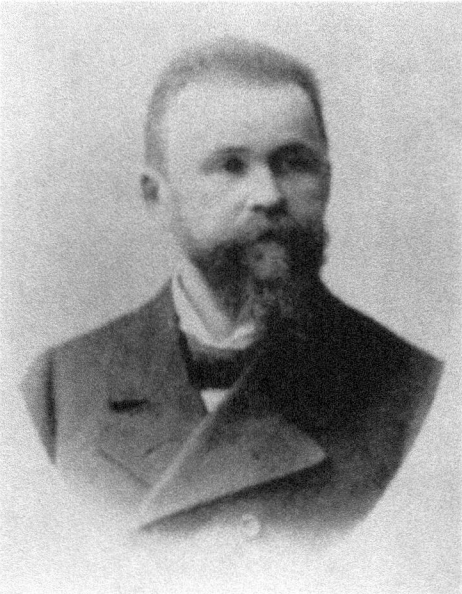

Abb. 19 Carl Wernicke (1848–1905)

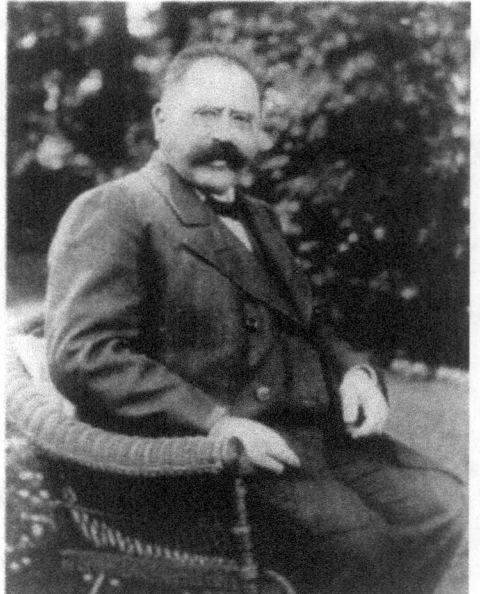

Abb. 20 Hugo Liepmann (1863–1925)

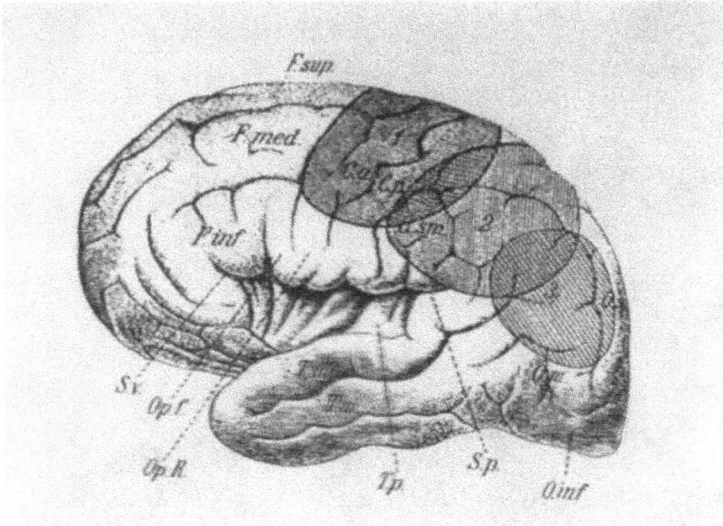

Abb. 21 1. Gliedkinetische Apraxie. 2. Ideomotorische Apraxie.
3. Ideatorische Apraxie

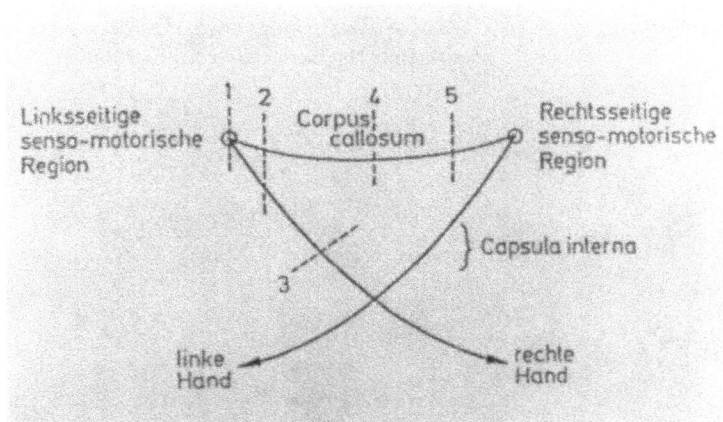

Abb. 22 Formen der Balkenapraxie, nach Liepmann
1., 2. „Sympathische Dyspraxie"
3. Kapsuläre Läsion, Hemiparese ohne Apraxie
4. Balkenläsion, linksseitige Apraxie
5. Rechtsseitige subkortikale Läsion, linksseitige Apraxie

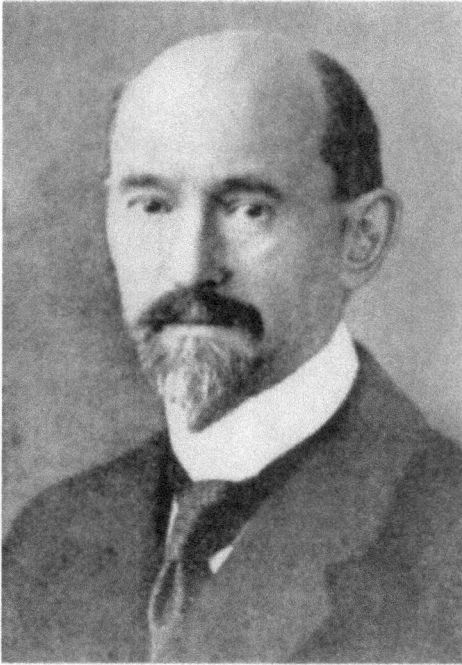

Abb. 23 K. Brodmann (1868–1925)

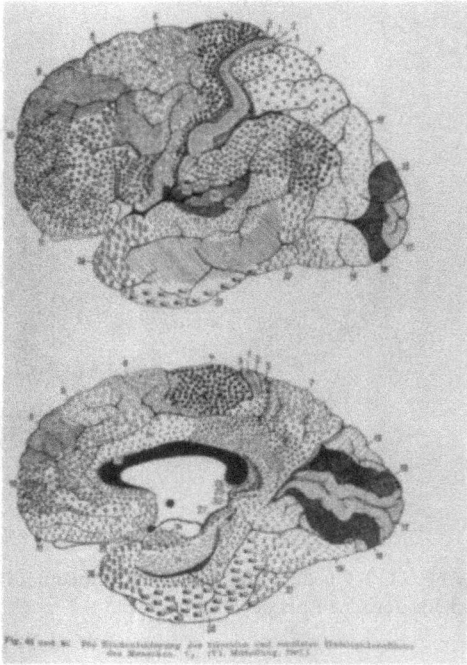

Abb. 24 Zytoarchitektonische Gliederung des menschlichen Kortex nach K. Brodmann (1909)

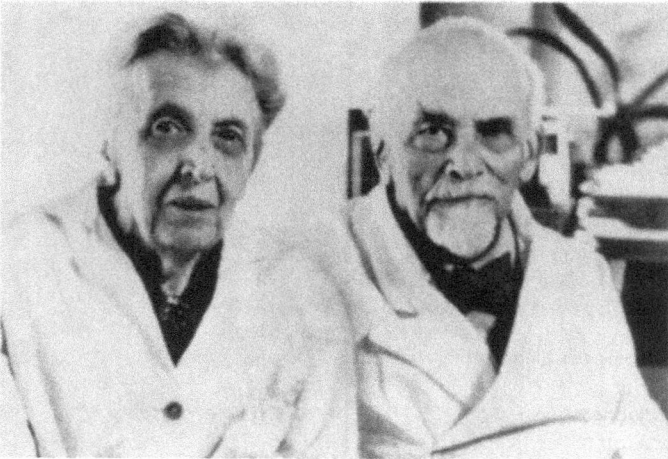

Abb. 25 C. und O. Vogt

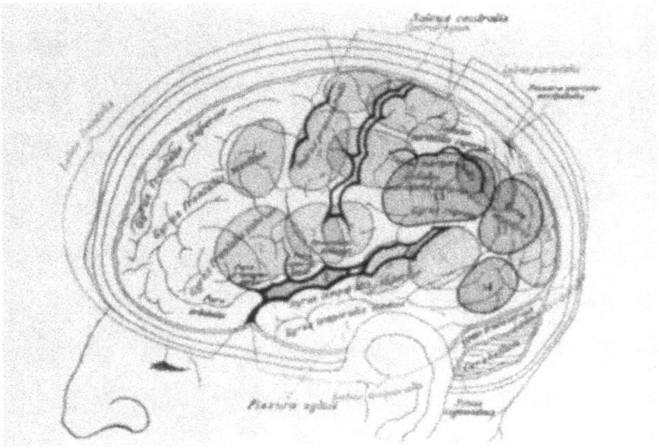

Abb. 26 Figur zur Lokalisationslehre nach F. Krause (1911).

3. Lähmung der gekreuzten Zungen-, Gesichts-, Kau-, Schlund-
und Kehlkopfmuskeln (außer für die Zunge meist vorübergehend).

4. Lähmung von Arm und Hand; bei leichter Schädigung nur
Parese und Apraxie.

5. Lähmung von Bein und Fuß.

6. Sensibilitätsstörung im Gesicht.

7. Sensibilitätsstörung im Arm; ferner Tastlähmung.

8. Sensibilitätsstörung im Bein.

9. Inselaphasie: Da die Insel in der Tiefe der Fissura Sylvii liegt,
so konnte der Herd in seiner Breite (d. h. in seinem frontalen
Durchmesser) nur angedeutet werden.

10. Liegt in der oberen Schläfenwindung und im Gyrus trans-
versus (Heschlsche Windung). Letztere befindet sich an der oberen Fläche des Schläfenlappens und ebenso wie die Inselwindun-
gen hinter diesen in der Tiefe der Sylvischen Spalte. Ist die Stelle
10 beiderseitig zerstört, so tritt wahrscheinliche Rindentaubheit
ein; denn in der Heschlschen Windung befindet sich nach
Flechsig das Hörcentrum. Bei linksseitiger Zerstörung vielleicht
reine Worttaubheit; dies ist unsicher.

11. Sensorische Aphasie.

12. Nahe der Konvexität: Alexie und Agraphie; ganz in der Tiefe
nahe der Medianebene; reine Alexie.

13. Neben leichteren Schreib- und Lesestörungen: amnestische
Aphasie; ferner: Apraxie.

14. Amnestische Aphasie und optisch-taktile Aphasie.

15. Bei beiderseitiger Zerstörung: Seelenblindheit, die aber noch
durch mannigfache andere Herdkombination zustande kommt;
außerdem amnestische (speziell optische) Aphasie, letztere auch
bei nur linksseitiger Läsion. Das Occipitalhirn erscheint in der
Zeichnung sehr stark verkürzt.

16. Déviation conjuguée.

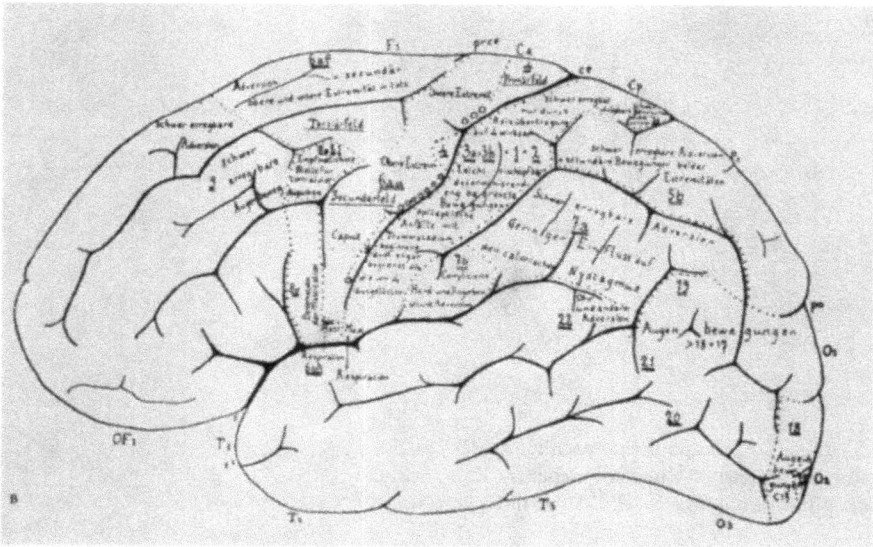

Abb. 27 Hirnrindenkarte von C. und O. Vogt (1926) mit der Synthese von Funktionsfeldern aus vergleichenden Primaten-Untersuchungen der Vogts und Reizversuchen am Menschen

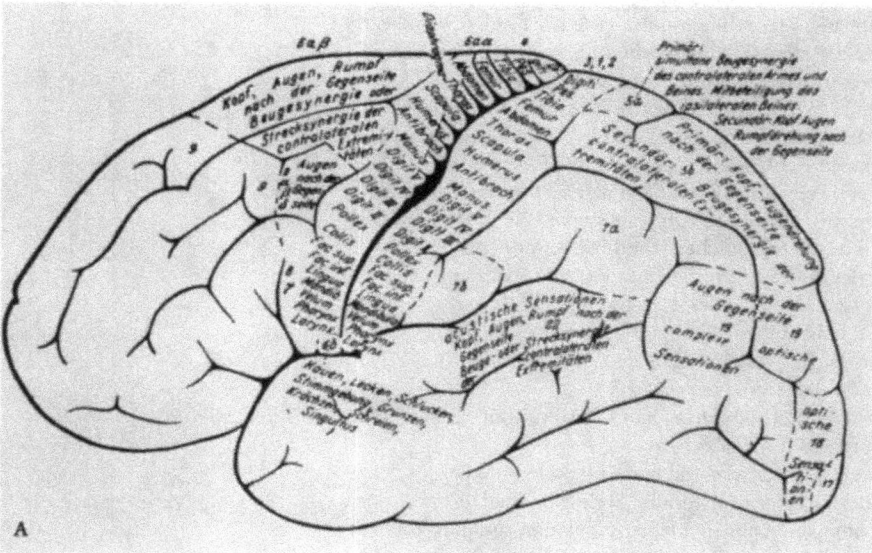

Abb. 28 Motorische Felder und Bahnen

Neurologie im Spiegel der 1867 gegründeten Berliner Gesellschaft für Psychiatrie und Neurologie

Manfred Wolter

Zur Klärung der historischen Entwicklung eines medizinischen Fachgebietes gehört auch die Auswertung der Aktivitäten von Fachgesellschaften, weil das Hauptmotiv ihrer Gründung die Förderung der jeweiligen Disziplin war. Überwiegend erfolgten diese Gründungen im 19. Jahrhundert, so 1810 die der Medizinisch-Chirurgischen Gesellschaft zu Berlin, 1844 die der Gesellschaft für Geburtshilfe, und 1860 entstand die Berliner Medizinische Gesellschaft durch Zusammenschluß von zwei anderen, bereits bestehenden Vereinigungen.[1] Hinsichtlich des Themas ist eine Namenserläuterung notwendig. Der Name „Berliner Gesellschaft für Psychiatrie und Neurologie" trifft für den auszuwertenden Zeitraum von 1867 bis 1933 nur für den Dezember 1933 zu. Er kennzeichnet aber seit diesem Zeitpunkt weiterhin die gegenwärtige Fachgesellschaft und steht deshalb im Titel des Beitrages.

In den ersten zwölf Jahren war der vom Gründer Wilhelm Griesinger (1817–1868) und den weiteren neun Gründungsmitgliedern, darunter auch als Nicht-Arzt der Psychologe, besonders Völkerpsychologe, Moritz Lazarus (1824–1903), gewählte Name „Berliner medicinisch-psychologische Gesellschaft". Wilhelm Griesinger, zuletzt in Zürich tätig, übernahm im April 1865 die Leitung der Psychiatrischen Klinik der Charité, zusammen mit der von ihm in den Berufungsverhandlungen erreichten zusätzlichen Errichtung einer Klinik für Nervenkranke, also einer neurologischen Abteilung, unter seiner Zuständigkeit. Als enorm vielseitiger und ideenreicher Arzt mit ausgeprägter interdisziplinärer Einstellung sowie Inaugurator einer Neuropsychiatrie erwartete er nur durch eine zusammenfassende Sichtweise von körperlichen und seelischen Lebensvorgängen Fortschritte für die Psychiatrie. Im Hinblick auf die Namensgebung ist auf seine Aussage zu verweisen, „daß die Psychologie sich so zur Psychiatrie zu verhalten habe, wie die Physiologie zur Pathologie und Medizin, und er unter Psychologie überhaupt nichts anderes verstehe, als eine empirische, eine Beobachtungs-, eine Naturwissenschaft", so Griesinger.[2] Trotz der Heterogenität seiner Vorstellungen hat Griesinger für die Psychiatrie sehr viel bewirkt, auch durch die aufgrund seiner Ansichten ausgelösten Kontroversen unter den Fachkollegen. Seine Vorstellungen boten bei Herauslösen von einzelnen Argumenten we-

---

1 Stürzbecher 1960, Winau 1980
2 Zitiert von Schmiedebach 1987, S. 117

gen ihrer Vermischung von empirisch-analytischen und phänomenologisch-herme-neutischen Aspekten immer wieder Anlaß zur Kritik. Eine Selbstkritik war ihm aber keineswegs fremd, wenn er in seinem Lehrbuch schreibt, „alles Elektrische und Me-chanische ist doch immer noch kein Seelenzustand", oder „eine endgültige Klärung des Leib-Seele-Problems wird wohl ungelöst bleiben bis ans Ende der Zeiten".[3]

Durch die Zunahme der neurologischen Beiträge erfolgte 1879 die Namensände-rung in „Berliner Gesellschaft für Psychiatrie und Nervenkrankheiten" und im De-zember 1933 kam es zum heutigen Namen, ohne daß man in den Protokollen dafür eine Begründung findet.

Das Jahr 1933 stellt auch insofern eine Zäsur dar, weil offensichtlich aus politischen Gründen nur insgesamt zwei Sitzungen stattfanden, was sonst nie vorgekommen ist. Wenn negative Prognosen für das 21. Jahrhundert, wie Ende des Partizipationszeit-alters, Fortbestehen von Fachgesellschaften nur zum Zweck materieller Existenz-sicherung ihrer Mitglieder und ähnliche nicht zutreffen – wie wir alle hoffen –, ist meines Erachtens in der Zukunft erneut eine Namensänderung notwendig, unter konzeptioneller Neuorientierung auf interdisziplinäre Grenzfragen und beide Ge-biete betreffende neurowissenschaftliche Grundlagen, weil es sich bei Psychiatrie und Neurologie heute um eigenständige Fachdisziplinen handelt, was der jetzige Name verdeckt. Auch weckt er negativ besetzte Assoziationen zu Vereinheitlichungsbestre-bungen aus früheren Zeiten. Auf den Sitzungen der Fachgesellschaft sind Diskussio-nen über die sich aus der wissenschaftlichen und klinisch-praktischen Entwicklung ergebenden Probleme der Beziehung zwischen Neurologie und Psychiatrie nie disku-tiert worden, wohl aber seit der 2. Hälfte des 19. Jahrhunderts in der Fachliteratur. Bei einem Teil der Argumentationen wird man an einen Ausspruch von Hugo Liep-mann (1863–1925) erinnert – ehemaliger Mitarbeiter von Friedrich Jolly (1844–1904) in der Nervenklinik der Charité und später (1914–1919) Direktor der Anstalt für Epileptische, Berlin-Herzberge –, „daß man nicht Korrelationen aufstellen solle, deren Glieder sich gegenüberstehen wie tugendhaft und sechseckig oder wie Sehn-sucht und Kilogramm."[4]

Zur Geschichte der Gesellschaft sind vorwiegend zu den Jubiläen Publikationen er-schienen, so zur 60-Jahr-Feier 1927[5] von Karl Bonhoeffer und zur 100-Jahr-Feier 1967[6] von Helmut Selbach, Heinz Schulze, Christian Donalis sowie später von Heinz Peter Schmiedebach[7] und Michael Seidel.[8] Schmiedebach hat 1986 eingehend die

3 Griesinger 1861 (Nachdruck 1964)
4 Zitiert von Thiele 1927, S. 313
5 Bonhoeffer 1927
6 Selbach 1968 a, b, Schulze, Donalies 1968
7 Schmiedebach 1986, 1992
8 Seidel 1991, 1992

Aktivitäten der Gesellschaft in den ersten 33 Jahren von 1867 bis 1899, vor allem auch die Aspekte der Psychiatrie und Psychologie, medizinhistorisch und wissenschaftstheoretisch ausgewertet. Den vorliegenden Ausführungen soll der doppelte Zeitraum – 1867 bis 1933 – zugrunde gelegt werden, was im Rahmen dieses Beitrages nur allgemeine vereinsgeschichtliche Aussagen über die Repräsentanz der Neurologie in der Gesellschaft möglich macht, ohne die interessante Entwicklung einzelner neurologischer Themen im Verlauf der Sitzungen in der ersten Hälfte der Existenz der Gesellschaft genauer analysieren zu können. Im Gründungsjahr hatte die Gesellschaft 24, 1872: 48, 1892: 120 und im Jahre 1927: 220 Mitglieder.

In den ersten Jahren wurden acht bis zehn Sitzungen jährlich abgehalten, ab 1880 durchschnittlich sieben und ab 1910 wieder acht bis neun Sitzungen. Insgesamt erfolgten von Januar 1867 bis Dezember 1933 509 Sitzungen mit über 1.600 Beiträgen (Vorträge und Demonstrationen). Wenn man den Spiegel über die Sitzungsprotokolle hält, die mit unterschiedlicher Ausführlichkeit bis 1918 im „Archiv für Psychiatrie und Nervenkrankheiten", bis 1921 im „Neurologischen Centralblatt" und dann im „Zentralblatt für die gesamte Psychiatrie und Neurologie" veröffentlicht worden sind, ergibt sich folgende zeitliche Verteilung der Häufigkeit von neurologischen und psychiatrischen Themen (Abb. 29).

Die Grafik kennzeichnet die Zahl der Vorträge und der Demonstrationen. Insgesamt sind in dem Zeitraum von 1867 bis 1933 rund dreieinhalb mal mehr neurologische als psychiatrische Vorträge und Demonstrationen nach den Inhaltsangaben der Protokolle erfolgt, 943 waren der Neurologie und 262 der Psychiatrie zuzuordnen. Bei den Demonstrationen handelte es sich um Kasuistik und um Vorstellung von Präparaten. Das Verhältnis Vortrag zu Demonstration betrug für die Neurologie 1:2,3 und war für die Psychiatrie einschließlich forensischer Psychiatrie umgekehrt, nämlich zwei Vorträge auf eine Demonstration. Bei den neuropathologischen und neuroanatomischen Themen bestand ein geringes Überwiegen der Vorträge. Für die Entwicklung der Neurologie waren die Demonstrationen sicher so wichtig wie einzelne Bausteine für ein Haus. Anfangs stand der symptomatologische Gesichtspunkt im Vordergrund, dann zunehmend der morphologische mit der Frage der Lokalisation der Schädigung im Bereich des Nervensystems, die zu den entsprechenden Ausfällen geführt hat, und der Übereinstimmung des klinischen Befundes mit dem Obduktionsergebnis. Es erfolgten auch einzelne Demonstrationen mit weniger einsehbarer Notwendigkeit, wie z. B. die von Tieren, bei denen experimentelle Eingriffe am Nervensystem erfolgt waren, oder das eigenhändig herausgerissene Auge einer geisteskranken Frau.

Jahre ohne neurologische Beiträge gab es nur einmal: 1871. Dagegen waren es im Zeitraum von 1886 bis 1911 sieben Jahre, in denen keine psychiatrischen Themen auf den Sitzungen erfolgten. Neurochirurgische Themen wurden 34 mal behandelt;

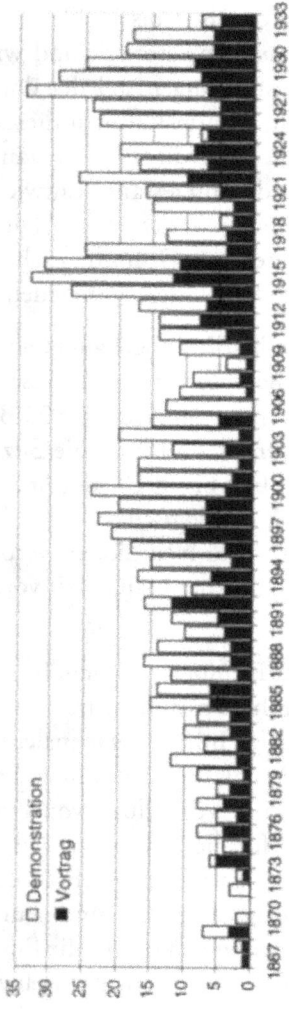

Neurologie

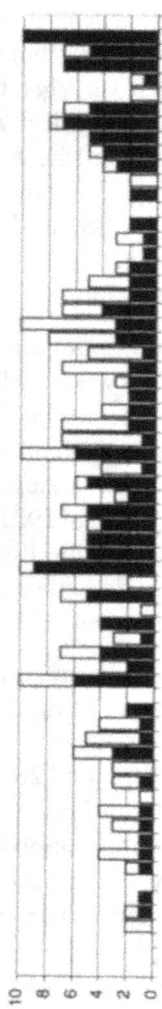

Neuropathologie/Neuroanatomie

Psychiatrie

Anzahl

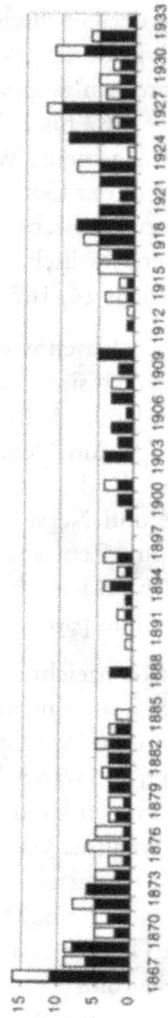

Jahre

Abb. 29 Vortragsstatistik der Sitzungen von 1867 bis 1933

der erste Vortrag von Ludwig Bruns (1858–1916) über ein durch Operation aus dem Beinzentrum der linken Hemisphäre entferntes Angioma racemosum erfolgte am 14. 01. 1895. Ferner gab es – ebenso wie die Neurochirurgie in der Abb. 29 nicht verzeichnet – 84 Beiträge, die beiden Disziplinen als allgemeine neurowissenschaftliche Thematik zuzuordnen waren, sowie einige psychologische Themen.

Hinsichtlich der Neuropathologie wurden in den ersten Jahrzehnten die morphologischen Themen vorwiegend von Klinikern bearbeitet, weil Klinik und neurologische Grundlagenwissenschaften noch eng verbunden waren, meist in einer Person. Im letzten Jahrzehnt des 19. Jahrhunderts führten Verbesserungen der Färbetechnik und der Mikroskopie zu einer Zunahme der Beiträge. Am Beginn des 20. Jahrhunderts erfolgten mehr tierexperimentelle Untersuchungen und in den 20er und 30er Jahren hielten dann vorwiegend Neuropathologen Vorträge, besonders ab 1923 Berthold Ostertag (1895–1975) und ab 1927 Julius Hallervorden (1882–1965).

Die Dominanz der neurologischen Themen ab Ende der 70er Jahre des 19. Jahrhunderts bis 1933 setzte sich in den folgenden Zeitabschnitten nicht in diesem Ausmaß fort. Von 1934 bis zur letzten Sitzung während des Zweiten Weltkrieges 1943[9] war das Verhältnis der neurologischen zu den psychiatrischen Themen wie 2:1, ebenso nach Wiederaufnahme ihrer Tätigkeit in der Nachkriegszeit 1947, und erst ab der zweiten Hälfte des 20. Jahrhunderts war das Verhältnis ausgeglichen.

Unter den Persönlichkeiten, deren Wirken im Rahmen des Symposiums besonders gewürdigt wurde, befinden sich drei, die Vorsitzende der Gesellschaft waren: Carl Westphal (1833–1890), Hermann Oppenheim (1858–1919) und Karl Bonhoeffer (1868–1948), der in drei Perioden insgesamt über 25 Jahre den Vorsitz hatte, Carl Westphal war es 21 Jahre lang (Tabelle 1). Die Vorsitzenden gehörten auch zu den Fachkollegen mit vielen eigenen Beiträgen auf den Sitzungen, z. B. Oppenheim in 34 Jahren mit insgesamt 55 Beiträgen und als absolute Spitze mit 177 Diskussionsbemerkungen, Carl Westphal und Martin Bernhardt (1844–1915) mit jeweils über 50 Vorträgen und Demonstrationen und auch Friedrich Jolly. Ferner zählten zu den aktiven Referenten, die aber nicht Vorsitzende waren, Emanuel Mendel (1839–1907), Ernst-Julius Remak (1849–1911), Richard Henneberg (1868–1962), Ernst Viktor von Leyden (1832–1910), Hugo Liepmann (1863–1925) und Toby Cohn (1866–1929).

In der Zeit von der Gründung 1867 bis 1941 sind 11 Ehrenmitglieder ernannt worden (Tabelle 2). Entscheidende wissenschaftliche Grundüberzeugungen für die Medizin wurden in der zweiten Hälfte des 19. Jahrhunderts durch das Werk von Rudolf Virchow (1821–1902) geschaffen. Er war das dritte Ehrenmitglied der Gesellschaft.

9 Koch 1993, S. 154

Tabelle 1 Vorsitzende der Gesellschaft von 1867–1940

Griesinger, Wilhelm	1817–1868	29.01.1867–19.05.1868*
Westphal, Carl	1833–1890	15.12.1868–14.01.1889
Sander, Wilhelm	1838–1922	11.03.1889–12.01.1891
Jolly, Friedrich	1844–1904	12.01.1891–14.12.1903
Mendel, Emanuel	1839–1907	11.01.1904–08.01.1906
Ziehen, Theodor	1862–1950	05.03.1906–03.12.1906
Oppenheim, Hermann	1858–1919	14.01.1907–09.12.1907
Bernhardt, Martin	1844–1915	17.02.1908–14.12.1908
Ziehen, Theodor	1862–1950	11.01.1909–09.01.1911
Moeli, Karl	1849–1919	20.02.1911–11.12.1911
Liepmann, Hugo	1863–1925	08.01.1912–17.03.1913
Bonhoeffer, Karl	1868–1948	26.05.1913–11.01.1915
Liepmann, Hugo	1863–1925	08.02.1915–10.01.1916
Bonhoeffer, Karl	1868–1948	14.02.1916–11.01.1932
Kramer, Franz	1878–1967	08.02.1932–23.11.1933
Bonhoeffer, Karl	1868–1948	11.12.1933–11.11.1940

*Jeweils erste und letzte vom Vorsitzenden geleitete Sitzung

Tabelle 2 Ehrenmitglieder 1867–1941

1872	Geheimer Sanitätsrat Dr. Martin Steinthal	1798–1892	Berlin
1872	Dr. med. Dr. phil. Moritz Gustav Martini	1794–1875	Leubus
1887	Prof. Dr. Rudolf Virchow	1821–1902	Berlin
1902	Prof. Dr. Richard von Kraft-Ebing	1840–1902	Wien
1902	Prof. Dr. Ernst Viktor von Leyden	1832–1910	Berlin
1929	Prof. Dr. Juliano Moreira	1873–1933	Rio de Janeiro
1929	Prof. Dr. Salomon Henschen	1847–1930	Stockholm
1929	Prof. Dr. Giovanni Mingazzini	1859–1919	Rom
1929	Prof. Dr. Santiago Ramón y Cajal	1852–1934	Madrid
1940	Prof. Dr. Julius Wagner von Jauregg	1857–1940	Wien
1941	Prof. Dr. Karl Bonhoeffer	1868–1948	Berlin

In einer Arbeit zur 100-Jahr-Feier 1967 wird erwähnt, daß er auf der Sitzung am 9. Mai 1897 ein Gehirn mit Balkenmangel vorstellte und mikroskopische Präparate über Zellen in der Substantia gelatinosa Rolandi demonstrierte.[10] Es war aber nicht Rudolf Virchow, von dem keine Beiträge in den Protokollen vorhanden sind, sondern sein zweitältester Sohn unter seinen sechs Kindern Hans Virchow (1852–1940), ein Anatomieprofessor. Bedeutende Beiträge für die Neurologie enthalten die Lebenswerke der Ehrenmitglieder Ernst Viktor von Leyden (1832–1910), Salomon Henschen (1847–1930), Giovanni Mingazzini (1859–1929) und des Nobelpreisträgers Ramón y Cajal (1852–1934). Unter den gesamten Publikationen von Karl Bonhoeffer hatten ein Drittel ein neurologisches Thema.

10 Schulze, Donalies 1968

Einige wenige Hinweise zu einzelnen Themen der Vortragsstatistik, die eine Vielzahl neurologischer Probleme und Krankheiten umfaßt. Schon in der zweiten Sitzung am 26. 02. 1867 wurde von Carl Westphal ein neurologisches Thema behandelt „Über Epilepsie bei Säufern", wobei er die auch heute immer wieder im Einzelfall aktuelle Frage untersuchte, liegt eine durch den chronischen Alkoholkonsum bedingte Epilepsie vor oder kommen noch andere Faktoren ätiologisch in Frage. Es sind jetzt 125 Jahre vergangen, nachdem Carl Westphal, Nachfolger Griesingers in der Leitung der Nervenklinik der Charité, durch seinen Vortrag am 03. 05. 1875 „Über einige durch mechanische Einwirkung auf Sehnen und Muskeln hervorgebrachte Bewegungs-Erscheinungen" die Reflexuntersuchung in die Neurologie einführte.[11] Dies geschah gleichzeitig, aber völlig unabhängig voneinander, ebenfalls durch Wilhelm Erb (1840–1921) in Heidelberg. Erb[12] war mit der Veröffentlichung seiner Arbeit über „Sehnenreflexe bei Gesunden und Rückenmarkskranken" zusammen mit der des Vortrages von Carl Westphal im Archiv für Psychiatrie und Nervenkrankheiten 1875 einverstanden. Westphal, der auch den Fußklonus bei Hemiparesen beschrieb und ihn Fußphänomen nannte, sprach beim Quadrizepsreflex vom Kniephänomen. In weiteren Beiträgen auf den Sitzungen wurden von ihm 1877 das Fehlen des Kniephänomens als frühestes Zeichen der Tabes beschrieben und 1887 der Läsionsort beim Fehlen des Reflexes belegt.

In den letzten beiden Jahrzehnten des 19. Jahrhunderts begann ein Abwenden von den Konzepten der Gründungszeit, bei denen der Ganzheitsbegriff der Philosophie mit eine entscheidende Rolle gespielt hatte. Zunehmend herrschte jetzt die Sichtweise vor, eine empirisch begründete Klärung allgemeiner Gesetzmäßigkeiten in einem abgrenzbaren Bereich unserer Wirklichkeit anzustreben, das heißt, der naturwissenschaftliche Aspekt, wenn auch noch mit manchen Ungereimtheiten. Zusätzlich führten neue anatomische und physiologische Fakten zu einer Dominanz der neurologischen Themen. Immer wieder wird in der Literatur in diesem Zusammenhang auf die Lokalisationsstudien von Gustav Theodor Fritsch (1838–1927) und Eduard Hitzig (1838–1907) verwiesen, mit denen sie zu belegen versuchten, daß einzelne umschriebene Zentren der Großhirnrinde die Voraussetzung für körperliche und psychische Funktionen sind. Hitzig hielt am 07. 07. 1873 und am 05. 01. 1874 Vorträge zu diesem Thema.

Ausführlich wurden von 1880 bis 1890 die Probleme der Neurolues behandelt, besonders die Ätiologie der Tabes, z. B. 1884 durch den damals erst 26jährigen Hermann Oppenheim, ferner in den Beiträgen von Ernst Siemerling (1857–1931), Martin Bernhardt, Ernst Viktor von Leyden und Ernst-Julius Remak. Erwogen wur-

11 Westphal 1875
12 Erb 1875

den ätiologisch Erkältungen und erst in zweiter Linie eine vorausgegangene Lues-infektion. Erstaunlich ist, daß die umfassende, die klinischen Gesichtspunkte sehr gut dokumentierende Arbeit von Wilhelm Erb[13] über die Tabes dorsalis – 1879 ver-öffentlicht –, in der er sich in erster Linie für eine metaluesche Erkrankung aus-sprach, keinen entsprechenden Niederschlag in den Beiträgen der Gesellschaft fand. Oppenheim erwähnte nur die Ansicht von Erb. Erb zitiert auch einen Doktoranden von Wilhelm Griesinger, einen Herrn E. Schulze, der schon 1867 in seiner Disser-tation eine kausale Beziehung zwischen Luesinfektion und nachfolgender Tabes dor-salis angenommen hatte.

Hermann Oppenheim[14] deutete in seiner Monographie über die Myasthenie von 1901 seine Fallvorstellung in der Gesellschaft am 14.03.1887 als den Beginn der Geschichte der Myasthenie. Wichtige neuroophthalmologische Vorträge hielten in den Sitzungen der letzten Jahrzehnte des 19. Jahrhunderts die Ophthalmologen Julius Hirschberg (1843–1925), Gründer einer Augenklinik in Berlin 1869 sowie 1877 des Zentralblattes für Augenheilkunde und Wilhelm Uhthoff (1853–1927).

Die technisch-apparative Zusatzdiagnostik in Form der Reizstromdiagnostik wurde auf den Sitzungen wiederholt behandelt. Sie stellte Ende des 19. und in ihrer Weiter-entwicklung in der ersten Hälfte des 20. Jahrhunderts ein wichtiges neurologisches diagnostisches Instrumentarium dar, dessen damaliger Wert mit heutigen Kriterien oft ungerechtfertigterweise negativ eingestuft wird. Schon bald nach den Arbeiten von Wilhelm Konrad Röntgen (1845–1923) im Dezember 1895 demonstrierte ein Jahr später auf der Sitzung am 09.11.1896 als erster Röntgenarzt in Berlin Max Levy-Dorn (1863–1929) die Röntgenbilder von Becken und Hüfte eines Knaben mit seit Jahren bestehender Beinparese infolge spinaler Kinderlähmung mit den Ge-lenkfehlstellungen und Knochenstrukturveränderungen. Alle in der Folgezeit sich ergebenden weiteren Entwicklungen der Röntgendiagnostik neurologischer Erkran-kungen wurden auf den Sitzungen in den folgenden Jahrzehnten behandelt.

Im März 1903 berichteten F. Seiffert und A. Rydel über ihre Untersuchungen zur Knochensensibilität, die von Egger,[15] einem Mitarbeiter von J. Dejèrine (1849–1917) 1899 in Paris zuerst beschrieben worden ist, und schlugen den Namen „Vibra-tionsgefühl" vor.

Nach der Jahrhundertwende ist besonders auf die neuropsychologische Thematik hinzuweisen. Der Begriff existierte damals noch nicht, man sprach von Hirnpatho-logie mit Werkzeugstörungen. Carl Wernicke (1848–1905) war in der Zeit von 1876 bis 1878 zwar mit vier Vorträgen in der Gesellschaft vertreten, über seine wichtige

---

13 Erb 1879
14 Oppenheim 1901
15 Zitiert von Seiffert, Rydel 1905

Entdeckung der sensorischen Aphasie hat er aber am 11. 10. 1876 in der Berliner Medizinischen Gesellschaft[16] zwei Jahre nach seiner Breslauer Erstveröffentlichung berichtet. Entscheidende Beiträge zum Problem der Apraxie, der Unfähigkeit, bei erhaltener Motilität der Extremitäten diese zweckmäßig zu gebrauchen, gehen auf Hugo Liepmann zurück. Vor 100 Jahren – am 12. 03. 1900 – stellte er in der Gesellschaft einen Patienten mit der von ihm eingehend analysierten Symptomatik vor, die in einem anderen Krankenhaus vorher als Demenz des Kranken diagnostiziert worden war. In weiteren Vorträgen in der Folgezeit einschließlich pathologisch-anatomischer Studien erfolgten zusätzliche Informationen. Neben Hugo Liepmann waren an der Thematik Aphasie, Apraxie, Agnosie, Alexie, Agramatismus, Linkshändigkeit und Worttaubheit Edmund Forster (1878–1933), Richard Henneberg, Max Lewandowsky (1876–1918), Otto Maas, Erich Salomon, Paul Schuster (1867–1940) und Ewald Stier (1874–1962) beteiligt. Kurt Goldstein (1878–1965), der ein anderes wissenschaftstheoretisches Konzept als die Lokalisationstheorie vertrat, hat im ausgewerteten Zeitraum nur einmal in einem Beitrag am 26. 01. 1931 zum Problem Greifen und Zeigen als Ausdruck zweier prinzipiell verschiedener Verhaltensweisen Stellung genommen.

In den folgenden Jahrzehnten nach der Jahrhundertwende waren weniger thematische Schwerpunktbildungen als in früheren Abschnitten vorhanden. Die neurologische Themenvielfalt verstärkte sich. Während des Ersten Weltkrieges 1914–1918 kam es zu zahlreichen Beiträgen über die Traumatologie des peripheren und zentralen Nervensystems durch Kriegsverwundungen. Als erste Frau hielt 44 Jahre nach Gründung der Gesellschaft am 13. 03. 1911 die berühmte Hirnforscherin Cécile Vogt (1875–1962), die Frau von Oskar Vogt (1870–1959), einen Vortrag über das Syndrom des Corpus striatum. Ein weiterer Vortrag einer Frau erfolgte erst 15 Jahre später durch Ilse Sachs am 08. 03. 1926 zum Thema „Besteht ein Zusammenhang zwischen Epilepsie und Tetanie?". Den mehr als eineinhalbtausend männlichen Referenten von 1867 bis 1933 stehen nur sieben Frauen gegenüber. Der 1920 erfolgte Zusammenschluß mit dem im Juni 1867 von dem Psychiater Heinrich Laehr (1820–1905), der fünf Monate vorher auch Gründungsmitglied der Gesellschaft war, gegründeten Psychiatrischen Verein zu Berlin führte zu keiner wesentlichen Veränderung der Themenrelationen. Es bestanden auch vorher schon personelle Verbindungen zwischen beiden Gesellschaften,[17] allerdings nicht mit Wilhelm Griesinger. Karl Bonhoeffer war im Vorstand beider Vereinigungen tätig.

Im zweiten und dritten Jahrzehnt des 20. Jahrhunderts wurden besonders Probleme der Meningitis und Enzephalitis behandelt sowie immer wieder durch außergewöhnliche Kasuistik Anstöße für die Weiterentwicklung der Neurologie gegeben, wie z. B.

16 Selbach 1960
17 Feger 1982

am 10.06.1929 von Casper mit der Vorstellung einer toxischen Kleinhirnatrophie bei Brustkrebs als paraneoplastisches Syndrom. Vermehrt kam es auch zu Themen aus dem Grenzgebiet der Neurologie zur inneren Medizin sowie zu weiterer Differenzierung der Hirntumorproblematik und der hypophysären Erkrankungen. In diagnostischer Hinsicht hat Paul Schuster am 08.01.1923 in der Gesellschaft die ersten Bilder einer Luftenzephalographie zur Röntgendarstellung der Hirnkammern demonstriert. Im gleichen Jahr, am 10.12.1923, hielt H.W. Stenvers als Gast aus Utrecht einen Vortrag über die Röntgenologie des Felsenbeines. Auch die Liquordiagnostik mit Liquorzytologie wurde wiederholt besprochen. Neben den Fortschritten der neurochirurgischen Behandlung erfolgten Mitteilungen über kausal begründete neue therapeutische Möglichkeiten, wie die Leberbehandlung der funikulären Spinalerkrankung bei perniziöser Anämie oder die AT10-Therapie der Tetanie.

Die kurze Reflexion der neurologischen Thematik in den ersten 67 Jahren der Gesellschaft soll im Hinblick auf einen wesentlichen Inhalt im wissenschaftlichen Lebenswerk unseres Jubilars, Herrn Hans Schliack, mit einem Blick auf die peripheren Nervenläsionen abgeschlossen werden, die ca. 40 mal in dem ausgewerteten Zeitraum auf den Sitzungen behandelt worden sind; zum ersten Mal am 10.05.1870 durch Martin Bernhardt über Armnervenlähmungen infolge Luxation des Oberarmkopfes. Bernhardt hatte sich in der Folgezeit neben weiteren Referenten der peripheren Nervenläsionen besonders angenommen und 1895/1897 eine Monographie über „Krankheiten der peripherischen Nerven" mit über 850 Seiten Umfang publiziert.[18] Die Durchsicht der diesbezüglichen Sitzungsbeiträge erinnert an den Satz von Robert Wartenberg von 1944:[19] „Es gibt nichts Neues, ausgenommen das, was vergessen worden ist." Denn wir finden Hinweise – wenn auch nicht immer mit der gleichen Gewichtung wie heute – auf Läsionen durch mechanische Faktoren bei bestimmten Berufstätigkeiten – damals als degenerative Neuritis bezeichnet –, auf umschriebene Druckläsionen wie Schlafdruck-, Narkose- und Entbindungslähmungen sowie auf toxische Schäden besonders durch Blei und Alkohol. Auf der Sitzung am 31.05.1901 hielt Herr F. Seiffer einen Vortrag über spinale Sensibilitätsverhältnisse, um mit einem spinalen Sensibilitätsschema die Segmentdiagnose zu ermöglichen. Zutreffend wurde die Intermamillarlinie als Grenze zwischen Th4 und Th5 angegeben, die Nabellinie dem Niveau von Th10 und die Rumpf-Bein-Grenze dem zwischen Th12 und L1 zugeordnet, wie sie auch in der Monographie von Herrn Schliack von 1962[20] über die segmentale Innervation weiterhin Bestand haben. In der Diskussion zum Vortrag versuchte ein Dermatologe, Herr Blaschko, aufgrund seiner Untersuchung von 400 Herpes zoster-Fällen zu belegen, daß die Überlagerung

---

18 Bernhardt 1895, 1897
19 Wartenberg zitiert von Ritter 1966
20 Hansen, Schliack 1962

einzelner Bezirke größer sei, als bisher seit 1893 durch Henry Head (1861–1940) angenommen worden sei.

Kommentare in der Fachliteratur zur Vortragsthematik und Effizienz der Gesellschaft waren überwiegend zustimmend. Friedrich Jolly[21] beklagte auf dem 25jährigen Stiftungsfest 1892 nicht die Dominanz der neurologischen Thematik in dieser Zeit. Robert Gaupp (1870–1953) teilte dagegen als damaliger Redakteur des Zentralblattes 1899 mit, daß von März 1898 bis Januar 1899 von 31 Vorträgen keiner ein psychiatrisches Thema zum Inhalt gehabt habe; „ein Kommentar sei überflüssig".[22] Zur 60-Jahr-Feier 1927 betonte Karl Bonhoeffer,[23] daß die wachsende Zuwendung zur Neurologie in den vergangenen Jahrzehnten sicherlich wohl auch mit Griesinger erfolgt sein würde, und trotz des Überwiegens der neurologischen Interessen in den Sitzungen seien doch auch grundlegende psychiatrische Beiträge erfolgt. Richard Henneberg[24] erklärte die Arbeit in der Berliner Gesellschaft für Psychiatrie und Neurologie zu seiner fruchtbarsten Zeit, und Julius Hallervorden wies 1961[25] rückblickend darauf hin, daß auf den Sitzungen „eine sehr lebhafte Diskussionsfreudigkeit herrschte, scharf und affektvoll gekämpft wurde, und es ein Erlebnis gewesen sei, diesen Sitzungen beizuwohnen."

Zusammenfassend belegt die Themenentwicklung in der Gesellschaft den enormen Aufschwung der Neurologie in dem ausgewerteten Zeitraum. Ein ähnlicher Beleg war in dieser Zeit auch in den Vorträgen der Sektion Psychiatrie und Neurologie der 1822 gegründeten Gesellschaft Deutscher Naturforscher und Ärzte vorhanden,[26] wie Gerd Udo Jerns in seiner Dissertation 1991 nachweisen konnte, sowie in den Vorträgen auch aus der Berliner Medizinischen Gesellschaft.[27] Karl Bonhoeffer unterstrich in einer Publikation von 1915 über Psychiatrie und Neurologie zutreffend, daß die Entwicklung der Neurologie von inneren Klinikern, Psychiatern und Nur-Neurologen, wie er sich ausdrückte, befördert worden sei. Es werde kaum zu sagen sein, von wem am meisten, so Bonhoeffer.[28] Die Aktivität der Berliner Gesellschaft für Psychiatrie und Neurologie dokumentiert vorwiegend die eine Wurzel, nämlich die aus der Neuropsychiatrie, eines Teilgebietes der Psychiatrieentwicklung, mit der organisch-somatologischen Sichtweise. Dabei hat einerseits wahrscheinlich die Neurologie gegenüber der Psychiatrie die größere fachliche Effizienz für ihre Entwick-

21 Jolly 1892
22 Gaupp zitiert von Mauz 1959
23 Bonhoeffer 1927
24 Henneberg zitiert von Schulze 1962
25 Hallervorden 1961
26 Jerns 1991
27 Selbach 1960
28 Bonhoeffer 1915

lung verbuchen können, andererseits aber hier in Berlin den Nachteil in Kauf nehmen müssen, länger auf Anerkennung ihrer Eigenständigkeit zu warten als in anderen Orten Deutschlands.

Weiter gilt aber, was Wilhelm Erb[29] vor über 100 Jahren 1891 sagte: „Je größer die Vertiefung in das ungemein reichhaltige und anziehende Gebiet der Nervenkrankheiten, desto intensiver auch die Einsicht, daß unendlich viel zu erforschen, noch sehr viel zu arbeiten ist nach allen Richtungen."

29 Erb 1891

Literatur

Bernhardt, M.: Die Erkrankungen der peripherischen Nerven. In: H. Nothnagel, (Hrsg.): Specielle Pathologie und Therapie. Bd. XI, Wien 1. Teil 1895, 2. Teil 1897

Bonhoeffer, K.: Psychiatrie und Neurologie. Mschr. Psychiat. Neurol. 37 (1915) 94–104.

Bonhoeffer, K.: Rückblick auf die Geschichte der Berliner Gesellschaft für Psychiatrie und Nervenkrankheiten. Mschr. Psychiat. Neurol. 63 (1927) 289–293.

Erb, W.: Über Sehnenreflexe bei Gesunden und Rückenmarkskranken. Arch. Psychiat. Nervenkr. 5 (1875) 792–802.

Erb, W.: Zur Pathologie der Tabes dorsalis. Dtsch. Arch. klin. Med. 24 (1879) 1–52.

Erb, W.: Über die nächsten Aufgaben der Nervenpathologie. Dtsch. Z. Nervenheilk. 1 (1891) 1–12.

Feger, G.: Die Geschichte des „Psychiatrischen Vereins zu Berlin". Diss. med. FU Berlin 1982.

Griesinger, W.: Die Pathologie und Therapie der psychischen Krankheiten. Unveränderter Nachdruck der Ausgabe von 1861. Stuttgart, Amsterdam 1964.

Griesinger, W.: Gesammelte Abhandlungen. Erster Band: Psychiatrische und Nervenpathologische Abhandlungen. Unveränderter Nachdruck der Ausgabe von 1872. Amsterdam 1968.

Griesinger, W.: Gesammelte Abhandlungen. Zweiter Band: Verschiedene Abhandlungen. Berlin 1872.

Hallervordern, J.: Der Berliner Kreis. In: W. Scholz (Hrsg.): 50 Jahre Neuropathologie in Deutschland 1885–1935. S. 108–123. Stuttgart 1961.

Hansen, K., H. Schliack.: Segmentale Innervation. Stuttgart 1962.

Jerns, G.U.: Die neurologisch-psychiatrischen Vorträge in der Abteilung für Neurologie und Psychiatrie der Gesellschaft Deutscher Naturforscher und Ärzte von 1886–1913. Diss. med. FU Berlin 1991.

Jolly, F.: Überblick über die Entwicklung der Berliner Gesellschaft für Psychiatrie und Nervenkrankheiten. Arch. Psychiat. Nervenkr. 24 (1892) 289–290.

Koch, G.: Humangenetik und Neuro-Psychiatrie in meiner Zeit (1932–1978). Erlangen, Jena 1993.

Mauz, F.: Robert Gaupp (1870–1953). In: K. Kolle (Hrsg.): Große Nervenärzte. Bd. 2, S. 129–149. Stuttgart 1959.

Mendel, K.: Zum 60. Geburtstage der Berliner Gesellschaft für Psychiatrie und Nervenkrankheiten. Zbl. ges. Neurol. Pschiat. 45 (1927) 529–531.

Neumärker, K.-J., M. Seidel, D. Janz u. a. (Hrsg.): Grenzgebiete zwischen Psychiatrie und Neurologie. Berlin, Heidelberg, New York 1991.

Oppenheim, H.: Die myasthenische Paralyse. Berlin 1901.

Oppenheim, H.: Die Stellung der Neurologie in der Wissenschaft und Forschung, in der Praxis und im medizinischen Unterricht. Dtsch. Z. Nervenheilk. 36 (1909) 4–15.

Ritter, G.: Zur Entwicklungsgeschichte der neurologischen Semiologie. Nervenarzt 37 (1966) 507–513.

Scheller, H.: Zur Bibliographie Karl Bonhoeffers (1868–1948). Arch. Psychiat. Nervenkr.
211 (1968) 470–474.

Schmiedebach, H.-P.: Psychiatrie und Psychologie im Widerstreit. Die Auseinandersetzung
in der Berliner medicinisch-psychologischen
Gesellschaft (1867–1899). Husum 1986.

Schmiedebach, H.-P.: Wilhelm Griesinger. In:
S. Treue, R. Winau (Hrsg.): Berlinische Le-
bensbilder. Bd. 2 Mediziner. S. 109–131. Berlin 1987.

Schmiedebach, H.-P.: Die Integration der Psychiatrie des 19. Jahrhunderts in die Medizin
mit Hilfe der Neurologie. In: K. J. Neumärker,
M. Seidel, D. Janz u. a. (Hrsg.): Grenzgebiete
zwischen Psychiatrie und Neurologie. S.
35–44. Berlin, Heidelberg, New York 1991.

Schmiedebach, H.-P.: Die Geschichte der Berliner Gesellschaft für Psychiatrie und Neurologie bis 1933. Charité Annalen N. F. 12
(1992) 249–256.

Schrenk, M.: Drei Centenarien: Griesinger-
Bonhoeffer – das „Archiv für Psychiatrie und
Nervenkrankheiten" 1868–1968. Arch. Psy-
chiat. Nervenkr. 211 (1968) 219–233.

Schulze, H. A. F.: Richard Henneberg zum Gedächtnis. 22. Dezember 1868 bis 25. Januar
1962. Ein Beitrag zur Geschichte der Berliner Gesellschaft für Psychiatrie und Neurologie. Psychiat. Neurol. med. Psychol. 14 (1962)
424–426.

Schulze, H. A. F., C. Donalies: 100 Jahre Psy-
chiatrie und Neurologie im Rahmen der
Berliner Gesellschaft für Psychiatrie und
Neurologie und der Nervenklinik der Cha-
rité. Wiss. Z. Humboldt-Universität Berlin.
Math. Nat. R. 17 (1968) 5–10.

Schulze, H. A. F.: Die Integration der Neuropsychologie in die klinische Neurologie. In:
K.-J. Neumärker, M. Seidel, D. Janz u. a.
(Hrsg.): Grenzgebiete zwischen Psychiatrie
und Neurologie. S. 85–91. Berlin, Heidelberg, New York 1991.

Seidel, M.: Der Beitrag der Psychiatrischen
und Nervenklinik der Berliner Charité zur
Entwicklung von Psychiatrie und Neurologie. In: K.-J. Neumärker, M. Seidel, D. Janz
u. a. (Hrsg.): Grenzgebiete zwischen Psychiatrie und Neurologie. S. 1–34. Berlin, Heidelberg, New York 1991.

Seidel, M.: Nationalsozialistische Gesundheits-
politik und die Themen der Berliner Gesellschaft für Psychiatrie und Neurologie zwischen 1933 und 1945. Charité Annalen
N. F. 12 (1992) 257–263.

Seiffert, F., A. Rydel: Über Knochensensibilität.
Arch. Psychiat. Nervenkr. 39 (1905) 1302–
1304.

Selbach, H.: Neurologie, Psychiatrie und Grenzgebiete. Dtsch. med. J. 11 (1960) 87–94.

Selbach, H.: Hundert Jahre Berliner Gesellschaft für Psychiatrie und Neurologie.
Dtsch. med. J. 19 (1968 a) 297–299.

Selbach, H.: Einhundert Jahre Sitzungsprotokolle der Berliner Gesellschaft für Psychiatrie
und Neurologie. Dtsch. med. J. 19 (1968 b)
340–347.

Stürzbecher, M.: Zur Geschichte der ärztlichen
Vereinigungen in Berlin im 18. und 19. Jahrhundert. Med. Mitt. 21 (1960) 209–217.

Thiele, R.: Griesingers Satz: „Geisteskrankheiten sind Gehirnkrankheiten". Mschr. Psychiat. Neurol. 63 (1927) 295–313.

Westphal, C.: Über einige Bewegungserschei-
nungen an gelähmten Gliedern. II. Über
einige durch mechanische Einwirkung auf
Sehnen und Muskeln hervorgebrachte Bewegungs-Erscheinungen. Arch. Psychiat. Nervenkr. 5 (1875) 803–834.

Westphal, C.: Gesammelte Abhandlungen.
Berlin 1892.

Winau, R.: Von den Anfängen ärztlicher Vereinigungen in Berlin. Berl. Ärztekammer 17
(1980) 232–235.

Romberg und Oppenheim auf dem Weg von der romantischen Medizin zur modernen Neurologie

Roland Schiffter

Moritz Heinrich Romberg und Hermann Oppenheim kann man in dieser Reihenfolge und sozusagen in einem Atemzuge als die beiden bedeutendsten und einflußreichsten Berliner Neurologen beschreiben, beide, als ihrer Zeit vorauseilend, naturwissenschaftlich geprägte und systematisch orientierte Kliniker, Gründervater und Wegweiser der eine und Schrittmacher und Vollender der andere.[1]

Romberg, der Begründer, der als Erster Ordnung und System in die Neurologie brachte und sehr früh den Begriff „Neurologie" gebrauchte (Bell-Übersetzung 1832),[2] lebte von 1795–1873. Die ersten beiden Drittel seines Lebens umfassen somit den Zeitraum, der in der Kulturgeschichte die deutsche Romantik genannt wird. Sein um zwei Jahre jüngerer Altersgenosse Heinrich Heine hatte 1846 in einem Brief an Varnhagen von Ense geschrieben: „Das tausendjährige Reich der Romantik hat ein Ende, und ich selbst war sein letzter und abgedankter Fabelkönig" zu einem Zeitpunkt also, als Romberg gerade die zweite Version seines Lehrbuchs der Nervenkrankheiten des Menschen veröffentlicht hatte.

Die „Welt-Anschauung" der Romantiker, die maßgeblich von dem jungen Schelling philosophisch begründet und von seinen Schülern nicht immer glücklich ausgeweitet worden war, hatte zu Beginn des 19. Jahrhunderts fast die ganze junge deutsche Intellektuellen-Avantgarde erfaßt und fasziniert. Sie wollte Gott, Kosmos, Erde, Lebenswelt und Mensch mit Körper und Seele aus einem einheitlichen umfassenden System heraus verstehen und hat Kunst, Wissenschaft und Medizin richtungweisend geprägt.[3]

Drei Persönlichkeiten und ihre Lehren haben dabei vor allem die Medizin nachdrücklich beeinflußt, und dies durchaus auch negativ. Es waren zunächst der Schotte John Brown (1736–1788) mit seiner schlichten Reiz-Erregbarkeits-Theorie, nach der es nur zwei große Krankheitsgruppen geben sollte, die sthenischen und die asthenischen, und auch nur zwei Kategorien von Behandlungen, die stärkenden und die schwächenden. Der zweite war Franz Anton Mesmer (1734–1815), der allent-

---

1 Vordtriede 1988, Schiffter 1996, 1998, Holdorff 1998, 1999
2 Bell 1830, (Übersetzung 1832)
3 Schubert 1808, Leibbrand 1937, Schelling 1988, Günzel 1995

halben bekannte „Entdecker" des „tierischen Magnetismus". Schließlich ist noch der
Sachse Christian Friedrich Samuel Hahnemann (1755–1843) zu nennen, der die
heute noch angewandte, aber gleichwohl wissenschaftlich nicht begründbare Lehre
von der „Homöopathie" entwickelte. Alle drei waren den orientierungslos gewordenen „romantischen" Ärzten hoch willkommen und fanden begeisterte Anhänger.[4]
Vor diesem Hintergrund ist es durchaus erstaunlich, wie es Romberg gelang, sich aus
diesem „modernen" Sog herauszuhalten und den rational-wissenschaftlichen Faden
fortzuspinnen.

Romberg

Romberg hielt sich unnachgiebig an seine aufklärerischen, rational-naturwissen-
schaftlich orientierten Vorbilder, Stützen, Orientierungshelfer und Weggefährten.
Dies waren vor allem der geniale Naturforscher Alexander von Humboldt, dem er
sein späteres Lehrbuch der Nervenkrankheiten des Menschen widmete, sein Lehrer
der Anatomie und Physiologie C. A. Rudolphi und dessen Schüler und Nachfolger
Johannes Müller (1801–1858), sodann der große Arzt und Kliniker Christoph Wil-
libald Hufeland, später sein Freund und Kollege, der Begründer der plastischen
Chirurgie, Johann F. Dieffenbach (1792–1847), und endlich die jungen Grundlagenforscher wie der Physiologe Emil Heinrich Du Bois-Reymond (1818–1896)
und Rudolf Virchow (1821–1902). Sie waren allesamt mehr oder weniger unnach-
giebige Gegner und Überwinder der geschilderten modischen Heilslehren.[5] Wichtige frühe Orientierung bezog Romberg aus der weiter fortgeschrittenen rationalen
französischen und englischen Medizin und Neurologie, deren Texte er im Original
las. Paris und London waren die europäischen Zentren der wissenschaftlichen Medizin.[6] M. F. X. Bichat (1771–1802) in Paris war ein früher Pionier dieser wissenschaftlichen Medizin und wurde auch als „Begründer der neuzeitlichen Medizin" bezeichnet.[7] Er hatte die Gewebe als Ort der Krankheitsentstehung konstatiert und vor
allem die systematische klinische Beobachtung zusammen mit der pathologischen
Anatomie als Grundlagen der Krankheitsforschung gefordert und praktiziert. Im
übrigen hat er das „vegetative Nervensystem" als Subsystem des Gesamtnervensys-
tems abgegrenzt („Anatomie Generale", Paris 1801), das später von Reils Polaritäts-
lehre als (unbewußtes) Gangliensystem dem (bewußten) Cerebralsystem gegenübergestellt wurde. Bichats Nachfolger Broussais proklamierte sodann seine Methode der
„physiologischen Medizin", an die offenbar Romberg mit seinem „physiologischen
Princip", das die Grundmaxime seines Lehrbuchs wurde, anknüpfte.

4 Huch 1913, Leibbrand 1937, Vordtriede 1988, Jaeckel 1992
5 Schiffter 1996, 1998
6 Shryock 1940
7 Shryock 1940

Romberg übernahm über Paris auch Augenbruggers Perkussion (1808) und Laennecs Auskultation und lehrte diese objektivierenden Methoden als einer der ersten in Berlin. Er orientierte sich weiterhin offensichtlich auch an P. Ch. A. Louis, der ganz systematisch über Jahre Kasuistiken sammelte und mit den zugehörigen Sektionsbefunden korrelierte und darüber hinaus die mathematisch-statistische Methode der Analyse und Auswertung dieser Daten einführte und regelhaft anwandte. Das gleiche Prinzip benutze er für die Therapieforschung.[8]

Marshall Hall in England, ein weiterer Befruchter von Rombergs klinischer Forschung, hatte Louis für den „größten Pathologen aller Zeiten" gehalten. Romberg übernahm zusätzlich viele der schon relativ exakt geprüften französischen Therapiekonzepte, z. B. für Morphium oder Chinin oder auch die Jodkaliumbehandlung der Syphilis. Er kannte genau die experimentalphysiologischen Arbeiten Magendies und die wegweisenden neurophysiologischen und pathophysiologischen sowie klinisch-neurologischen Erkenntnisse der englischen Forschung, vor allem die von Charles Bell, dessen Buch „Physiologische und pathologische Untersuchungen des Nervensystems" er 1832 übersetzte[9] sowie die von A. Marshall und von M. Hall, der ein Jahr nach Romberg sein Lehrbuch der Neurologie in England publizierte.[10]

1818–1819 führte Romberg als junger Arzt zunächst einmal zwei Jahre lang in der Charité Sektionen von Verstorbenen mit Hirn- und Rückenmarkserkrankungen durch, später stellte er, zum Teil mit seinem Freund Dieffenbach, viele neurophysiologische Tierexperimente an Pferden, Schafen, Kaninchen und Ziegen an, ebenfalls um Grundlagen für die klinisch-neurologische Diagnostik zu erarbeiten. Ständige systematische und subtile klinische Beobachtung, lebenslange Sektionstätigkeit, jahrelanges experimentelles Arbeiten und das Studium der französischen und englischen neurowissenschaftlichen Literatur waren schließlich die Grundlagen seines Wissenserwerbs und seiner eigenen Forschungstätigkeit und somit auch seines bahnbrechenden Lehrbuchs. Von der modischen Naturphilosophie hielt er wenig, und er ließ sich auch sonst nicht vom naturwissenschaftlich-rationalen Pfad abbringen. Er favorisierte, wie erwähnt, das physiologische Prinzip, das auf dem „Unveränderlichen im Tiergeschlechte basirt", und die Krankheitsbeschreibung hat er vom „Staube der Tradition gereinigt." Den in aller Munde und Köpfe geisternden „tierischen Magnetismus" hielt er für „tolle Ausgeburten der Phantasie", die Homöopathie lehnte er ab, sprach sogar abfällig über das „homöopatische, hydropathische und wie das ganze pathische Zeug noch heißen mag" (S. 212 seines Lehrbuchs)[11] oder auch von der „Schellenkappe der Homöopathie", die neuerlich aufgesetzt würde, wenn man die

8 Shryock 1940
9 Bell 1830
10 Schiffter 1996
11 Romberg 1851

altbekannten Therapien mit Scheinmedikamenten anwende (S. 220). Den Brownismus erwähnt er gar nicht mehr, verrät aber selbst noch Reste davon in seiner eigenen Lehre, wenn er von „Nervenschwäche" und „Stärkung der Reizbarkeit" redet. Die bioelektrische Natur der Nervenleitung war ihm noch nicht bekannt, er spricht noch von „Nervenkraft" oder „Nervenenergie". Hermann Helmholtz hatte allerdings 1850 die Nervenleitgeschwindigkeiten erstmals gemessen und ihre elektrische Natur aufgedeckt. Dies kam in Rombergs Buch in der Auflage von 1851 aber noch nicht zum Zuge.[12]

Alle wissenschaftlichen Publikationen Rombergs befassen sich mit definierbaren Krankheiten und Syndromen aus der inneren Medizin und der Neurologie, haben eine klare Fragestellung, eine rationale, Klinik und Pathologie korrelierende Methode und kommen zu vorsichtigen, dem Wissen der Zeit entsprechenden naturwissenschaftlich begründeten Schlüssen und Empfehlungen. Sein „Lehrbuch der Nervenkrankheiten des Menschen" von 1840 und 1846, vor allem aber die revidierte und komplettierte zweite Auflage von 1851 stellt einen Wendepunkt dar hin zur modernen wissenschaftlichen Medizin und bildete gleichzeitig das wesentliche Fundament für die Neurologie. Sein Grundkonzept ist genialisch-einfach und plausibel und könnte auch heute noch als Orientierungsrahmen gelten, wenn es etwa von Oppenheim, dem Schöpfer des 2. grundlegenden deutschen Lehrbuchs der Neurologie, übernommen worden wäre. Dies war allerdings nicht der Fall.

Zunächst konstatierte Romberg die vier „Nervenhebel" des Organismus, nämlich Sensibilität, Motorik, Trophik und höhere mental-kognitive Hirnleistungen, und wollte entsprechend auch 4 Klassen neurologischer Krankheiten („Neurosen") abgrenzen, also die Sensibilitäts-, Motilitäts,- Tropho- und Logoneurosen. Später in der zweiten Auflage unterschied er dann doch nur sensibel-sensorische und motorische Neurosen, die er noch in Hyperästhesien/Anästhesien und Hyperkinesen/Akinesen (Lähmungen) unterteilte. Dabei hat er gleichwohl die vegetativen Funktionsstörungen (Trophoneurosen) mit über der Hälfte aller Buchseiten ebenso besprochen wie er ausführlich auch die psychischen Störungen bei Hirnerkrankungen (Logoneurosen) beschreibt. Zusätzlich stellt er selbstverständlich die lokalisatorisch zu unterscheidenden Krankheitsgruppen gesondert dar, also die des peripheren Nervensystems, des sympathischen Gangliensystems, des Rückenmarks und des Gehirns und, soweit möglich, auch kausale und pathogenetische Tatsachen wie Trauma, Tumor, Blutung, Entzündung, Vergiftung und anderes. Regelmäßig werden die pathologisch-anatomischen Befunde in Beziehung gesetzt zur Krankheitsvorgeschichte, zu den klinischen Befunden und zugehörigen Literaturzitaten wie tierexperimentellen Untersuchungsergebnissen. Alle Kompartimente eines modernen medizinischen Lehrbuchs sind bereits vollständig erkennbar. Einen vergleichbaren systematischen

12 Romberg 1851

naturwissenschaftlich orientierten Lehrbuchaufbau gab es in der Zeit zwischen 1840 und 1851 in keinem anderen Fachgebiet. Die damalige innere Medizin beschäftigte sich nach wie vor mit spekulativen Konzepten über tausenderlei Fieberarten (siehe Lehrbuch von Bartelt, Abb. 30).

Originäre Erstbeschreibungsleistungen von Romberg sind in seinem Lehrbuch in Fülle vorgestellt:

Ich nenne beispielsweise die Rombergsche Krankheit (Hemiatrophia faciei), das Romberg-Syndrom (Obturatoriusneuralgie), die Nervus-ciliaris-Neuralgie. Dazu hat er ausführlich beschrieben das Syndrom der myatrophischen Lateralsklerose (ohne diesen Begriff zu benutzen), diverse Spastikphänomene bei spinalen Läsionen (in Anlehnung an Marshall Hall), das Pusher-Syndrom, den Wernicke-Mannschen-Typ der Hemiparese, die psychogenen Lähmungen, das Syndrom der unruhigen Füße usw. Er hat auch Bleipolyneuropathien beschrieben, ohne sie so zu nennen. Romberg kannte praktisch alle peripheren Einzelnervenläsionen und hat sie dargestellt. Noch 1902–1904 hat Bernhardt in seinem Lehrbuch über die Krankheiten des peripheren Nervensystems Romberg mehr als 30 mal zitiert. Romberg hat in der Nachfolge von Charles Bell die peripheren Fazialisparesen, die Trigeminusneuralgien, Hirntumoren, Tuberkulosen des Nervensystems und viele andere heutige geläufige Krankheitsbilder systematisch beschrieben. Sodann hat er die „Tabes dorsalis" ausführlich geschildert, den Begriff geprägt und den dazugehörigen Rombergschen Versuch (S. 185) vorgestellt.

Zur Therapie war zu seiner Zeit noch wenig Fundiertes erarbeitet worden, so daß auch Romberg noch vielfach auf alte humoralpathologische Konzepte zurückgreifen mußte. Oberstes Gebot der Therapie war ihm allerdings stets und in jedem Falle, daß man sich nach der „Causalindication" auszurichten habe. Dies ist ihm prinzipiell noch am besten gelungen, wenn er chirurgische Ursachen neurologischer Syndrome zu bekämpfen suchte, fast immer in Zusammenarbeit mit seinem Freund Dieffenbach. Ansonsten hat er sehr wohl auch Aderlässe, Schröpfköpfe, Blutegel und sogar das Haarseil angewandt. Er hat Klima, Wetter und geographische Umstände bei der Therapie berücksichtigt, er hat Badekuren in Wiesbaden und anderswo verordnet, er hat Gymnastik und sportliche Tätigkeit empfohlen. An medikamentöser Therapie hat er Belladonna, Bilsenkraut, Opium, Morphium, Digitalis, Kampfer, Strychnin, Hefe, Eisen und viele pflanzliche Mittel verschrieben. Die Syphilis behandelte er mit Quecksilber und Jodkali. Brechmittel, Klistiere, Salben und diverse allgemeine und lokale Bäder waren ihm geläufig. Die Äthernarkose und die Analgesie durch Äther waren ihm bekannt. Die sogenannten magnetischen Manipulationen hielt er, wie oben schon dargestellt, für „unnütze Manöver". Ansonsten empfahl er auch Vorbeugung, etwa im Sinne von Hufeland, und sprach von „Naturheilungen" und von der Notwendigkeit, eher abwartend und beratend tätig zu sein als schädlich zu intervenieren. Wenn er die Unheilbarkeit erkannt hatte, empfahl er auch, den Kranken „in Ruhe im Kreise seiner Lieben" sterben zu lassen.

Rombergs Buch wurde noch 1853 ins Englische übersetzt und verbreitete sich sowohl in England als auch in ganz Nordamerika, wo es über viele Jahre bis in die 70er Jahre des 19. Jahrhunderts hinein das Standardlehrbuch der Neurologie blieb. Gleichzeitig erfolgten Übersetzungen ins Holländische und ins Russische. Romberg war bald ein international renommierter und gefragter Neurologe. Garrison schrieb 1929 über Rombergs Lehrbuch, es sei „the first treatise on nervous disease and made an epoch [...]." Vietz nennt es 1948 „the first systematic book of neurology", Ackerknecht urteilt 1959: „In diesem Buch begegnen wir zum ersten Mal dem, was wir heute als Neurologie bezeichnen." Schließlich sagt Klavans 1982: „Modern neurology begins with Romberg." Eine Fülle solcher Zitate ließe sich noch hinzufügen.[13]

Romberg wurde mit seinem Lebenswerk zum ersten und wichtigsten Begründer der Neurologie und zu einem Reformator der Medizin.

Zwischen dem Erscheinen von Rombergs Lehrbuch und dem Nachfolgelehrbuch von Hermann Oppenheim erschien kein erfolgreiches Lehrbuch der klinischen Neurologie, wenn man von Eulenburgs Buch (in erster Auflage 1871) absieht, das wenig Beachtung fand. Hermann Oppenheim war ein Vertreter der naturwissenschaftlich orientierten Neurologie, wie sie sich nach Rombergs Initialzündung rasch entwickelte. Die große Wende um 1850, die zu einem rasanten Aufstieg der Naturwissenschaften und der naturwissenschaftlichen Medizin führte, war zu Oppenheims Zeit bereits vollzogen und weit fortgeschritten. Naturwissenschaft und Medizin hatten sich dem Zählen und Messen, dem Erheben objektiver Daten, der mathematisch-statistischen Analyse, dem Experiment, der rationalen Überprüfung von Hypothesen verschrieben und waren schon zunehmend erfolgreich. Im Bereich der Medizin wurde die pathologische Anatomie immer wichtiger (Rudolf Virchow), die diagnostischen und technischen Geräte wurden immer leistungsfähiger, das tägliche Messen der Körpertemperatur (Wunderlich 1868), des Pulses und anderer Körperdaten wurde zur Routine, das ganze Spektrum der heutigen Medizin und Neurologie war bereits im Grunde erkennbar und in rascher Weiterentwicklung. Auch die Entdeckung der Infektionskrankheiten und ihrer Erreger (Robert Koch und die Folgen) schlug sich in Oppenheims Lehrbuch schon nieder.

13 Schiffter 1996, 1998

Oppenheim

Oppenheim lebte von 1857[14] bis 1919, war somit 62 Jahre jünger als Romberg, und verbrachte sein Erwachsenenleben seit 1882 im Berlin der Wilhelminischen Kaiserzeit. Zwischen Romberg und Oppenheim gab es aus biologischen Gründen also keine direkte Brücke, als Romberg starb, war Oppenheim ein 16jähriger Gymnasiast. Allenfalls könnte man folgenden dünnen, indirekt verknüpften Faden spinnen: Rombergs Nachfolger in seiner medizinischen Poliklinik in der Ziegelstraße war kurzfristig Wilhelm Griesinger, der noch im gleichen Jahre 1865 die Psychiatrische Klinik mit der neu gegründeten Nervenklinik der Charité und nur vorübergehend die Poliklinik von Romberg übernahm und schon drei Jahre später starb. Ihm folgte sein Mitarbeiter Westphal, der wiederum der Lehrer Oppenheims wurde.[15]

Auch zwischen ihren beiden epochalen Lehrbüchern gab es kein unmittelbares Bindeglied. Und trotzdem verbindet sie zumindest das Faktum, daß Oppenheim neurologisch auf Rombergs Schultern stand und beide als klinische Neurologen zu den wesentlichen Gründervätern unseres Fachs wurden.

Zu Oppenheims Zeit hatten sich Philosophie einerseits und Naturwissenschaften und Medizin andererseits schon weit voneinander entfernt, die rasch sich entwickelnden Naturwissenschaften hatten zunehmend die Meinungsführerschaft im Progreß der Wissenschaften übernommen, was dann sogar so weit ging, daß der Zoologe Ernst Haeckel (1834–1919) mit seinem fast vulgär-materialistischen Darwinismus („Monismus") Philosophie und Theologie gar entbehrlich zu machen und zu ersetzen trachtete.

Als Oppenheim sein „Lehrbuch der Nervenkrankheiten" veröffentlichte, schrieb er im Vorwort der ersten Auflage von 1894,[16] daß er sich bemüht habe, „nur das zu verarbeiten, was ein gesicherter Besitz der Forschung zu sein scheint." Hier also schon in den ersten Zeilen die deutliche Absage an alles Spekulative und Ungesicherte. Man wird auch sogleich an Rombergs Worte im Vorwort seines Lehrbuchs von 1840 erinnert, als er vom „verflachenden Dilletantismus" in der Medizin sprach und von seinem Ziel, „das Gebiet des Unbekannten" (der Nervenkrankheiten) „nicht noch mit Unzuverlässigem zu vergrößern." Oppenheim betonte weiter in seinem Vorwort, daß sein Streben darauf gerichtet war, „den Forderungen der Praxis in erster Linie Rechnung zu tragen" und dabei neben Handbüchern der Nervenheilkunde vor allem eigene klinische Erfahrungen und Beobachtungen zugrunde zu legen und sich vor dem „gefährlichen Übel der Kritiklosigkeit" zu hüten. Auch hier-

---

14 31. 12. 1857 laut Geburtsregister der Stadt Warburg/Westfalen (H. Selbach 1978, unveröffentlichtes Vortrags-Manuskript), 01. 01. 1858 laut Oppenheims eigenen Personalangaben.
15 Zülch 1987
16 Oppenheim 1898

bei trifft er sich mit seinem großen Vorgänger Romberg, der im Vorwort von 1840
betont hatte, daß bei ihm „die Bilder der einzelnen Krankheiten, soweit eigene Beobachtung reicht, der Natur entnommen sind", und dann beschwörend hinzufügte:
„Mein Wunsch ist, daß Praktiker, welche aufgeschichtete Formeln entbehren können, Nutzen aus den folgenden Untersuchungen ziehen." Im Vorwort der 2. Auflage
von 1851 warnte er vor spekulativen „Irrwegen" und geißelte die kritiklose „Erklä-
rungssucht" und die „Deuteleien" seiner Kollegen und verwies stattdessen unnachgiebig auf die pathologische Anatomie und die junge aufbrechende Chemie.

Die „Seelenverwandtschaft" der beiden klinischen Forscher und Lehrbuchautoren ist
jedenfalls unübersehbar. Als Oppenheim sein Lehrbuch schrieb, war eine riesige
Fülle neuer und gesicherter naturwissenschaftlicher Erkenntnisse für die Neurologie
hinzugekommen. Der Augenspiegel (Helmholtz, 1850) und der Reflexhammer waren selbstverständliches diagnostisches Handwerkszeug geworden. Die Reflexlehre
(Muskeldehnungsreflexe) war von seinem Lehrer Carl Westphal (1833–1890) hier
an der Charité gemeinsam mit dem Heidelberger Wilhelm Erb (1840–1929) erarbeitet worden. Viele neurologische Erkrankungen und Syndrome waren patholo-
gisch-anatomisch aufgeklärt. Mit dem dramatischen Aufschwung der Infektiologie
im Gefolge der Entdeckungen von Robert Koch (1843–1910), insbesondere ab
1882 (Entdeckung des Tuberkulose-Erregers) ließen sich auch viele entzündliche
neurologische Erkrankungen sicherer diagnostizieren und zunehmend auch bezüglich ihres Erregers identifizieren. Dies betrifft besonders auch die Syphilis, die Poliomyelitis und die Meningitiden. 1891 hatte dann H. Quincke die Technik der Lumbal-
punktion entwickelt (zunächst als Therapie gegen den kindlichen Hydrocephalus)
und im Gefolge davon die zytologische und chemische Analyse auch des Liquors.
Dabei fällt allerdings auf, daß der skeptische Oppenheim die Liquordiagnostik in seinem Lehrbuch von 1898 nur kurz und beiläufig erwähnt und ihr keinen wesentlichen diagnostischen Wert zuerkennt. Oppenheim selbst war vor allem ein Meister
der neurologischen Untersuchungstechnik und der rein klinischen Diagnostik und
war ebenso wie Romberg ständig bemüht, klinische und neuropathologische Befunde zu korrelieren. Dieses Grundkonzept beherrscht sein ganzes Lehrbuch in allen
Auflagen. Oppenheim hat sozusagen Rombergs „physiologisches Princip" durch ein
„anatomisches Prinzip" oder besser klinisch-neuropathologisches Prinzip ergänzt.

Die Gliederung seines Lehrbuchs von 1898,[17] das ich im wesentlichen durchgese-
hen habe, ist anders als die von Romberg, nämlich eindeutig an der anatomischen
Struktur orientiert. Der spezielle Teil ist gegliedert in die Krankheiten des Rückenmarks, der peripheren Nerven, des Gehirns sowie in je ein Kapitel über die „Neurosen" und über die Erkrankungen des Sympathikus einschließlich der Angioneurosen
und Trophoneurosen. Hier erinnert er wieder an Rombergs Prinzipien. Das Buch

17 Oppenheim 1898

schließt mit einem Kapitel über die Intoxikationen des Nervensystems. Vorausgeschickt ist ein allgemeiner Teil mit Kapiteln über Untersuchungstechnik und allgemeine Symptomatologie. Das Buch umfaßt knapp 1.000 Seiten. Es stellt in seiner Grundstruktur das Urmuster aller nachfolgenden Lehrbücher der Neurologie bis zum heutigen Tage dar. Beim Lesen kommt einem fast alles irgendwie vertraut vor, die heutigen Lehrbücher unterscheiden sich von diesem Buch nicht so sehr prinzipiell, sondern mehr durch neue Details der Krankheitslehre und vor allem die neuen apparativ-diagnostischen und therapeutischen Möglichkeiten unserer Zeit. Dieser „Oppenheim" war ähnlich wie sein Vorgänger, der „Romberg", sofort die Bibel der deutschen Neurologen, die sich in sieben deutschen Auflagen fortschrieb sowie in drei englischen Ausgaben und Übersetzungen ins Russische, Spanische und Italienische. Mit diesem Buch, das für fast ein halbes Jahrhundert zum Standardwerk der Neurologie wurde, erfolgte quasi die zweite Grundlegung der modernen klinischen Neurologie, und Oppenheim wurde mit diesem „Renner" der bekannteste deutsche Neurologe und international führender Vertreter unseres Fachgebietes. Nonne nannte ihn 1919 gar den „Praeceptor mundi" der Neurologie.

Das Buch faßte das damalige klinisch-neurologische Wissen zusammen, stellte es praxisorientiert und systematisch geordnet vor und wurde der Leitfaden der neurologischen Kliniker. Selbstverständlich stützte es sich nicht allein auf Oppenheims enorme klinische und neuropathologische Erfahrung, sondern auch auf Forschungsergebnisse und Wissen seiner neurologischen Zeitgenossen, wie zum Beispiel W. Erb, A. Goldschneider, L. Edinger, H. Nothnagel oder auch der Grundlagenforscher R. Virchow und H. Helmholtz oder E. H. Du Bois Reymond. Wichtiges Vorbild für Oppenheim war besonders sein Lehrer Carl Friedrich Otto Westphal (1833–1890), der ja gemeinsam mit Erb die Muskeldehnungsreflexe entdeckte und diagnostisch verfügbar machte (das „Kniephänomen") und wichtige neuropathologische Publikationen, besonders auch im Bereich von Rückenmark und Hirnstamm, verfaßt hatte. Gleichwohl war das Buch eine einmalige und genialische Leistung von Oppenheim, die den Weg zur modernen klinischen Neurologie unserer Tage eröffnete und fundierte.[18] Wegen der Fülle der neu hinzugekommenen Erkenntnisse erwähnt Oppenheim Romberg nur noch selten. Andererseits findet man in der Buchauflage von 1898 (durchaus merkwürdig für den Rationalisten Oppenheim) viele Aspekte, die bis in die Zeit vor Romberg verweisen, sozusagen als Relikte der vorwissenschaftlich humoralpathologischen oder auch der romantischen Medizin. So empfiehlt Oppenheim bei Meningitis unter anderem „örtliche Blutentziehungen am Processus mastoideus" oder beim Status epilepticus, wenn die anderen Mittel versagen, auch einmal den Aderlaß. Bei seiner Hysteriebeschreibung rät er, zur Kupierung des großen hysterischen Anfalls lokalen Druck auf die Ovarien auszuüben, was den Verdacht

---

18 Holdorff 1998, 1999

aufkommen läßt, daß er die alte „Unterleibstheorie" der Hysterie noch nicht ganz abgelegt hatte. Den hysterischen Anfall könne man außerdem durch Vorhalten eines „Magneten" beenden, was sich wie ein Nachklang des Mesmerschen tierischen Magnetismus anhört. Sogar das uralte humoralpathologisch begründete „Haarseil" (einer ständig mit einem Seil offengehaltenen Hautwunde zur Ableitung krankmachender Säfte) applizierte er noch in den Nacken von Patienten, die an Aphonie litten (S. 767). Mit der Nennung dieser kleinen Schwächen mag es aber sein Bewenden haben.

Oppenheim hat die Entwicklung der Neurologie als eigenständiges Fach auch durch andere unermüdliche Aktivitäten gefördert:[19]
Er hielt ab 1886 für den erkrankten Westphal die akademischen Vorlesungen in Berlin. Nach seinem enttäuschten Ausscheiden aus der Charité (auch ihm war wie Romberg als Jude 1891 die Ernennung zum außerordentlichen Professor verweigert worden) gründete er 1891 eine eigene neurologische Poliklinik, die sich zu einem international renommierten neurologischen Zentrum entwickelte. 1893 wurde er schließlich „Titular"-Professor, sein von der Fakultät einschließlich Rudolf Virchows und Ernst von Bergmanns unterstütztes Gesuch auf Ernennung zum außerordentlichen Professor wurde jedoch vom preußischen Ministerialdirigenten Althoff ebenfalls abgelehnt, so daß Oppenheim 1902 auch seine Dozentur an der Universität niederlegte.

Gleichwohl initiierte er die Gründung der „Gesellschaft Deutscher Nervenärzte" und ließ sich 1907 zum Vorsitzenden der „Berliner Gesellschaft für Psychiatrie und Nervenkrankheiten" wählen. 1912 war er auch Präsident der „Gesellschaft Deutscher Nervenärzte". Ab 1908 förderte er nachdrücklich die Einrichtung selbständiger neurologischer Abteilungen (unabhängig von der Psychiatrie). Oppenheim ist gemeinsam mit Ernst von Bergmann und vor allem mit dem kongenialen Fedor Krause auch einer der Geburtshelfer der Neurochirurgie geworden, wozu ihm vor allem seine exzellente, fast noch ganz apparatelose Lokalisationsdiagnostik verhalf (Tumordiagnostik). Er förderte weiterhin die Elektrodiagnostik der Muskel- und Nervenkrankheiten und bezog auch bald die neu entwickelte Röntgendiagnostik ein, blieb aber trotzdem immer und vor allem ein Meister der differenzierten klinisch-neurologischen Diagnostik am Krankenbett.

Bei allem Weltruhm, den er schließlich genoß, und auch der Tatsache, daß er „der unbestrittene Führer der deutschen Neurologie" war (A. Simsons 1919 beim Tode Oppenheims), kann man nicht über Oppenheim sprechen, ohne seine problematische Verstrickung in seine „traumatischen Neurosen" zu erwähnen. Er hatte den auf Cullen zurückgehenden Begriff „Neurose" wie Romberg ganz selbstverständlich benutzt, jetzt aber, um Funktionsstörungen des Nervensystems zu beschreiben, bei de-

19 Holdorff 1998, 1999

nen kein erkennbares morphologisches Korrelat vorlag. 1892 war die Erstauflage seiner Monografie „Die traumatischen Neurosen" erschienen. In seinem Lehrbuch von 1898 (und ähnlich auch noch in der sechsten Auflage von 1913) verwendet er etwa 250 Seiten allein für das Kapitel „Neurosen", die er unterteilte in: Hysterien, Neurasthenien, Angst- und Zwangssyndrome, traumatische Neurosen, Hemicranien und andere Kopfschmerzen, Schwindelsyndrome, Glossodynie, Epilepsien, Eklampsien und die lokalisierten Muskelkrämpfe einschließlich der Tetanie, choreatischen Syndromen und schließlich auch des Parkinson-Syndroms. Hierbei erinnert er wieder an die Systematik Rombergs. Hinzu kommen noch weitere 40 Seiten „Angio- und Trophoneurosen" bzw. Erkrankungen des Sympathikus, zu denen er auch Sklerodermie, Akromegalie und Schilddrüsenerkrankungen zählte. Problematisch und Hauptgrund für die erheblichen Kontroversen mit anderen führenden deutschen Neurologen (Bonhoeffer, Nonne, Gaupp, Lewandowsky und andere) waren Oppenheims Vorstellungen zur organischen Pathogenese (nicht Verursachung!) der traumatischen Neurosen und den ihnen verwandten Hysterien und Neurasthenien. Oppenheim war von der Wirksamkeit eines „molekularen", also organischen Hirnprozesses bei den Neurosen und den von ihm hinzugezählten „Kriegszitterern" des Ersten Weltkriegs überzeugt und wird seit den scharfen öffentlichen Auseinandersetzungen in der „Berliner Gesellschaft für Psychiatrie und Nervenkrankheiten" 1915 und vor allem auf der Jahrestagung der „Gesellschaft Deutscher Nervenärzte" in München 1916 bis heute als der große uneinsichtige und tragische Verlierer betrachtet.[20] Dies muß man heute meines Erachtens teilweise korrigieren; ich will das versuchen.

Zunächst einmal ist es unstrittig, daß Oppenheim die „thymogene" und „ideogene", also psychogene Ätiologie der Neurosen nicht nur nicht geleugnet, sondern nachdrücklich vertreten hat. Seelische Erschütterungen, Schreck, „Shok", schwerwiegend gestörte Familiensituationen und soziale und finanzielle Probleme werden von ihm genannt. Auch die neuen Konzepte von Sigmund Freud und Joseph Breuer hatte er akzeptiert, hielt allerdings die sexologischen Explikationen der beiden Autoren für „übertrieben". Bei seinen traumatischen Neurosen (infolge von Kriegseinwirkungen oder von mechanischen Traumen ohne Hirnverletzung) hielt er einen mechanisch-traumatischen zusätzlichen (!) Ursachenfaktor für wichtig und wirksam. Im übrigen empfahl er therapeutisch neben Medikamenten und Physiotherapie ganz vorrangig die Psychotherapie und auch die Hilfestellungen bei der Bewältigung sozialer Probleme seiner Kranken, um ihnen aus ihrer „unglücklichen Lage" herauszuhelfen. Oppenheim sagt auf Seite 764 seines Lehrbuches wörtlich: „Den Kern der Behandlung bildet die Psychotherapie" und damit die energische Bekämpfung der eigentlichen „Causa movens". Ansonsten seien zum Beispiel Menschen mit Kriegsneurosen

20 Oppenheim 1916

nicht schuldig, sondern krank. Mit dieser humanistischen Grundhaltung setzt er sich durchaus wohltuend ab etwa von seinem Gegner Lewandowsky, der in diesem Zusammenhang gar von „Volksschädlingen" sprach, „die die Wehrkraft schädigten".

Traditionell unterschied auch Oppenheim die psychischen von den „materiellen" Erkrankungen, aber offensichtlich konnte er sich die Psycho-Neurosen (Hysterien usw.) und die Psychosomatosen nicht ohne materielles Substrat im Gehirn vorstellen, wenigstens in der Form von „molekularen Veränderungen im centralen Nervensystem und insbesondere in der Hirnrinde" (Seite 756 des Lehrbuchs von 1898). Eine „anatomische Grundlage im gewöhnlichen Sinne des Wortes" finde man zwar nicht, aber Oppenheim bleibt unnachgiebig in seinem Standpunkt und sagt weiter: „Es muß sich um eine Steigerung der feinen Differenzen in der Organisation des centralen Nervensystems handeln, welche schon bei Gesunden angenommen werden müssen, um die Unterschiede in der Erregbarkeit der verschiedenen Personen, Geschlechter, Racen zu erklären." Diese Feststellungen sind zweifellos nicht falsch. Selbstverständlich spielt sich Psychisches und Neurotisches im Gehirn ab, wo denn sonst, es gibt keinen hirnlosen Geist und keine freischwebende Seele, wenn man einmal von religiösen Kategorien absieht. Wir können heute in komplexen EEG-Analysen und PET-Untersuchungen und dynamischen Kernspinuntersuchungen alle möglichen seelischen Regungen, Stimmungen, Affekte und kognitiven Abläufe elektrophysiologisch und biochemisch als korrespondierende lokale Aktivitätsänderungen und Parallelvorgänge „abbilden" und „objektivieren". Selbstverständlich gibt es Unterschiede („feine Differenzen") zwischen psychisch Gesunden einerseits und Gesunden und neurotisch Kranken andererseits in der Organisation ihrer cerebralen Regelkreise und beim Spiel ihrer Transmitter, Hormone und anderen biochemischen Substanzen des Gehirns. Selbstverständlich verändert andererseits Psychotherapie diese Hirnfunktionen im positiven Sinne. Hier irrte also Oppenheim keineswegs, er hatte sich nur mit seinen ähnlich verbissen kämpfenden Gegnern in gewissen Sackgassen von Nebenwegen verrannt, und er war dann irgendwann auch nicht mehr „in", so daß er sich verbittert zurückzog und früh starb.

All dies schmälert seine Bedeutung nicht, auch sein großer Vorgänger Romberg hat sich hier und da erheblich geirrt oder auch verirrt. Es bleibt die enorme Lebensleistung beider Forscher und Kliniker zu würdigen und festzuhalten, die Tatsache vor allem, daß sie mit ihrer Arbeit und ihren diese Arbeit zusammenfassenden Lehrbüchern zu den wichtigsten Gründervätern und wegweisenden Schrittmachern auf dem langen Weg von der romantischen Medizin zur modernen Neurologie wurden. Heute muß man dann noch hinzufügen, daß hier in Berlin Hans Schliack und Manfred Wolter die neurologischen „roten Fäden" von Romberg und Oppenheim aufgegriffen, weitergesponnen und fortentwickelt haben und so auch, wie die beiden neurologischen Vorfahren, Lehrer und Vorbilder von uns wurden.

Literatur

Bell, Ch.: The nervous system of the human body. London 1830. Übersetzung durch M. H. Romberg: Bells physiologische und pathologische Untersuchungen des Nervensystems. Berlin 1832.

Günzel, K.: Die deutschen Romantiker. Zürich 1995.

Holdorff, Bernd: Hermann Oppenheim (1858 bis 1919) In: H. Hippius, H. Schliack (Hrsg.): Nervenärzte. Stuttgart 1998.

Holdorff, B.: Hermann Oppenheim (1858–1919) und Max Lewandowsky (1876–1918) – Ein Vergleich. In: Schriftenreihe der Deutschen Gesellschaft für Geschichte der Nervenheilkunde. Bd. 5 (1999) 37–49.

Huch, R.: Die Romantik. Bd. II, Leipzig 1913.

Jacon, W. G.: (Hrsg.): Schelling, F. W. J.: Einleitung zu einem Entwurf eines Systems der Naturphilosophie. Stuttgart 1988.

Jaeckel, G.: Die Charité. 4. Aufl., S. 183–201. Frankfurt/Main, Berlin 1992.

Leibbrand, W.: Romantische Medizin. Hamburg, Leipzig 1937.

Oppenheim, H.: Lehrbuch der Nervenkrankheiten. 2. Aufl., Berlin 1898.

Oppenheim, H.: Zur Frage der traumatischen Neurose. Dtsch. Med. Wschr. 42 (1916) 1567–1570.

Romberg, M.H.: Lehrbuch der Nervenkrankheiten des Menschen. Berlin 1840–1846, 2. Aufl. 1851.

Schiffter, R.: Moritz Heinrich Romberg – Der Begründer der Neurologie. Akt. Neurol. 23 (1996) 131–133.

Schiffter, R.: Moritz Heinrich Romberg. Er schuf das Fundament der Neurologie. Frankfurt/Main 1998.

Schubert, H. G.: Ansichten von der Nachtseite der Naturwissenschaft. Dresden 1808.

Shryock, R. H.: Die Entwicklung der modernen Medizin. Stuttgart 1940.

Vordtriede, W. (Hrsg.): Achim und Bettina in ihren Briefen. Briefwechsel von Achim von Arnim und Bettina Brentano. Frankfurt/Main 1988.

Zülch, K.-J.: Die geschichtliche Entwicklung der deutschen Neurologie. Berlin, Heidelberg, New York, London, Tokyo 1987.

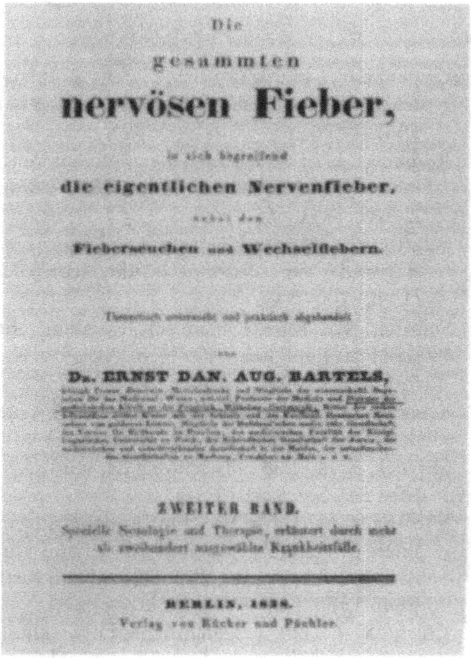

Abb. 30 Ein Lehrbuch der inneren Medizin
von 1838

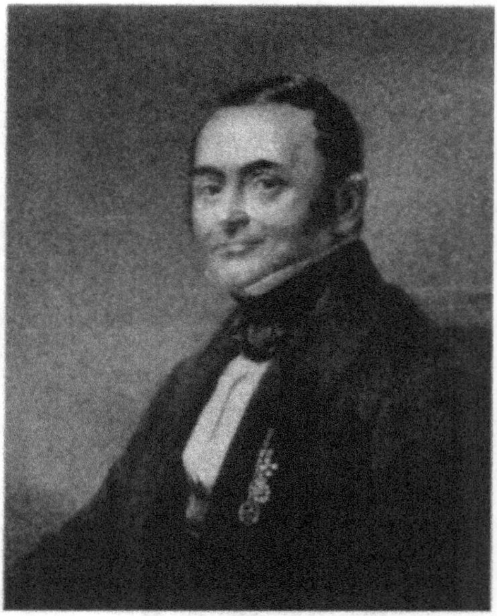

Abb. 31 Moritz Heinrich Romberg
(1795–1873)

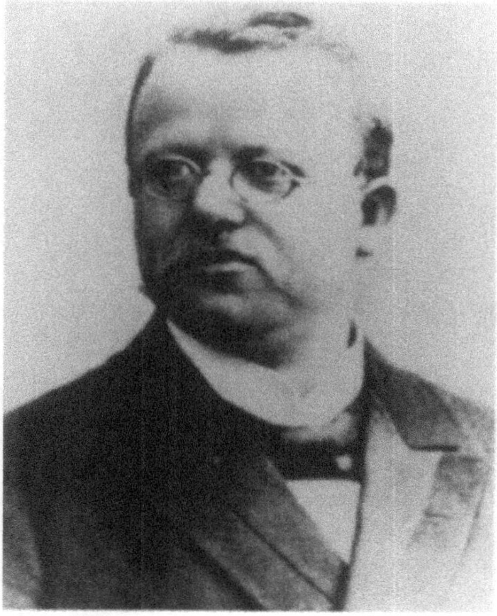

Abb. 32 Hermann Oppenheim (1858–1919)

Neurologie an der Charité zwischen medizinischer und psychiatrischer Klinik

Volker Hess und Eric J. Engstrom

Der Plot dieser Story ist gut bekannt.[1] Dem Diktum von Wilhelm Griesinger (1817–1868) folgend, daß psychische Krankheiten vor allem als Krankheiten des Gehirns anzusehen seien,[2] erschloß sich die Psychiatrie in der zweiten Hälfte des 19. Jahrhunderts ein neuropathologisches Forschungs- und Arbeitsfeld. Dieses verteidigte sie nicht nur gegen den heftigen Widerstand der Internisten. Es gelang ihr in der Folge auch, den neu erworbenen Kompetenzanspruch mit der Abtrennung besonderer neurologischer Abteilungen nach außen hin sichtbar zu manifestieren. Schließlich wurde die Neurologie als klinisches Lehrfach allen Anfeindungen zum Trotz an den psychiatrischen Universitätskliniken beheimatet und institutionalisiert, wo sie sich erst nach dem zweiten Weltkrieg aus der einnehmenden Umarmung der Psychiatrie befreien konnte.[3]

Wir wollen diese Erfolgsgeschichte gar nicht in Frage stellen. Stattdessen werden wir im folgenden zunächst einzelne Eckpunkte dieser Auseinandersetzung rekapitulieren, um die fachhistorische Perspektivität dieser Erfolgsstory aufzuzeigen. Anschließend möchten wir die Konfliktlinien in Berlin nachzeichnen, wobei wir den bekannten Streit keineswegs nur um einige lokale und vielleicht ortspezifische Details ergänzen möchten.[4] Vielmehr kann der Verlauf solcher Auseinandersetzungen – und vor allem die Art und Weise, wie sie schließlich entschieden wurden – eine andere Perspektive auf das umstrittene Verhältnis zwischen Innerer Medizin und Neurologie eröffnen. Diese werden wir abschließend mit Joachim Radkaus These vom nervösen Zeitalter kontrastieren und zur Diskussion stellen.

---

1 Für hilfreiche Hinweise und Unterstützung danken wir Heinz-Peter Schmiedebach (Greifswald).
2 Griesinger 1861, S. 1
3 Vgl. zusammenfassend Pantel 1993b, S. 96 sowie die dort angegebene Literatur.
4 Zur Charité als Austragungsort divergierender Interessenskonflikte vgl. die Beiträge zum Schwerpunktthema „Zwischen Wissens- und Verwaltungsökonomie. Zur Geschichte des Berliner Charité-Krankenhauses im 19. Jahrhundert" 2000.

I

Mit dem programmatischen Diktum Griesingers bekannte sich die Psychiatrie nicht nur rhetorisch zur naturwissenschaftlichen Medizin. Sie übernahm mit der anatomisch-pathologischen Orientierung auch ein methodisches Repertoire wie Mikroskopie, tierexperimentelle Läsionsversuche und systematische Autopsien. Die enge Verschränkung von klinischer Beobachtung und Labortechniken dokumentierte sich eindrücklich in dem thematischen Shift der psychiatrischen Vorträge – ob im südwestdeutschen psychiatrischen Verein oder der Berliner medicinisch-psychologischen Gesellschaft.[5] Bald folgte die Abtrennung besonderer neurologischer Abteilungen, die die klinische Psychiatrie aus der Isolierung einer reinen Anstaltspsychiatrie herausführte und zugleich den Anschluß an die wissenschaftliche Entwicklung anderer Disziplinen versprach. Ab den 1880er Jahren wurden schließlich viele regionalen und nationalen Fachgesellschaften umbenannt und führten nun auch die Bezeichnung Neurologie oder Nervenkrankheiten im Titel. Seit Anfang der 1880er Jahre formierte sich jedoch zunehmend Widerstand von der Seite der medizinischen Klinik, einen, wie es hieß, integralen Teil der klinischen Medizin preiszugeben.

Die einzelnen Argumente dieses 1904 bis 1905 offen ausgetragenen Konflikts hat Johannes Pantel unlängst zusammengetragen.[6] Anatomisch-pathologisch markierte das Rückenmark das umstrittene Grenzgebiet zwischen einer internistischen Neurologie und einer psychiatrischen Nervenheilkunde. Periphere Nervenläsionen, Rückenmarkskrankheiten und vasomotorisch-trophische Neurosen, selbst Apoplex und Gehirntumore gehörten für Internisten wie beispielsweise Wilhelm Erb zu den unstrittigen Gebieten der Inneren Medizin.[7] Die Psychiater hingegen bezweifelten die Kompetenz der Internisten, bei der rapide fortschreitenden Spezialisierung und Diversifizierung der Inneren Medizin das neurologische Stoffgebiet noch adäquat in Forschung und Lehre vertreten zu können. Für die Psychiatrie hingegen sei essentiell, wie Eduard Hitzig 1891 eindringlich betonte, „die mannigfaltigen Krankheiten des Rückenmarks und Gehirns, welche sich mit Geistesstörungen vergesellschaften, [nicht] erst dann zu Gesicht zu bekommen, wenn der Irrsinn da" sei, sondern bereits die frühen Stadien dieser Erkrankungen kennen und behandeln zu lernen.[8]

Anscheinend ging es allein darum, ob die Internisten oder die Psychiater für die klinische Vertretung neurologischer Erkrankungen ausreichend qualifiziert und für den zu erwartenden wissenschaftlichen Fortschritt besser gerüstet seien. Tatsächlich aber drehte sich die Debatte weniger um abstrakte Forschungsziele oder konzeptionelle

---

5 Schmiedebach 1986, S. 27
6 Pantel 1993 b, S. 96, Pantel 1993 a, S. 144–156
7 Erb 1905, S. 391 f.
8 Hitzig 1891, S. 129

Differenzen, sondern um ganz konkrete Dinge. Für die Internisten waren die Ansprüche der Psychiater nur ein Versuch, wie es zeitgenössisch hieß, am „Nervenmaterial" der medizinischen Klinik zu partizipieren. Die Psychiater hingegen wollten nicht, sich „auf reines Irrenanstaltsmaterial" beschränken lassen.[9] Es ging eigentlich also um die Verteilung des neurologischen Krankengutes. Und die war, wie es Bernhard Naunyn klarsichtig formulierte, allein „eine Machtfrage".[10]

Bevor wir diese Machtfrage aber weiterverfolgen, ist es notwendig, kurz auf die Situation an der Berliner Charité einzugehen.[11] Auch hier war der Streit um die neurologischen Kranken zugleich eine Frage der disziplinären Abgrenzung.

II

Als das Ministerium 1864 mit Wilhelm Griesinger in Berufungsverhandlungen trat, hatte dieser recht gute Karten. Der von der medizinischen Fakultät favorisierte Anstaltspsychiater Karl August von Solbrig hatte eben den Ruf nach Berlin abgelehnt, da es hier keine selbständige Irrenanstalt, sondern nur die den Zwängen eines öffentlichen Krankenhauses ausgesetzte Irrenabteilung der Charité gab. Griesinger konnte somit nicht nur durchsetzen, daß ihm auch die Leitung der Universitäts-Poliklinik übertragen wurde, sondern er konnte auch – gegen den Widerstand der Charitéverwaltung – die Einrichtung einer besonderen Abteilung für Nervenkranke erreichen.[12] Die Aufteilung der bisherigen Abteilung für Geisteskranke in eine psychiatrische und Nervenklinik setzte zum einen Griesingers Konzept institutionell um. Zum anderen aber war und blieb die neugeschaffene Abteilung zugleich mit der medizinischen Klinik verbunden – wenn auch nicht in administrativer, so doch in wissenschaftlicher und räumlicher Hinsicht.

Die Charité-Direktion sah sich nämlich nicht in der Lage, die gewünschte Abteilung in der psychiatrischen Station einzurichten. Mit Rücksicht auf den öffentlichen Ruf der Anstalt wollte sie nach Möglichkeit jede Öffnung des sogenannten neuen Charité-Gebäudes für Publikumsverkehr – seien es Angehörige oder Studenten – unterbinden.[13] Der 1835 eröffnete Neubau glich nicht nur äußerlich eher einem Gefängnisbau – er beherbergte auch all diejenigen Kranken, die einer besonderen Disziplin

9   Hoche 1905, S. 395
10 Naunyn 1905, S. 393
11 Zur Charité-Geschichte im 19. Jahrhundert siehe Engstrom, Hess 2000 sowie Schneck, Lammel 1995, Die Festschriftsliteratur zur Geschichte der Berliner Neurologie ist zahlreich; vgl. exemplarisch Luther, Wirth, Donalies 1982, S. 275–290. Für Überblick und Diskussion der aktuellen Forschungsliteratur siehe Engstrom, Hess 2000, S. 7–19
12 Vgl. Sammet 2000 b, S. 146–172, Sammet 2000 a
13 Vgl. Hess 2000, S. 73–92

und Kontrolle unterstanden – die Geisteskranken, die Syphilitischen und die Kranken aus den Berliner Gefängnissen. Daher wurde die neu zu errichtende Nervenabteilung von der psychiatrischen Klinik separiert und im nordwestlichen Flügel der alten Charité untergebracht. Dort stand sie mit der inneren Abteilung in nächster Nähe.

Nicht nur räumlich partizipierte die neue Nervenklinik an den medizinischen Kliniken. Griesinger erhob auch Anspruch auf ihre Patienten. Bei seiner Berufung ließ er sich von ministerieller Seite das Recht eines „Aufnahmetages" zusichern. Dieser Aufnahmetag spielte eine ganz zentrale Rolle bei der Verteilung von Patienten. Daher ist es unumgänglich, kurz auf die Aufnahmeprozedur der Charité einzugehen.[14] Im Gegensatz zu heute erfolgte die eigentliche Aufnahme in das Krankenhaus nämlich weitgehend ohne ärztliche Mitwirkung – vor allem unter der Frage der Kostenträgerschaft. Ein besonderer Aufnahmearzt war 1847 abgeschafft worden – da, so argumentiert eine Verwaltung, „die Bestimmung der zuständigen Krankenabtheilung auch für einen Nichtarzt keine Schwierigkeiten darbietet".[15] Erst auf der jeweiligen Abteilung erfolgte eine Aufnahmeuntersuchung und die weitere Verteilung der neuaufgenommenen Kranken auf einzelne Stationen. So teilten sich auf der inneren Abteilung nach einem mühsam ausgehandelten Verfahren die beiden Medizinischen Kliniken alternierend das Recht der ersten Auswahl, um sich aus dem Gros der Kranken die für Unterricht und Forschung geeigneten auszuwählen – die nicht zur klinischen Verwendung geeignet befundenen Kranken verblieben auf den inneren Stationen. Ohne diesen Aufnahmetag wären Griesinger für seine neurologische Klinik allein jene Kranken zur Verfügung gestanden, die auch für einen Verwaltungsbeamten erkennbar zu den Geisteskranken zählten oder die keine klinische „Brauchbarkeit" für die medizinische Klinik besäßen. So erhielt aber Griesinger Zugriff auf das sogenannte „Nervenmaterial" der Medizinischen Kliniken.

Darüber hinaus verlieh der Aufnahmetag der eigentlich alten Institution der Poliklinik eine ganz neue Bedeutung. Griesinger hatte zwar die ihm übertragene Medizinische Poliklinik schon bald mit Hinweis auf seine Arbeitsüberlastung abgegeben. Möglicherweise war die verpflichtende – und zugleich beschränkende – Einbindung dieser Poliklinik in die kommunale Fürsorge, wo zwei Armenbezirke versorgt werden mußten,[16] der eigentliche Grund. Griesingers Nachfolger Carl Westphal (1833–1890) gelang es jedenfalls, eine eigene Poliklinik für Nervenkranke zu etablieren. Nicht nur der hohe Durchsatz von möglicherweise neurologisch Erkrankten

14 Vgl. Hess 2000 b
15 Esse 1850, S. 540; vgl. ferner den Bericht der Charité-Direktion vom 1. März 1847, GStA PK, Rep. 76, VIII D, Nr. 117, Bl. 105–121.
16 Senator 1910, S. 1879–1881. Zu Struktur und Organisation des Berliner Armenwesens siehe Münch 1995

machte diese Einrichtung interessant. Als spezialisierte Anlaufstelle umging und ergänzte die Ambulanz zugleich die restriktiven Aufnahmebedingungen und klinischen Selektionsmechanismen in eleganter Weise. Wenn man den Kranken nämlich
einschärfte: Kommen Sie am Samstag – also dann, wenn der neurologische Kliniker
seinen Aufnahmetag hatte, dann konnte man besonders interessante Kranke nicht
nur sehen, sondern sie in der Aufnahmestube der inneren Abteilung an der Konkurrenz der anderen Kliniker vorbei auch in die eigene Klinik schleusen.[17]

An der Charité war die Herausbildung eines disziplinären Wissens somit eng an die
Teilhabe der klinischen Selektion verknüpft.[18] Die materielle Grundlage für die Herausbildung und Disziplinierung eines neurologischen Wissens bildete die Verfügung
über geeignete Patienten. Erst mit der gezielten Auswahl und Konzentration von für
geeignet erachteten Kranken ließ sich die räumliche Abtrennung einer neurologischen Klinik auch inhaltlich füllen.

Aber auch die Medizinische Klinik bemühte sich um die neurologischen Kranken.
Früher hatte bereits Ernst von Leyden (1832–1910) eindrücklich demonstriert, in
welcher Weise sich das „Nervenmaterial" der medizinischen Kliniken für neuropathologische Untersuchungen eignete. Er war 1860 als Stabsarzt auf die Propädeuti-
sche Klinik abkommandiert worden, um sich für den höheren Dienst an der Wissenschaft zu qualifizieren. Von Ludwig Traube (1818–1876) „in das Tierexperiment
eingeweiht",[19] hatte Leyden dessen geschickte Kombinationsweise experimenteller
und klinischer Fragestellungen übernommen und sich 1863 mit einer Arbeit über
die Graue Degeneration der hinteren Rückenmarksstränge habilitiert.[20] Der Anlaß
für die Erschließung dieses Arbeitsfeldes war die große Zahl geeigneter Patienten, wie
sich Leyden später in seiner Autobiographie erinnert. Da sich Traube damals zu einseitig den Herz- und Atmungskrankheiten gewidmet habe, „wurden die Nervenkranken, die auf seiner Abteilung lagen, weniger besucht und gefördert. Das mag
vielleicht der Grund gewesen sein, daß ich mich ganz besonders zu dem Studium der
Nervenkrankheiten hingezogen fühlte".[21]

Etwas später hatte Friedrich Theodor Frerichs (1819–1885) als Generalarzt bereits
während des Deutsch-Französischen Krieges Eduard Hitzig (1838–1907) ermöglicht, seine tierexperimentell erarbeiteten Thesen über die topische Organisation der
Großhirnrinde an kopfverletzten Soldaten zu untermauern. Nach dem Krieg wollte
Hitzig den Zusammenhang zwischen elektrischer Stimulierung und der darauf fol-

---

17 Vgl. Engstrom 1997, S. 279–80, Engstrom 2000, S. 183–87, Hess 2000 b
18 Vgl. hierzu Engstrom 2000
19 Leyden 1910, S. 77
20 Leyden 1863; zur Auseinandersetzung um die Tabes dorsalis siehe Schmiedebach 1995,
    S. 220–228.
21 Leyden 1910, S. 77

genden Zuckung weiter untersuchen. Mit Zustimmung Frerichs wandte er sich im
August 1872 an das Kultusministerium, ihm in der Medizinischen Universitätsklinik bitte doch eine eigene elektro-therapeutische Abteilung einzurichten.[22] Nur so
sei ihm möglich, wie er schrieb, „eine Controlle der vergängigen Untersuchungen
und ärztlichen Behandlung durch Leichenöffnung eintreten zu lassen, eine empfind-
liche Lücke", die nur durch Nutzung klinischer Patienten zu schließen sei.[23] Diesen
Argumenten konnte sich das Kultusministerium nicht widersetzen und stimmte zu.
Anfang 1873 bekam jedoch Westphal Wind von der geplanten Station. Umgehend
wandte er sich – und zwar sowohl über die Medizinische Fakultät als auch direkt –
an das Kultusministerium und drängte vehement auf Rücknahme der gemachten
Zusage. Die geplante Station, so Westphal, stelle seine neurologische Klinik grundsätzlich in Frage, da sie der Einrichtung einer zweiten neurologischen Abteilung
gleichkomme. Zudem verfüge die neurologische Klinik bereits über ein umfangreiches elektro-therapeutisches Instrumentarium. Es bestünde somit keinerlei Notwendigkeit, in Konkurrenz eine neue Abteilung einzurichten.

Als entscheidendes Argument führte Westphal aber keineswegs die Gefahr einer institutionalisierten Konkurrenz ins Feld, sondern deren potentielle Teilhabe an den
Patienten: Jede Schmälerung des auf Westphals Klinik aufzunehmenden „Materials"
gefährde Lehre und Forschung. Dieser Bedrohung des psychiatrisch-neurologischen
Unterrichts hatte das Ministerium nichts entgegenzusetzen. Es gab Westphals Drän-
gen nach und zog die bereits erteile Zusage an Hitzig zurück.

Die ministerielle Förderung einer psychiatrischen Neurologie wurde auch in den folgenden Jahren deutlich. Da die Aufnahme und Versorgung der Berliner Geisteskranken ein beständiger Zankapfel zwischen Stadt und Charité blieb, hatte Westphal
das Ministerium bedrängt, neue Bedingungen für deren Behandlung mit der Stadt
auszuhandeln. Da diese jedoch am Widerstand der Charitéverwaltung scheiterten,
forderte Westphal stattdessen 16 Freibetten für seine Abteilung – also Betten, über
deren Belegung allein der Kliniker entschied. Westphal erbat sich diese Betten allerdings nicht allein für die psychiatrische Klinik, der durch die städtische Irrenversor-
gung die Patienten abhanden kamen. Er wollte die Hälfte dieser Freibetten für seine
neurologische Klinik haben – und als die Charité-Direktion gegen diese hohe Anzahl der Freibetten Einsprüche erhob, stellte Westphal allein die Zahl der psychiatrischen Freistellen zur Disposition. Für die Nervenklinik insistierte er hingegen auf
seiner Forderung, daß acht Freibetten notwendig seien.

22 Zu den Details der Auseinandersetzung um diese Abteilung siehe Engstrom 1997
    (wie Anm. 17), S. 273–274 und Engstrom 2000 (wie Anm. 17), S. 185–186
23 Schreiben Hitzig an das MgUMA, 12.8.1972, UAHUB, Akten der Charité-Direktion,
    Nr. 850, Bl. 43.

Dies rief die Medizinische Klinik auf den Plan.[24] Frerichs argumentierte, daß der jetzt schon bestehende Mangel an zum Unterricht geeigneten Nervenkranken durch Westphals Freibetten weiter verschärft werde, weil es wahrscheinlich „acht sehr wichtige Fälle" wären, die der medizinischen Klinik entzogen werden. Bereits jetzt stehe die Berliner Universitätsklinik, was die Fülle des Untersuchungsmaterials betreffe, hinter Breslau, München und Leipzig zurück. Wichtige Krankheitsformen könnten nicht mehr gezeigt werden, und im letzten Semester habe er nur einen einzigen Nervenkranken zur Demonstration verwenden können – während nur drei Studenten an der klinischen Vorlesung über Nervenheilkunde teilnahmen. Und mit einem Seitenhieb gab er noch zu Protokoll, daß Westphal jetzt insgesamt über 200 Betten und eine Poliklinik verfüge – Griesinger dagegen „auf demselben Gebiet mit geringerem Material" „sehr Erhebliches geleistet" habe.[25] Den Kultusminister ließen diese Sorgen aber kalt. Er glaube nicht, daß die medizinische Klinik Schaden nehme – und lege, so ließ er Frerichs wissen, „bedeutendes Gewicht" auf diese Freistellen.

Die Internisten waren also im Laufe der 1870er Jahre auch in Berlin immer weniger bereit, das Gebiet der Nervenkrankheiten freiwillig an die psychiatrische Klinik abzugeben. Ganz im Gegenteil: Als nach dem Tod Traubes ein Nachfolger gesucht wurde, ist es gerade das dreibändige Werk über die Rückenmarkskrankheiten, das Virchow, den Dekan der medizinischen Fakultät veranlaßte, Leyden als geeigneten Nachfolger vorzuschlagen.[26]

Offen trat der Widerstand der Medizinischen Fakultät 1889 zu Tage. Westphal lag noch im Sterben, als das Kultusministerium in einer Denkschrift aufgefordert wurde, Westphals Klinik für Nervenkranke aufzulösen und den beiden Medizinischen Kliniken anzugliedern.[27] Nur auf diese Weise ließe sich, so das einstimmige Votum der Fakultät, das Unterrichtsmaterial der medizinischen Klinik sowohl quantitativ als auch qualitativ entscheidend verbessern.[28] Aber auch in diesem Falle scheiterten die Bemühungen der medizinischen Kliniker am Kultusministerium.[29]

---

24 Zum Streit um die Freibetten siehe Engstrom 2000 (wie Anm. 17), S. 183–187.
25 Schreiben Frerichs an Charité-Direktion vom 18. 6. 1875. UAHUB, Akten der Charité-Direktion, Nr. 850, Bl. 119.
26 Lazarus 1910 , S. 3.
27 Vgl. zu diesem Themenkomplex die in diesem Band abgedruckte Quelle.
28 Schreiben Med. Fak. an MgUMA vom 18. 11. 1899, GStA PK, 1. HA, Rep. 76 Va, Sekt. 2, Tit. X, Nr. 43, Bd. 1. Bl. 230–232, abgedruckt unten auf S. 113–114.
29 Eine entscheidende Rolle dürfte hierbei das Gutachten Hitzigs gespielt haben, das in diesem Band S. 115–126 wiedergegeben ist.

III

Der Mikrokosmos der Charité mag kein typisches Beispiel für die Konfliktlinien zwischen der Psychiatrie und der Inneren Medizin sein – und es gibt, wie zum Beispiel in Heidelberg,[30] durchaus andere Entwicklungen. Dennoch zeigt das „Berliner Modell" sehr schön auf, wie die Entscheidungen für eine psychiatrische Institutionalisierung der Neurologie verliefen. Rein wissenschaftlich gesehen, hatte die Innere Medizin alle Trümpfe in der Hand – sie konnte auf eine Vielfalt neuropathologischer Ansätze verweisen, sie hatte mit Leyden eine elaborierte Methodik für eine experimentell-klinische Forschung entwickelt – und sie hatte einen privilegierten Zugriff auf geeignete Patienten. Bis ans Ende der 1890er Jahre überstieg die Zahl der neurologisch Erkrankten in der inneren Abteilung bei weitem die der neurologischen Klinik (Tabelle 1).

Tabelle 1 Aufnahme und Verteilung der neurologisch Kranken in der Berliner Charité 1874–1899[31]

	1874		1879		1884		1890		1892		1894		1899	
Aufnahme neurol. Kranker insg.	747	%	537	%	999	%	987	%	1203	%	996	%	1148	%
Neurologische Klinik	323	43	226	42	307	31	305	31	335	28	365	37	356	31
Medizinische Klinik	102	14	94	18	267	27	253	26	326	27	307	31	337	29
Propäd. Med. Klinik[32]	253	34	109	20	273	27	165	17	228	19	192	19	283	25
Innere Nebenabteilungen	69	9	108	20	152	15	264	27	314	26	132	13	172	15
Kontrolle		100		100		100		100		100		100		100

Wenn es jedoch zu Konflikten kam, konnten die medizinischen Kliniken diese Vorteile nicht zu ihren Gunsten nutzen. Gerade bei der Rekrutierung der Patienten gab das Kultusministerium einer psychiatrischen Neurologie immer wieder den Vorzug. Die Entscheidung für eine Institutionalisierung der Neurologie an der Psychiatrischen Klinik war – von Griesinger bis Bonhoeffer – keineswegs eine wissenschaftsimmanente Konsequenz, sondern ganz offenbar immer auch eine politische

---

30 Vgl. Pantel 1991, S. 468–476

31 Angaben berechnet nach den Statistischen Jahresberichten der Charité-Annalen 1 (1874)– 26 (1902).

32 1885 wurde mit Leydens Wechsel von der Propädeutischen Klinik in die Medizinische Universitätsklinik die erstere zur 2. Medizinischen Klinik umbenannt.

Entscheidung. Auch an anderen preußischen Universitäten vollzog sich die Institutionalisierung nach dem Berliner Muster, wie beispielsweise in Greifswald, wo das Kultusministerium gegen die Bedenken des Internisten und der Medizinischen Fakultät die Behandlung der Nervenkrankheiten der Psychiatrie zusprach.[33]

Es gibt sicherlich ein Bündel von Gründen für die politische Präferenz einer psychiatrisch institutionalisierten Neurologie. Wir wollen zumindest vier nennen, die einer weitergehenden Überlegung wert sind.

Erstens war die anatomisch-pathologische Orientierung nicht nur eine professionspolitische Strategie der Psychiatrie.[34] Auch die Gerichtsmedizin hatte durchaus Interesse an einer neurologisch orientierten Psychiatrie. Eduard Hitzig, zum Beispiel, wies ausdrücklich auf die Bedeutung der Verbindung von Psychiatrie und Neuropathologie im Zusammenhang mit der wissenschaftlichen Deputation für das Medizinalwesen, jener obersten gerichtsmedizinischen Instanz in Preußen, hin.[35] Auch für die Ausbildung der praktischen Ärzte in Hinblick auf ihre künftige Funktion als sachverständige Gutachter bei Gerichtsverfahren wurde eine neurologische Psychiatrie gefordert. Denn wenn der Staat, wie Westphal bereits 1880 in einem Vortrag erklärte, den „Aerzten Befugnisse von so weitgehender Bedeutung überträgt", dann sollten sich auch die gerichtlich-psychiatrischen Aufgaben „vom rein wissenschaftlichen Standpuncte aus" auf einer neuropathologischen Grundlage legitimieren lassen.[36] Damit befand sich die Glaubwürdigkeit nicht nur der Psychiatrie, sondern auch die der Judikative auf dem Prüfstand. Nach den zahlreichen öffentlichen Skandalen der 1890er Jahre erhielt diese Argumentation um so mehr Gewicht.

Zweitens darf nicht vergessen werden, daß die Charité am Ende des 19. Jahrhunderts nach wie vor eine militärärztliche Bildungsanstalt war. Nicht nur die Prüfung der Tauglichkeit der Rekruten, sondern auch der Schutz des Offizierstandes vor der in seinen Reihen grassierenden progressiven Paralyse, dürfte die Forderungen nach dem Verbleib der Neuropathologie in der Psychiatrie entschieden gestärkt haben. Dieses militärisch-sanitätspolitische Interesse scheint nach dem deutsch-französischen Krieg an Bedeutung gewonnen zu haben und wurde durch die Forschungsergebnisse der 1870er und 1880er Jahre an der Charité gestärkt.[37]

---

33 Schmiedebach 1999, S. 103–104
34 Engstrom 1997 (wie Anm. 17), S. 205–288
35 Vgl. die abgedruckte Quelle unten auf S. 115–126
36 Westphal 1880, S. 30–31
37 Westphal 1880, S. 31–35. Hierbei sollte auch erwähnt werden, daß Westphal selbst betroffen war und 1890 an der Syphilis verstarb. So ist eine besonders starke Vermengung von persönlichen und politischen Interessen an einer neurologischen Psychiatrie an der Charité zu beobachten. Vgl. Vortrag von Mehlhausen 1890, S. 282; Binswanger 1890, S. 205–207 und S. 227–231 sowie Dierse 1995.

Drittens bot eine stärkere neurologische Ausrichtung der Psychiatrie am Ende des 19. Jahrhunderts den staatlichen Behörden in gewisser Weise auch die Möglichkeit, den öffentlichen Protest, der sich in der Irrenrechtsbewegung der 1890er Jahre zu artikulierten begann, zu entschärfen. Diese Psychiatriekritik – insbesondere an der „Willkür" in der Anstaltspsychiatrie – verband sich mit der bürgerlichen Forderung, Nervenkranke in eigenen Nervenheilanstalten statt gemeinsam mit Psychotikern und geisteskranken Verbrechern zu behandeln. Diese Allianz hat zweifellos die Bestrebungen für eine Abspaltung der Neurologie von der Psychiatrie gefördert. Hier spielte das Argument, daß eine Aufnahme bei den Betroffenen und ihren Angehörigen viel weniger Unmut und Widerstand hervorrufe, wenn der Name der psychiatrischen Klinik in irgendeiner Weise den „nervösen" Charakter der dort behandelten Störung kund tue,[38] durchaus eine gewichtige Rolle. Nicht zuletzt deshalb konnten zahlreiche Kliniken um 1900 ihren Namen ändern und Polikliniken für Nervenkranke einrichten.[39]

Das führt uns zum vierten Punkt. In Deutschland machte seit Mitte der 1880er Jahre eine neue Krankheit Karriere: die Neurasthenie. Sie war unumstritten ein gesellschaftliches Phänomen und erfaßte – von oben nach unten – alle sozialen Schichten. Ob nun die Nervosität den inneren Spannungen zwischen der Beschleunigung der Modernisierungsprozesse und alten Lebensgewohnheiten oder der Großstadthektik und Zukunftsangst entsprang, sei dahingestellt. Sie war aber, wie Joachim Radkau betont, ein hochbedeutsames Phänomen im politischen Getriebe der damaligen Zeit.[40] Damit markierte die Nervenheilkunde um die Jahrhundertwende zugleich ein politisches Austragungsfeld. Denn die Behandlung der Nervosität war immer auch eine Frage, wie die Gesellschaft dieses Leiden an der neuen Zeit thematisiert und mit ihm umgeht.

Doch die Reaktion der medizinischen Experten war gespalten – neurologische Internisten wie Wilhelm Erb (1840–1921) traktierten die Neurastheniker ebenso wie die meisten organischen Nervenkranken anhaltend und ausdauernd mit elektrischen Strömen. Die Psychiater hingegen bekamen mit den Nervenkranken endlich, wie Radkau anmerkt, jene Patienten, die ihnen Erfolgserlebnisse bescherten. So gab das private Irrenasyl für Patienten aus wohlhabenderen Schichten das Modell für die Gründung besonderer Nervenheilstätten vor. In ländlichen Siedlungskolonien sollte der Kranke in meditativer Ruhe und beschaulicher körperlicher Arbeit von seiner Nervosität genesen.

---

38 Pantel 1993 (wie Anm. 3), S. 85
39 Vgl. Engstrom 1997 (wie Anm. 17), S. 448
40 Radkau 1998

Wir wollen hier nicht auf die medizinische Bemächtigung der Neurasthenie abheben. Bemerkenswert finden wir vielmehr die Akzeptanz, mit der Staat und Gesellschaft diese Angebote der psychiatrischen Nervenheilkunde aufgriffen – und mit großen Stiftungen wie beispielsweise für das Berliner Haus Schönow unterstützten. Sicherlich entsprach dieses Konzept mehr dem bürgerlichen Selbstbild. Aber auf diesem hochsensiblen Terrain war die Entscheidung für eine psychiatrische Neurologie zugleich immer auch Zeichen einer gesellschaftlichen Präferenz und eine politische Entscheidung für die Umgangsweise mit dem Leiden an der neuen Zeit.

Literatur

Barbara, D.: Carl Westphal (1833–1890). Leben und Werk. Vertreter einer deutschen naturwissenschaftlich orientierten Universitätspsychiatrie im 19. Jahrhundert. Diss. med. Greifswald 1995.

Bericht der Charité-Direktion vom 1. März 1847, GStA PK, Rep. 76, VIII D, Nr. 117, Bl. 105–121.

Binswanger, O.: Zum Andenken an Carl Westphal. Dtsch. Med. Wschr. 16 (1890) 205–207, 227–231.

Engstrom, E. J.: The Birth of Clinical Psychiatry: Power, Knowledge, and Professionalization in Germany, 1867–1914. Diss. Phil. S. 279–280. Chapel Hill, University of North Carolina at Chapel Hill 1997.

Engstrom, Eric J. und Volker Hess: Zwischen Wissens- und Verwaltungsökonomie. Zur Geschichte des Berliner Charité-Krankenhauses im 19. Jahrhundert. Jahrbuch für Universitätsgeschichte 3 (2000) 7–19.

Erb, W.: Diskussionsbeitrag auf der 29. Wanderversammlung der Südwestdeutschen Neurologen und Irrenärzte am 28. und 29. Mai 1904. Arch. Psychiatr. Nervenkrank. 39 (1905) 391 ff.

Esse, K.H.: Ueber die Verwaltung des Charité-Krankenhauses (1. Teil). Annalen des Charité-Krankenhauses zu Berlin 1 (1850) 524–570.

Griesinger, W.: Die Pathologie und Therapie der psychischen Krankheiten für Ärzte und Studierende. Stuttgart 1861.

Hess, V.: Der Verwaltungsdirektor als erster Diener seiner Anstalt. Das System Esse an der Charité. Jahrbuch für Universitätsgeschichte 3 (2000a) 73–92.

Hess, V.: Raum und Disziplin. Klinische Wissenschaft im Krankenhaus. Ber. Wiss. Ges. 23 (2000 b) – (im Druck).

Hitzig, E.: Rede, gehalten zur Einweihung der Psychiatrischen und Nervenklinik zu Halle a. S. Klinisches Jahrbuch 3 (1891) 129.

Hoche, A.: Diskussionsbeitrag auf der 29. Wanderversammlung der Südwestdeutschen Neurologen und Irrenärzte am 28. und 29. Mai 1904. Arch. Psychiatr. Nervenkrank. 39 (1905) 395.

Lazarus, Paul: Ernst von Leyden (1832–1910) als therapeutischer Forscher und Arzt. Gedenkrede, gehalten in der Vorlesung am 5. November 1910. Sonderabdruck aus der Münchener medizinischen Wochenschrift 49 (1910) 3.

Leyden, E. von: Die graue Degeneration der hinteren Rückenmarksstränge. Klinisch bearbeitet. Berlin 1863.

Leyden, E. von: Lebenserinnerungen. Hrsg. von seiner Schwester Clarissa Lohde-Boetticher. Stuttgart, Leipzig 1910.

Luther, B, I. Wirth, C. Donalies: Entwicklung der Neurologie/Psychiatrie in Berlin, insbesondere am Charité-Krankenhaus. Charité-Annalen NF 2 (1982), S. 275–290.

Münch, R.: Gesundheitswesen im 18. und 19. Jhdt. Das Berliner Beispiel. Berlin 1995.

Naunyn, B.: Diskussionsbeitrag auf der 29. Wanderversammlung der Südwestdeutschen Neurologen und Irrenärzte am 28. und 29. Mai 1904. Arch. Psychiatr. Nervenkrank. 39 (1905) 393.

Pantel, J.: Von der Nervenabteilung zur Neurologischen Klinik – die Etablierung des Hei-

delberger Lehrstuhls für Neurologie 1883–
1969. Fortschr. Neurol. Psychiat. 59 (1991)
468–476.

Pantel, J.: Streitfall Nervenheilkunde – eine Studie zur disziplinären Genese der klinischen
Neurologie. Fortschr. Neurol. Psychiatr. 61
(1993 a) 144–156.

Pantel, J.: Neurologie, Psychiatrie und Innere
Medizin. Verlauf und Dynamik eines historischen Streites. Würzburger medizinhistorische Mitteilungen 11 (1993 b) 77–99.

Radkau, J.: Das Zeitalter der Nervosität.
Deutschland zwischen Bismarck und Hitler.
München, Wien 1998.

Sammet, K.: Über Irrenanstalten und deren
Weiterentwicklung in Deutschland – Wilhelm Griesinger im Streit mit der konservativen Anstaltspsychiatrie 1865–1868. Mün-
ster 2000 a.

Sammet, K.: Wilhelm Griesinger, die Charité
und die „Weiterentwicklung" der Irrenanstalten. Jahrbuch für Universitätsgeschichte
3 (2000 b) 146–172.

Schmiedebach, H.-P.: Psychiatrie und Psychologie im Widerstreit. Die Auseinandersetzung
in der Berliner medicinisch-psychologischen
Gesellschaft (1867–1899) S. 27 (= Abhandlungen zur Geschichte der Medizin und der
Naturwissenschaften, 51) Husum 1986.

Schmiedebach, H.-P.: Robert Remak (1815–
1865). Ein jüdischer Arzt im Spannungsfeld
von Wissenschaft und Politik. S. 220–228
(= Medizin in Geschichte und Kultur, 18).
Stuttgart 1995.

Schmiedebach, H.-P.: Die Herausbildung der
Neurologie in Greifswald. Anmerkungen zur
Fächerdifferenzierung in der Medizin. In: W.
Fischer, H.-P. Schmiedebach (Hrsg.): Die
Greifswalder Universitäts-Nervenklinik unter dem Direktorat von Hanns Schwarz 1946
bis 1965. Symposium zur 100. Wiederkehr
des Geburtstages von Hanns Schwarz am
3. 7. 1998. S. 98–114. Greifswald 1999.

Schneck, P., H.-U. Lammel (Hrsg.): Die Medizin an der Berliner Universität und an der
Charité zwischen 1810 und 1850 (=Abhand-
lungen zur Geschichte der Medizin und der
Naturwissenschaften, 67). Husum 1995.

Senator, H.: Das Poliklinische Institut für innere
Medizin. Berl. Klin. Wschr. 47 (1910) 1879–
1881.

Westphal, K.: Psychiatrie und Psychiatrischer
Unterricht: Rede, gehalten zur Feier des Stif-
tungstages der Militair-Ärztlichen Bildungs-
Anstalten am 2. August 1880. S. 30–31. Berlin 1880.

Eduard Hitzigs „Gutachten betreffend die Frage der Verbindung des akademischen Unterrichtes in der Psychiatrie und Neuropathologie an den preußischen Universitäten" (1889)

Eric J. Engstrom

Nachdem Carl Westphal im Februar 1889 wegen Krankheit von seiner Stelle als ordentlicher Professor für Psychiatrie beurlaubt worden war und als im Oktober desselben Jahres seine Wiederkehr immer unwahrscheinlicher wurde, richtete das preußische Ministerium der geistlichen, Unterrichts- und Medizinalangelegenheiten ein Schreiben an die Medizinische Fakultät der kaiserlichen Friedrich-Wilhelms-Universität. Darin erkundigte es sich nach den Überlegungen der Fakultät hinsichtlich eines Ersatzes für Westphal. Auf diese Anfrage erhielt das Ministerium eine Antwort der Fakultät vom 18.11.1889, worin sie von der gestellten Personalfrage zunächst absah und die Auflösung der von Westphal geleiteten Klinik für Nervenkranke und den Entzug von deren Aufnahmetagen in Vorschlag brachte.[1]

Nach Erhalt dieses Vorschlages wandte sich der vortragende Rat Friedrich, der im Kultusministerium für Universitätsangelegenheiten verantwortlich war, an seinen Privatarzt und Vertrauten in psychiatrischen Fragen, den Halleschen Ordinarius für Psychiatrie, Eduard Hitzig. Dieser erstellte für Althoff am 29.12.1889 ein ausführliches Gutachten, in dem er die Vorschläge der Fakultät einer kritischen Prüfung unterzog und sie letztlich für unbegründet erklärte.[2] Unmittelbar nach dem Erhalt dieses Gutachtens richtete das Ministerium am 16.1.1890 ein weiteres Schreiben an die medizinische Fakultät, in dem es den Vorschlag der Fakultät zurückwies und auf den

---

1 Medizinische Fakultät an das Ministerium der geistlichen, Unterrichts- und Medizinalangelegenheiten, 18.11.1889. Das Original dieses Schreibens befindet sich im Geheimen Staatsarchiv Preußischer Kulturbesitz, IHA, Rep. 76Va, Sekt. 2, Tit. X, Nr. 43, Bd. I, Bl. 230–232.

2 Eduard Hitzig, „Gutachten betreffend die Frage der Verbindung des akademischen Unterrichtes in der Psychiatrie und Neuropathologie an den preussischen Universitäten." Geheimes Staatsarchiv Preußischer Kulturbesitz, IHA, Rep. 76Va, Sekt. 2, Tit. X, Nr. 43, Bd. I, Bl. 233–253. Zur Beziehung Althoff-Hitzig vgl. Kretschmann, Karl-Ernst: Friedrich Althoffs Nachlaß als Quelle für die Geschichte der medizinischen Fakultät in Halle von 1882–1907. Halle, Med. diss., 1959, besonders S. 148–182. Zum zeitgenössischen Verständnis der Neuropathologie vgl. auch die Beiträge von Schmiedebach, Holdorff und Peiffer in diesem Band, im 19. Jahrhundert gleichbedeutend mit Nervenheilkunde bzw. Neurologie.

Erhalt der bisherigen Verbindung der psychiatrischen und Nervenklinik der Charité mit der Professur für Psychiatrie insistierte.

Für die Geschichte der Psychiatrie und Neurologie im späten 19. Jahrhundert ist diese Korrespondenz aus mehreren Gründen signifikant. Erstens bestätigt sie – wenn es der Bestätigung noch bedürfte – die Dominanz der Personalpolitik im preußischen Hochschulwesen (das sogenannte System Althoff), sowohl auf Berufungsebene (die Suche nach einem „guten Mann") als auch auf der Beratungsebene (in Form von Hitzigs Rolle als Vertrauter Althoffs). Die institutionelle Verankerung der neurologischen Psychiatrie erhielt zwar eine wissenschaftliche Begründung, zugleich hing sie jedoch entschieden vom Gedeih und Verderb ihrer Befürworter ab.

Zweitens wird die entscheidende Rolle der staatlichen Förderung für die wissenschaftliche Entwicklung deutlich. Vergegenwärtigt man sich, daß die Berufung Griesingers auf die Professur für Psychiatrie 1865 auf Geheiß des Kultusministeriums erfolgt war, daß Westphal selbst lange Zeit gegen den Widerstand der Fakultät sich behaupten mußte, und schließlich, daß 1890 die psychiatrische Klinik sich der Übergriffe der medizinischen Kliniken erneut nur Dank staatlicher Intervention erwehren konnte, dann wird die Bedeutung der staatlichen Sanktion der Neuropathologie innerhalb der Psychiatrie deutlich. Ohne diese seit Griesingers Berufung bestehende Unterstützung wäre die starke neurologische Ausrichtung der Berliner Psychiatrie undenkbar gewesen.

Drittens wirft die Auseinandersetzung ein Schlaglicht auf die Grenzkonflikte innerhalb der Medizin. Insbesondere eröffnet sie einen Blick auf das diskursive Feld, auf dem sich konkurrierende klinische Disziplinen um die Ausübung medizinischer Aufgaben stritten. Dadurch werden sowohl die argumentativen Strategien, als auch die Krankenhauspraktiken sichtbar, auf die in der Auseinandersetzung rekurriert wurde. In diesem Fall geht es vor allem um die Ausübung der klinischen Lehre und die vermeintlich dazu erforderlichen administrativen Mechanismen zur Steuerung des neuropathologischen „Patientenmaterials" (z. B. Aufnahmetage oder poliklinische Einrichtungen). Auch wenn hier theoretische Überlegungen zur Ortung der Nervenkrankheiten in der medizinischen Nosologie angestellt werden, steht in der Diskussion um Westphals Nachfolger vielmehr die Verfügbarkeit von Patienten im Mittelpunkt. Jeder an dieser Debatte Beteiligte ist sich dessen bewußt, welche essentiell wichtige Rolle die administrativen Strukturen und Krankenhauspraktiken für die Kontrolle über diese Patienten haben.

In den unten abgedruckten Quellen[3] werden die argumentativen, rhetorischen, und krankenhauspraktischen Mittel zur Bemächtigung nervenkranker Patienten deut-

---

3 Die Quellenedition folgt den üblichen Regeln, d. h. Unterstreichungen im Orignal sind übernommen worden und nachträgliche Ergänzungen durch eckige Klammern gekennzeichnet. Fußnoten im Original sind hier jedoch fortlaufend numeriert.

lich. Zugleich spiegeln sie deshalb – zumindest bruchstückhaft – die internen berufs-
politischen Machtkonstellationen wider. Untersucht man die Entwicklung der Neurologie an der Charité, dann sind die historischen Bedingungen für ihre starke Anbindung an die Psychiatrie und für manch andere disziplinare Eigenschaft auf diesem dichten, von stark konkurrierenden Interessen und widersprüchlichen Leitideen
besetzen Feld zu suchen.

[Bl. 230]
Medizinische Fakultät
Königliche Friedrich-Wilhelms-Universität
Berlin, den 18ten November 1889
An den Königlichen Staatsminister und Minister der geistlichen, Unterrichts- und
Medizinal-Angelegenheiten Herrn Dr. von Goßler
Die medizinische Fakultät berichtet über die für den erkrankten Professor Westphal
zu gewinnenden Ersatz
Ew. Excellenz haben durch hohen Erlaß vom 21. v. Mts. die gehorsamst unterzeich-
nete Fakultät beauftragt, Vorschläge in Betreff eines Ersatzes für den zu ihrem großen
Bedauern noch immer kranken Professor Westphal zu machen. Die Fakultät hat
diese ebenso wichtige wie schwierige Aufgabe in ihrer ersten Sitzung zum Gegen-
stande der Berathung gemacht und ist dabei zu der Überzeugung gekommen, daß,
bevor bestimmte Personen für diesen Ersatz von ihr genannt werden können, erforderlich ist, in Betreff der zur Zeit bestehenden Verbindungen der Professur der Psychiatrie mit der Direktion der Klinik für Nervenkrankheiten eine Klärung herbei-
zuführen. Die Fakultät ist einstimmig der Ansicht, daß der Fortbestand einer besonderen Klinik für Nervenkrankheiten den gesammten medizinischen Unterricht nicht
fördern, sondern schädigen würde. Wir erblicken diese Schädigung einerseits in der
Zersplitterung der den Studierenden ohnehin noch immer viel zu knapp gemesse-
nen Zeit, andererseits in dem Verlust an Kranken, welcher den medizinischen Kliniken daraus erwächst, daß eine große Anzahl wichtiger und lehrreicher Fälle ihnen
entzogen und der Nervenklinik zugewiesen wird. Auch wenn ganz davon abgesehen
werden soll, daß, unter diesen ‚Nervenkranke‘ sich viele befinden, welche von vornherein auch noch an anderen Krankheiten leiden, was erfahrungsgemäß nicht selten
der Fall ist, oder im Laufe ihres Krankenlagers von anderen Krankheiten befallen
werden, was sich noch häufiger ereignet, so muß doch anerkannt werden, daß ein
klinischer Unterricht in der inneren Medizin, welche die Krankheiten des Nervensystems prinzipiell ausschließt, als ein vollständiger nicht angesehen werden kann,
und daß somit in dieser Beziehung die medizinischen Kliniken der Universität Berlin im Vergleich zu denen der übrigen Preußischen Universitäten sich im Nachtheile
befinden. Dazu kommt aber [Bl. 231] noch, daß unsere medizinischen Kliniken seit
langer Zeit in bedenklicher Weise sowohl an Kranken im Allgemeinen, als nament-
lich auch an solchen Kranken Mangel leiden, welche für den klinischen Unterricht

geeignet sind. Die gehorsamst unterzeichnete Fakultät hat diese Verhältnisse schon wiederholt, zuletzt bei der Frage der Wiederbesetzung der Direktion der Poliklinik zu erläutern sich erlaubt und muß ihrer Überzeugung von der Notwendigkeit einer Abhülfe bei dieser Gelegenheit wiederum Ausdruck geben. Die Überweisung der jetzt der Nervenklinik zufallenden Kranken an die erste und zweite medizinische Klinik würde das unzulängliche Unterrichtsmaterial derselben in erfreulicher Weise sowohl quantitativ als qualitativ verbessern und den Studirenden die Möglichkeit gewähren, ihre Studien auf dem *ganzen* Gebiet der inneren Medizin mit geringerem Zeitaufwande, als bisher, zu vollenden.

Auf Grund der vorstehenden Erwägungen richtet die gehorsamst unterzeichnete Fakultät an Ew. Excellenz die ehrerbietige Bitte,

Ew. Excellenz wollen hochgenehmigst anordnen, daß die Klinik für Nervenkranke zu bestehen aufhöre und daß ihre bisherigen Aufnahmetage der 1. und 2. medizinischen Klinik zugewiesen werden.[4]

Inwiefern es zweckmäßig sein dürfte, für die elektrische Behandlung von Nervenkrankheiten eine Nebenabtheilung im Königlichen Charité-Krankenhause zu errichten, in welche Kranke zu verlegen und aus welcher die Kranke zurückzunehmen den Direktoren der beiden genannten Kliniken nicht blos, sondern auch den Direktor der chirurgischen Klinik und anderen dirigirenden Ärzten erlaubt sein müßte, darüber uns gutachtlich zu äussern, glauben wir vor Ew. Excellenz hoher Entscheidung über die Auflösung der Abtheilung für Nervenkranke nicht berechtigt zu sein.

Ew. Excellenz wollen aus der vorstehenden Darlegung hochgeneigtest ersehen, daß wir zum Ersatz für unseren schmerzlich vermißten und tief beklagten Kollegen Westphal ausschließlich Lehrer der Psychiatrie in Aussicht zu nehmen beabsichtigen. [Bl. 232] In der That erfordert dies, in neuester Zeit in praktischer wie in wissenschaftlicher Hinsicht zu ganz besonderer Bedeutung gelangte Fach die volle Arbeitskraft eines tüchtigen Mannes. Wir können daher auch von diesem Gesichtspunkte aus Ew. Excellenz nur ehrerbietigst empfehlen, die Verbindung der Psychiatrie mit einem anderen Fache zu *einer* Professur bei den für Professor Westphal zu suchenden Ersatz für ausgeschlossen zu erachten.

Ew. Excellenz werden es verzeihen, wenn wir nach den vorausgeschickten Darlegungen heut noch darauf verzichten, die Namen solcher Männer zu nennen, welche in unserem Sinne geeignet wären, einen Ersatz für Professor Westphal zu bieten. Sobald Ew. Excellenz hohe Entscheidung über die von uns gewünschte Auflösung der ‚Nervenklinik' ergangen sein wird, werden wir uns pflichtschuldigst beeilen, Ew. Excellenz die entsprechenden Vorschläge zu unterbreiten.

Dekan und Professor der medizinischen Fakultät

Dr. Bardeleben, Waldeyer

---

4 (An dieser Stelle fügt ein Beamter des Kultusministeriums den handschriftlichen Randvermerk: „Die dritte mediz. Klinik?" hinzu. EJE.)

[Bl. 233]

[Eduard Hitzigs] Gutachten betreffend die Frage der Verbindung des akademischen Unterrichtes in der Psychiatrie und Neuropathologie an den preussischen Universitäten

Die Frage nach der Berechtigung einer *theilweisen* Abtrennung des neuropathologischen Unterrichtes von dem allgemein medizinischen und seiner gleichzeitigen Vereinigung mit dem psychiatrischen Unterricht bildet nur ein Capitel aus einer langen Reihe ähnlicher Bestrebungen und Vorgänge, denen wir in der Entwicklungsgeschichte der medizinischen Wissenschaft begegnen. Ganz allgemein sehen wir seit einer Reihe von Dezennien den Inhalt der einzelnen hierher gehörigen Wissensgebiete zu einem Umfange anwachsen, den die Arbeitskraft und das Gedächtniß eines einzigen auch noch so berufenen Mannes nicht mehr zu bewältigen vermag. Die so entstandenen Schwierigkeiten für die wissenschaftliche Forschung und den akademischen Unterricht haben freilich überall zur Arbeitstheilung, zur Specialisierung gedrängt, sie haben aber je nach den im Einzelfalle obwaltenden fachlichen, örtlichen und persönlichen Verhältnissen eine sehr verschiedene Lösung gefunden.

Während die Augenkliniken – um mich auf die praktischen Fächer zu beschränken – sich überall von den chirurgischen Klinken gänzlich losgelöst haben, walten rücksichtlich des klinischen Unterrichtes in den Krankheiten der Ohren, [Bl. 234] des Halses und der Nase, der Haut, der Geschlechtsorgane, der Nerven und den Krankheiten der Kinder die allerverschiedensten Verhältnisse. Will man den Dingen keinen Zwang anthun, so wird man diesen verschiedenen Entwicklungsgang als berechtigt anerkennen und vermeiden müssen, etwa in dem Drange nach Uniformierung auf der einen Seite mehr zu schaden, als auf der andern Seite genutzt werden kann.

Eine *ganz besondere* Stellung hat von jeher die Psychiatrie eingenommen. Zwar ist diese Wissenschaft, wie schon *Griesinger* richtig bemerkt, nur ein Capitel aus der Nervenpathologie oder wenn man will aus der internen Medizin, der die Nervenkrankheiten ja zugehören, aber dennoch haben die Lehrer der inneren Medizin von den Geisteskrankheiten und die Irrenärzte von den Nervenkrankheiten nach Lage der Sache wenig Notiz nehmen können. So ist es gekommen, daß die Psychiatrie sich bis vor relativ kurzer Zeit nicht zu ihrem Vorteil in höchst einseitiger Weise entwickelt hat und demgemäß auch von den die praktische Medizin lehrenden Akademikern als ein eng begrenztes Wissensgebiet betrachtet und bei Seite geschoben worden ist, während andererseits die Neuropathologie in stetem lebendigen Contact mit der internen Medizin, der Anatomie und Physiologie, befruchtet durch den klinischen Unterricht einen so mächtigen Aufschwung nahm, daß sie sich fast aller Orten als wohlberechtigte Specialität von der inneren Medizin ablösen und auf eigene Füße stellen konnte. Über die Psychiatrie ist die Arbeitstheilung mit einem Worte aus [Bl. 235] rein äußeren Gründen vorzeitig, lange bevor an die jetzt obwaltenden *inneren* Gründe zu denken war gekommen und hat sie von dem Reste der Neuro-

pathologie abgesprengt. Weil aber diese Trennung eine künstliche, lediglich durch
rein zufällige Zustände einer beschränkten Anzahl von Krankheiten bedingte war
und ist, weil *diese Art* von Specialisierung welche das unmittelbar Zusammen-
gehörige gewaltsam auseinander reiße, den in der Sache selbst liegenden Interessen
feindlich ist, wird der Drang nach Vereinigung des Studiums und des akademischen
Unterrichts jener Krankheiten sich überall geltend machen, wo der Letztere auf dem
Gebiete der Psychiatrie zu erstarken beginnt. Und es sollte demselben meines Erachtens überall da nachgegeben werden, *wo damit nicht höhere Interessen,* deren Berücksichtigung ich unumwunden anerkenne, *verletzt werden.* Wo aber, wie in *Berlin,* die
naturgemäße Wiedervereinigung der beiden Lehrfächer sich seit fast 23 Jahren vollzogen hat, da müßten doch wohl die schwerwiegendsten Gründe vorgebracht werden, bevor man wirklich ernsthaft an die Zerstörung einer Einrichtung denken
könnte, die nicht nur als die fachlich einzig richtige gelten muß und sich durch Jahrzehnte so bewährt hat, sondern auch der von der Entwicklung der Medizin im allgemeinen angenommenen Richtung durchaus entspricht.

Nun werden folgende Gründe gegen die Vereinigung des neuropathologischen und
dem psychiatrischen Unterricht geltend gemacht.
I   Die Neuropathologie bilde einen [Bl. 236] entsprechenden Theil der internen klinischen Medizin; sie müsse also von dem inneren Kliniker gelehrt werden; andern-
falls könne dieser Theil des klinischen Unterrichtes nicht als vollständig und das
ganze Fach umfassend gelten.
II   Das Krankenmaterial reiche an einzelnen Lehrinstituten für das Bedürfnis des
Unterrichts nicht zu, dergestalt, daß der interne Kliniker durch den Abgang der Nervenkranken verhindert werden würde den klinischen Unterricht in hinreichend in-
teressanter und anregender Weise zu ertheilen.
III   Die Psychiatrie habe sich in neuerer Zeit zu einem solchen Umfang entwickelt,
daß es für einen Mann nicht wohl mehr möglich sei, daneben auch noch die Nervenkrankheiten in zureichender Weise zu beherrschen und zu lehren.
Betrachten wir diese Einwendungen im Lichte der thatsächlichen Verhältnisse unter
Anwendung der Eingangs aufgestellten Sätze, so ergiebt sich Folgendes:

I.

Es ist niemals bestritten worden und wird auch heut von keiner Seite bestritten werden, daß die Lehre von den Krankheiten des Nervensystems einen Theil der internen
Medizin ausmacht und daß demgemäß der für diesen Unterrichtszweig angestellte
klinische Lehrer nicht allein berechtigt, sondern verpflichtet ist, die Nervenkrankheiten klinisch vorzutragen. Andererseits ist aber auch kein an einer preußischen Universität angestellter klinischer Lehrer an der Erfüllung dieser Pflicht behindert. Ein
solcher Einwand würde füglich doch nur dann erhoben werden dürfen, wenn es den
Vorständen [Bl. 237] der inneren Kliniken zu Gunsten vorhandener oder noch zu

eröffnender Nervenkliniken verboten wäre oder verboten werden sollte, Nerven-kranke auf ihre Abtheilungen aufzunehmen und *hiervon ist niemals – auch in Berlin nicht – die Rede gewesen*, oder wenn durch eine vorhandene beziehentlich eine zu eröffnende Nervenklinik das neuropathologische Material derart absorbirt werden könnte, daß der innere Kliniker wenn auch nicht durch besondere Vorschriften, so doch thatsächlich an der klinischen Behandlung der Nervenkrankheiten verhindert wäre. Die Erörterung dieser letzteren Annahme gehört bereits in das Gebiet des zwei-ten Einwandes, dessen Beleuchtung wir uns alsbald zuwenden.

II.

Man wird annehmen dürfen, daß an den preußischen Universitäten der klinische Unterricht in den 3 Hauptfächern, also auch in der internen Medizin, im Allgemei-nen in vorzüglicher Weise geordnet ist. Demnach wird eine vergleichend statistische Betrachtung des den inneren Kliniken zu Gebote stehenden Krankenmaterials werthvolle Anhaltspunkte für die Beurtheilung der Frage bieten, *ob die beiden medi-zinischen Kliniken der Universität Berlin* ohne Schädigung der von ihnen zu lösenden Aufgaben wie bisher eine besondere Nervenklinik neben sich ertragen können. *Für die kleineren* Universitäten läßt sich diese Frage wie wir sehen werden, erschöpfend nicht beantworten; wir werden sie deshalb nur streifen.

Die nachstehenden Tabellen und sonstigen Zahlen sind aus dem „Klinischen Jahr-buch" Band I und aus den [Bl. 238] Charité-Annalen für die Rechnungsperioden 1885, 1886 und 1. Januar 1887 bis 31. März 1888 gewonnen worden. Insofern die letzte Periode 5/4 Jahre in sich schließt, führen die aus ihr herrührenden Zahlen zu einer gewissen Ungleichheit. Diese kann aber vernachlässigt werden, da sie sich nur mit 1/13 der Durchschnittszahlen aus jenen 3 Perioden geltend macht.

In Tabelle 1 sind neben der I. und II. medizinischen Klinik zu Berlin die beiden medizinischen Kliniken Preußens, welche sonst die höchste Bettenzahl besitzen nämlich Halle und Greifswald aufgeführt. Außerdem ist noch die Klinik zu Bonn, welche die meisten Nervenkranken[5] behandelte, aufgenommen. Von der gleichfalls aufgeführten Berliner Nervenklinik sehen wir einstweilen ab.

Vergleicht man nun zunächst die absoluten Zahlen der Nervenkranken, über die jede einzelne dieser Kliniken innerhalb der verglichenen Zeiträume verfügte, miteinan-der, so ergiebt sich, daß den Berliner Instituten mit einer Durchschnittszahl von 225 bzw. 191 Nervenkranken ein erheblich größeres neuropathologisches Material zu Gebote stand, als selbst der Klinik zu Bonn, welche mit 154[5] die meisten Nerven-kranken von allen anderen preußischen Kliniken verpflegte. [Bl. 239]

---

5 Wahrscheinlich beruht diese Zahl (Klin. Jahrbuch S. 324) übrigens auf einem Druckfehler.
  Die Addition der dort aufgeführten Krankheitsfälle ergiebt nämlich nur die Zahl 101.

Tabelle 1

	Jahr	Betten	Verpflegte	Nerven-kr[anke]	Apoplexie Hemiplegie Aphasie	Tabes	Hysterie
Berlin							
I. mediz. Klinik	1885		2235	193	28	25	20
	1886	178 [6]	2080	215	20	26	23
	1887/88 [7]		2255	267	35	22	38
Im Durchschnitt		2190	225	28	24	27	
II. mediz. Klinik	1885		1712	172	23	23	16
	1886	144 [6]	1887	186	20	21	19
	1887/88 [7]		2284	215	27	18	18
Im Durchschnitt		1961	191	23	21	18	
Nervenklinik	1885		288 [8]		20	31 [9]	15
	1886	60	293 [8]		28	30 [10]	11
	1887/88 [7]		463 [8]		41	39 [11]	29
Im Durchschnitt			348	30	33	18	
Halle mediz. Klinik	1887/88	187	1295	109	7	7	12
Greifswald med. Klinik	1887/88	116	1232	123	7	4	25
Bonn med. Klinik	1887/88	78	671	154 (?)			
Königsberg med. Klinik	1887/88	77	657	139	11	11	16

Tabelle 2

	Behandelte Fälle	Davon Nervenkranke
Bonn	671	154 (?)
Breslau	1048	99
Göttingen	1156	129
Greifswald	1232	123
Halle	1295	109
Kiel	868	95
Königsberg	657	139
Marburg	499	53
Summe ohne Berlin	7426	901
Berlin	3967	401
Summe mit Berlin	11386	1302

6   Mangels directer Angaben sind die höchsten Belegungsziffern der 3 Jahre eingerückt
7   5/4 Jahre
8   Incl. der nicht Nervenkranken
9   6 Fälle von d[en] med[izinischen] Kliniken
10   4 Fälle von d[en] med[izinischen] Kliniken
11   9 Fälle von d[en] med[izinischen] Kliniken

Vergleicht man aber die entsprechenden Zahlen sämmtlicher preußischen Kliniken mit denen der Berliner medizinischen Kliniken (Tabelle 2), so findet man,

1. daß die Durchschnittszahl der in sämmtlichen anderen preußischen Kliniken verpflegten Nervenkranken (901/8) mit nur 112 einer Durchschnittszahl der in den beiden Berliner Kliniken im Jahr 1886[12] verpflegten Nervenkranken (215 + 186)/2 von 200 gegenübersteht.

2. daß die Berliner Kliniken 401, alle andern Kliniken zusammen aber nur 901 Nervenkranke behandelt haben.

Um einen, wenigstens theilweisen Vergleich der behandelten Nervenkranken **im Einzelnen** zu ermöglichen, habe ich in den Colonnen 6, 7 und 8 der Tabelle 1 die Zahlen der in den einzelnen erstangeführten Kliniken behandelten Fälle je einer Gruppe organischer **Hirn**krankheiten (Apoplexie, Hemiplegie, Aphasie), einer organischen **Rückenmarks**krankheit (Tabes dorsalis) und einer **functionellen** Nervenkrankheit (Hysterie)[13] zusammengestellt.[14] Das [Bl. 240] Resultat ergiebt in

Tabelle 3

	I. mediz. Klinik	II. mediz. Klinik	Halle	Greifswald	Königsberg
Hemiplegien etc.	28	23	7	7	11
Tabes	23	21	7	4	11
Hysterie	27	18	12	25	16

Diese Zahlen von links nach rechts gelesen sprechen in dem Grade für sich selbst, daß jeder Commentar überflüssig erscheint.

Wenn also das Material von Nervenkranken an irgend einer der preußischen Kliniken zureichend ist, so muß es an den beiden Berliner Kliniken erst recht zureichend sein; denn diese besitzen, von welcher Seite man die Sache auch betrachten mag, ein erheblich reicheres neuropathologisches Material als jene.

Übrigens sei hier im Vorbeigehen bemerkt, daß die beiden Berliner Klinken im Jahre 1887/88 mit zusammen 3967 Kranken mehr als halb so viel Kranke verpflegt haben, als die sämmtlichen 8 anderen Kliniken Preußens mit zusammen 7426 Kranken.[15] Während die 8 andern Kliniken zusammen im Durchschnitt 928 Fälle hatten, kamen die beiden Berliner Kliniken auf 1983, *also auf je durchschnittlich 1053 Fälle mehr.*

12 Das Jahr 1886 ist deshalb gewählt worden, weil es die letzte vergleichbare Berichtsperiode mit nur 4 Quartalen umfaßt.

13 Diese Krankheitsformen sind gewählt worden, weil sie dem Kliniker und dem pr[aktischen] Arzte am häufigsten vorkommen.

14 Bonn ist aus dem angeführten Grunde hier fortgelassen. Dafür ist Königsberg, welches sonst die meisten Nervenkranken hat, eingerückt.

15 Klin. Jahrbuch Bd. I. S. 275.

Ich glaube hinreichend bewiesen zu haben, daß die zu *Berlin* bestehende Nervenklinik den beiden medizinischen Kliniken eine das Unterrichtsinteresse gefährdende
Concurrenz unter den bisherigen Verhältnissen nicht gemacht hat. Will man das
Krankenmaterial dieser Letztern aber doch noch reichhaltiger gestalten und besonders die Zahl ihrer Nervenkranken weiter vergrößern, so muß dies doch nicht *nothwendig* durch Zerstörung der Nervenklinik geschehen. Es giebt da noch andere,
näher liegende und dem *Unterrichtsinteresse* – [Bl. 241] um das es doch gewiß allen
Betheiligten einzig und allein zu thun ist – *dienlichere* Mittel.

Die Zugänge der Charité Institute rühren bekanntlich aus den an den einzelnen
sogenannten Aufnahmetagen sich meldenden Kranken her, dergestalt, daß die Nervenklinik an 2 Tagen und die I. bzw. die II. medizinische Klinik je an 2 anderen
Tagen der Woche ein Vorrecht auf die an diesen Tage gerade zugehenden Nervenkranken hat. Obwohl also die Gelegenheit zur Aufnahme für alle 3 Institute scheinbar die gleiche ist, hat die Nervenklinik doch immer und vornehmlich während der
letzten Berichtsperiode (cfr. Tabelle I) erheblich mehr Nervenkranke aufgenommen,
als jede der medizinischen Kliniken. Dies hat, wie mir bekannt ist, seinen Grund
größtentheils darin, daß der Assistenzarzt der Nervenklinik an 2 Wochentagen einen
in der Poliklinik (incl. ein Ambulatorium) abhält und die so anderweitig gewonnenen Kranken, wenn sie der Aufnahme in ein Krankenhaus bedürftig werden, veran-
laßt, sich an den entsprechenden Aufnahmetagen zu melden. Auf diese Art wird
ca. die Hälfte des Materials der Nervenklinik gewonnen. Die Einrichtung ähnlicher
Ambulatorien an je 2 anderen Wochentagen Seitens der medizinischen Kliniken
scheint mir ohne besondere Schwierigkeiten erreichbar und damit ein so bedeutender Zufluß an Nervenkranken gewährleistet zu sein, daß die fraglichen Institute ihn
kaum werden bewältigen können.

Überhaupt kann in einer Millionenstadt, in der Reichshauptstadt, in der alle Eisen-
bahnlinien zusammentreffen [Bl. 242], von einem *absoluten* Mangel an Material im
Ernst nicht die Rede sein und wenn noch so viel klinische Institute zu den bestehenden dazu gegründet werden. Das beweisen die überall emporschießenden sonstigen Krankeninstitute der verschiedensten Art. Es wird sich vielmehr in jedem einzelnen Falle nur darum handeln können, das vorhandene Material in geeigneter
Weise heranzuziehen und dies scheint mir auf dem angedeuteten Wege zu Gunsten
der medizinischen Kliniken möglich zu sein.

Während hiernach die *medizinischen Kliniken Berlins* die Existenz einer Nervenklinik neben sich wie bisher so auch in Zukunft sicherlich sehr gut vertragen können,
läßt sich die gleiche Frage bezüglich der *kleineren Universität*, wie schon oben angedeutet, nicht ohne Weiteres beantworten. Im Allgemeinen bewegt sich die Verhält-
nißzahl der behandelten Nervenkranken ungefähr um 10 % der überhaupt behandelten Kranken herum, nur an einzelnen Universitäten, wo auch sonst besondere

Verhältnisse zu herrschen scheinen, kommen erhebliche Abweichungen vor. Letzteres trifft z. B. für Königsberg zu. Wollte man der dortigen medizinischen Klinik, die überhaupt nur 657 Kranke behandelt hat, ihr Material noch weiter schmälern und obenrein gerade das dort ungewöhnlich große Contingent von (139) Nervenkranken angreifen, so würde allerdings eine wesentliche Schädigung des Unterrichts dieser Klinik unausbleiblich erscheinen. Ganz sicher wäre ein solcher Schluß aber doch nicht.

Die Hallesche Klinik hat z. B. im Jahr 1887/88 nur 109 Nervenkranke behandelt. [Bl. 243] Nichtsdestoweniger hat der Direktor dieser Klinik einem Extraordinarius schon seit Jahren die Benutzung seines klinischen und poliklinischen Materials zur Abhaltung von Vorlesungen auf dem Gebiete der Neuropathologie gestattet, ganz zu schweigen davon, daß das von mir geleitete Institut sich seit 1885 entwickelt hat, ohne dem Material der medizinischen Klinik Abbruch zu thun. Letztere Tatsache bestätigt eben nur die alte Erfahrung, daß mit einem neuen Institut auch neues Material erscheint, dafern nur das geeignete Hinterland vorhanden ist.
Aus dem angeführten Beispiel geht aber sonst hervor, daß diese Frage, wenn sie einmal für eine andere Universität praktisch werden sollte, nicht allein auf Grund nackter Ziffern, sondern unter sorgfältiger Berücksichtigung aller localen Verhältnisse zu beurtheilen ist.

III.

Die Behauptung, der Umfang und die Bedeutung der Psychiatrie habe in der Neuzeit derart zugenommen, daß ein Mann nicht gleichzeitig auch die Lehre von den Nervenkrankheiten beherrschen und lehren könne, habe ich allerdings *in den letzten Monaten* – früher niemals – zu hören bekommen. Ich befürchte auch, daß die Ansichten, vielleicht sogar die Ansichten derselben Männer, sich plötzlich in ihr Gegenteil verkehren würden, wenn etwa die Frage an sie herantreten sollte, ob sie dieses Fach nicht etwa für Werth hielten, zu einem Prüfungsgegenstand für das Staatsexamen erhoben zu werden. Inzwischen habe ich diesen Einwand nicht anders als ein ad hoc erfundenes Kampfmittel aufgefaßt.

Natürlich hat sich die Irrenheilkunde [Bl. 244] wie jeder andere Zweig der Medizin weiter entwickelt und an Bedeutung gewonnen. Die Frage gestaltet sich aber doch einfach so, welche Gruppe von Disciplinen umfangreicher und schwerer zu beherrschen ist, *die Psychiatrie* plus der Nervenkrankheiten oder *die gesammte anderweitige innere Medizin* plus der Nervenkrankheiten.

Da sehen wir nun, wie die Psychiatrie und die Neuropathologie mit *den gleichen Hülfswissenschaften* zu rechnen hat. Weder der Irrenarzt noch der Neuropatholog kann der Anatomie und Physiologie des gesammten Nervensystems oder der Elektrizitätslehre entbehren. Das Studium beider Fächer stellte in dieser Beziehung also keine größeren Anforderungen, als das Studium nur eines derselben. Dagegen ist der interne Kliniker nicht nur gezwungen, sich alle Vorkenntnisse *gleichfalls* anzueignen, sondern er bedarf z. B. für das Studium der Verdauungskrankheiten eingehender Kenntnisse in der organischen Chemie, für das Studium der Krankheiten des Respirations- und Circulationsapparates eingehender Kenntnisse der Lehre von der Akustik und Hydraulik, für das Studium der Infectionskrankheiten mindestens eines Überblickes über die Bakteriologie etc. etc. etc. Dazu kommen noch die weiten Gebiete der Anatomie, Physiologie und *pathologischer Anatomie* der sämmtlichen Organe und Systeme des ganzen Körpers. Von der *Pathologie* über die genau das Gleiche zu sagen wäre, schweige ich. Wollte ein Irrenarzt aus irgend einem andern Grunde die gleiche Behauptung, die uns jetzt entgegengehalten wird: man könne leichter die ganze interne Medizin [Bl. 245] incl. der Nervenkrankheiten, als die Neuropathologie incl. der dazu gehörigen Psychiatrie beherrschen, er würde mit Hohn abgewiesen werden! Es verlohnt sich wahrlich nicht, ein Wort weiter darüber zu verlieren.

Ich glaube, die Einwendungen, welche man gegen die Existenzberechtigung einer besonderen – mit der psychiatrischen Klinik vereinigten oder zu vereinigenden – Nervenklinik erhoben hat oder erheben könnte, hiermit genügend beleuchtet zu haben. Die ganze Frage ist auf *diese Weise* aber bei Weitem nicht erschöpft. Wer nichts weiter als derartige Einwendungen vorzubringen wüßte, der würde sich auf den einseitigen Standpunkt eines, bestimmte Interessen verfolgenden Fachmannes stellen und sich weitblickenderen auf die möglichste Vollständigkeit des medizinischen Facultätsunterrichtes gerichteten Bestrebungen verschließen. Und wer sich mit der Abwehr solcher Tendenzen begnügen wollte, dem müßte wohl die Einsicht in die mächtigen Gründe, die für die Vereinigung der Psychiatrie und Neuropathologie als Unterrichtsgegenstand sprechen. abgehen.

Wirkliche Vollständigkeit des medizinischen Unterrichts wird sich selbstverständlich *nicht überall* erreichen lassen. Man wird sich deshalb an manchen, vielleicht an den meisten, Orten mit dem Wichtigsten begnügen müssen und das wichtigste ist – das wiederhole ich – daß die interne Klinik, die Mutter aller Specialitäten, in der Lage bleibt, das ganze ihr unterthänige Gebiet zu umfassen und dem Anfänger in übersichtlicher Form vorzuführen. Aber hiermit ist zwar *ihre Aufgabe*, nicht [Bl. 246] jedoch *das Umfang unseres Wissens* erschöpft. Dieses hat sich mit der Zeit auf jedem einzelnen Gebiete in dem Maaße angehäuft, daß der interne Kliniker in der Zeit, die ihm selbst und der großen Masse seiner Zuhörer zu Gebote steht, nur den kleinsten Teil davon, die Grundzüge, vorzutragen vermag. Wollte er sich gleichwohl in noch so interessante und wichtige Einzelheiten eines bestimmten Gebietes vertiefen oder eine Überzahl dahin gehöriger Krankheitsfälle demonstriren, so würden darunter die anderen für den Studirenden nicht minder wichtigen Gebiete Noth leiden.

Der Rest muß aber doch auch *an irgend einer Stelle* gelehrt werden, wenn diejenigen Aerzte und Studirenden, welche für ein bestimmtes Fache ein besonderes Interesse besitzen, Gelegenheit, sich weiter zu unterrichten finden sollen und wenn die Wissenschaft die ihr nothwendige Weiterentwicklung im Vaterlande selbst erfahren und nicht auf den Import beschränkt bleiben soll. Diese Stelle kann in erster Linie *nur die Reichshauptstadt* sein und daß gilt nicht allein für die Nervenkrankheiten oder die Hals- und Nasenkrankheiten, sondern für jede nach ihrem Umfang und Inhalt berechtigte Specialwissenschaft gleichmäßig. In diesem Sinne hat das hohe Ministerium die Entwicklung einer Anzahl von Specialfächern in *Berlin* und zwar nicht allein innerhalb des Gebietes der medizinischen Facultät, durch seine mächtige Unterstützung gefördert. *Die Unterdrückung der bestehenden Nervenklinik* wäre eine Umkehr auf diesem Wege, welche von Niemandem verstanden werden würde, eine capitis diminutio [Bl. 247] der *Berlin*er medizinischen Fakultät.

Wird aber die Nothwendigkeit einer besonderen Nervenklinik zugestanden, so wird auch die Nothwendigkeit ihrer bleibenden Vereinigung mit der psychiatrischen Klinik zugestanden werden müssen. Wir sahen schon *Griesinger* die Psychiatrie als nur einen Teil der Neuropathologie ansprechen; wir fanden, daß in der That beiden Fächern die gleichen Hülfswissenschaften gemeinsam sind, wir werden noch sehen, wie beide Gebiete auch in ihren pathologischen Thatsachen nicht allein in einander übergehen, sondern sich zum Theil geradezu decken. Aber wir besitzen auch ein vom pathologisch anatomischen Standpunkte in der 34. Sitzung des Abgeordnetenhauses vom 17. März d. Js. öffentlich abgegebenes in dem gleichen Sinne sprechendes Zeugniß der ersten Autorität dieses Faches, des Herrn Professor Virchow, ein Zeugniß, mit dem er, wie er selbst sagte, einem Gedanken Ausdruck giebt, der die ganze innere Medizin bewegt. Es sei deshalb gestattet, diesen Theil seiner Rede hier wörtlich anzuführen.

„Man darf dabei nicht übersehen, daß der Ausdruck ‚Nervenkranke‘ hier nicht ein euphemistischer ist, mit dem man irgend eine Kategorie von *Irren* bezeichnen will, sondern daß es sich um geistesgesunde *Nervenkranke* handelt. Damit ist das große Prinzip ausgesprochen, daß man, indem man diese Kranken mit den Geisteskranken vereinigt, damit dem Gedanken Ausdruck giebt, der die ganze innere Medizin bewegt, daß zwischen diesen beiden Kategorien keine andere Differenz besteht, als nur die des Platzes im [Bl. 248] Körper, an welchem sich die Krankheit entwickelt, daß sie also nach denselben Gesichtspunkte zu beurtheilen sind, nur daß die Nervenkrankheiten, weil sie mehr zugänglich und unmittelbarer erkennbar sind, am besten das Verständnis für die eigentlichen Geisteskrankheiten erschließen. Darin beruht die große Wichtigkeit dieser Verbindung; ist doch damit die Möglichkeit gegeben, daß der Direktor der Klinik, indem ihm ein solches Material zur Verfügung gestellt wird in fortschreitender Weise weitere Studien machen kann. Sie wissen alle, daß wir uns hier auf einem Gebiete befinden, wo die moderne Forschung erst im vollen Gange ist, wo man zu definitiven Abschlüssen noch nirgends gelangt ist. Diese Möglichkeit aber, dem Direktor einer solchen Universitätsklinik die volle Freiheit der Studien in ihrer ganzen Breite zu sichern, ist in der That nur unter Umständen möglich, wo die Irrenklinik keine *ausschließliche* Bedeutung hat."

Die Geisteskrankheiten sind in der That nichts als Symptombilder von Hirnkrankheiten, die sich in den Augen der Welt von anderen Hirnkrankheiten dadurch unterscheiden, daß einzelne ihrer Symptome, wie Unruhe, Neigung zum Selbstmord, üble Gewohnheiten, andere verkehrte Handlungen und dergleichen, die Absonderung von anderen Kranken, eine besondere Art der Aufbewahrung und der Pflege bedingen. Derartige rein zufällige Äußerungen der Krankheit können aber eine Trennung der Geisteskrankheiten von den anderen Gehirnkrankheiten im wissenschaftlichen Sinne [Bl. 249] nimmermehr begründen. Die Trennung des Studiums und der akademischen Behandlung des Gesammtmaterials sollte vielmehr nur so lange aufrecht erhalten werden, als der Grund der Trennung, nämlich die Unmöglichkeit der gemeinsamen Unterbringung, fortbesteht. Dort aber wo, wie z. B. in der Berliner Charité, dieser Fall nicht zutrifft, sollte sie aufhören.

An und für sich würde es in jedem anderen Gebiete der Medizin als eine unzulässige Specialisierung betracht[et] werden, wenn ein Theil der Krankheiten eines bestimmten Organs dem einen Lehrer, ein anderer Theil aber einem anderen Lehrer zugewiesen würde. Am unzulässigsten erscheint dies aber bei den Gehirnkrankheiten, da zwar nicht jede Gehirnkrankheit die gleichzeitige Existenz einer ausgesprochenen Geisteskrankheit involvirt, wohl aber *die meisten* Gehirnkrankheiten und ganz besonders die von den innern Klinkern für sich beanspruchten *organischen* Gehirnkrankheiten mit Störungen der geistigen Verrichtungen einhergehen und sehr viele von ihnen früher oder später zu wohlcharakterisirten Geisteskrankheiten führen.

In einer anderen großen Gruppe von Krankheiten des Centralnervensystems, welche man den Geisteskranken gleichfalls nicht zuzurechnen pflegt, ich meine die sogenannten *functionellen* Neurosen, die Hysterie, die epileptoiden Zustände, die traumatischen Neurosen, die neurasthenischen Zustände, die Chorea etc. spielt ferner das psychische Element eine so große Rolle, daß man die leichteren Fälle der Krankheit ohne genaueres [Bl. 250] Eindringen in den psychischen Zustand der Kranken gar nicht versteht, während ihre schwereren Fälle mit manifesten Störungen der Geistesthätigkeit einhergehen.

Andere Krankheitsformen beginnen mit Zeichen, die wir auf grobsinnlich wahrnehmbare Erkrankungen *des Rückenmarkes* zurückführen können; allmählig breitet sich der Prozeß nach oben aus und es entwickelt sich eine Geisteskrankheit. Oder die pathologische Veränderungen beginnen gleichzeitig *im Gehirn und Rückenmark*, sie verschonen selbst *die peripheren Nerven* nicht und die äußerlich wahrnehmbaren Zeichen dieser Vorgänge erscheinen nicht nur als Geistesstörung sondern gleichzeitig unter den mannichfaltigsten Symptomen der Erkrankung der anderweitigen Theile des Nervenapparates.

Soll nun der an die hervoragendste Stelle Deutschlands gestellte klinische Lehrer der Psychiatrie wirklich erst dann anfangen dürfen, sich mit allen jenen Formen psychischer Störung praktisch zu beschäftigen, wenn ihre Sequestration in der Irrenabtheilung nothwendig wird; oder verlangt nicht vielmehr die allseitige Durchbildung, ohne die er seine Stellung gar nicht ausfüllen kann, eine genaue Kenntniß auch der leichteren Formen, der Entwicklungszustände derjenigen Krankheiten deren Wesen er doch in specialistischer Weise zu lehren berufen ist? Soll er die Mannichfaltigen Krankheiten des Rückenmarks und Gehirns, welche sich mit Geistesstörungen vergesellschaften, erst dann zu Gesicht bekommen, wenn der Irrsinn da ist und das Studium [Bl. 251] der körperlichen Erscheinungen erschwert, oder besteht nicht vielmehr eine zwingende Nothwendigkeit für ihn auch frischere Stadien dieser Formen sowie die anderen Krankheiten der gleichen Organe in allen ihren Einzelheiten kennen zu lernen, schon damit er der differential diagnostischen Sicherheit, ohne die kein Kliniker bestehen kann, nicht entbehrt?

Zwei Punkte sind es, die noch einer besonderen Erwähnung im Anschluß an die letzten Darlegungen bedürfen. Der eine betrifft die herkömmliche Stellung des Berliner Vertreters der Psychiatrie zu *der wissenschaftlichen Deputation für das Medizinalwesen*. In dieser Stellung hat derselbe zweifelhafte, d.h. fast ausschließlich schwierige Fälle, Geisteszustände zu begutachten, deren Analog sich keineswegs in der Regel in den Irrenanstalten sequestrirt finden, sonst würden sie eben kaum Gelegenheit – wenigstens zu strafrechtlichen – Gerichtsverhandlungen geben. Und diese Fälle muß er in der Regel lediglich aus den Acten zu beurtheilen vermögen. Es ist ganz undenkbar, daß irgend ein Sachverständiger die dazu erforderliche Übung erwirbt und sich erhält, wenn er nicht in fortdauerndem lebendigen Contact mit dem *ganzen* oben umschriebenen Gebiet verbleibt und gerade den Entwicklungsstadien sowie den Grenzfällen seine besondere Aufmerksamkeit zuwendet. Die Praxis der Irrenabtheilung allein wird ihm bei Lösung *dieser* Aufgabe wenig genug helfen.

Der zweite Punkt gilt der *Heranbildung [Bl. 252] eines potenten akademischen Nachwuchses*. Fällt die Entscheidung jetzt dahin, daß die Stelle Westphals durch einen der Irren- und Nervenheilkunde gleich mächtigen Lehrer zu besetzen sei, so wird die Wahl deshalb nur zwischen einer äußerst geringen Zahl von Männern schwanken können, weil die in *Berlin* bestehende akademische Verbindung zwischen Psychiatrie und Neuropathologie an allen übrigen Universitäten Preußens und Deutschlands bis vor kurzem gefehlt hat.

Fällt aber die Entscheidung wider Erwarten nach der entgegengesetzten Richtung, so wird damit nicht nur der Heranbildung von das ganze Gebiet überschauender jüngeren Gelehrten *in Berlin* kein Ziel gesetzt werden, sondern die Wirkungen dieses Rückschrittes würden sich in gleicher Weise auch weit über die Grenzen Preußens hinaus geltend machen. Wie durch das Bestehen der Westphal'schen Klinik die Entwicklung der Hallenser Klinik begünstigt wurde und wie diese wieder die Entstehung ähnlicher Einrichtungen in Breslau und Leipzig ermöglicht hat, so würde auch der Untergang der in Berlin bestehenden Einrichtungen von den nachteiligsten Folgen für die Entwicklung der in Rede stehenden Lehrinstitute in ganz Deutschland sein. Käme man dann später zu der Einsicht, daß der eingeschlagene Weg ein Irrweg war, so würde man finden, daß man sich selbst der Mittel, den begangenen Fehler wieder gut zu machen, beraubt hat.

Auf Grund aller dieser Erörterungen [Bl. 253] komme ich zu dem Schlusse:
daß die Vereinigung der psychiatrischen mit einer Nervenklinik im Interesse der Wissenschaft und ihrer praktischen Anwendung, im Interesse der Studirenden, im Interesse der Heranbildung von Lehrern der Psychiatrie und Neuropathologie, im Interesse endlich der wissenschaftlichen Deputation für Berlin eine Nothwendigkeit, für mindesten einige kleinere Universitäten Preußens aber sehr wünschenswerth ist, sowie daß die gegen eine solche Vereinigung erhobenen Einwendungen theils überhaupt fictiv, theils durch die in Berlin obwaltenden Verhältnisse nicht begründet sind.
Halle [an der] S[aale], den 29. Dezember 1889
Prof. [Eduard] Hitzig

Die nervenärztlichen Polikliniken in Berlin vor und nach 1900

Bernd Holdorff

Als eigenständiges Fach gab es die Neurologie im 19. Jahrhundert noch gar nicht, der Begriff bezeichnete zunächst noch etwas anderes, nämlich die Neuroanatomie[1] und näherte sich erst später, etwa um 1870, dem klinischen Begriff der Nervenheilkunde, dem Gebiet der Nervenkrankheiten an;[2] parallel dazu war lange noch die Bezeichnung Neuropathologie oder Nervenpathologie als klinischer Begriff[3] gebräuchlich, der erst später auf die Spezialdisziplin der morphologisch ausgerichteten Neuropathologie überging. So vielfältig die Verschränkung der klinischen Neurologie mit den Disziplinen der Inneren Medizin und Psychiatrie in den einzelnen Ländern aussah[4] und speziell in Deutschland und Berlin mit dem Lehrstuhl für Psychiatrie und Nervenkrankheiten für W. Griesinger (1865–1868) und seine Nachfolger beide Fächer auf lange Zeit institutionell verflochten blieben, hat in Berlin sehr früh eine eigene neurologische Bewegung außerhalb der Universität eingesetzt, die mit nervenärztlichen Praxen und Polikliniken vorwiegend jüdischer Wissenschaftler und Ärzte zu tun hat.

Sie beginnt mit *Robert Remak* (geb. 1815 in Posen, gest. 1865 in Kissingen, als a. o. Professor in Berlin) um die Mitte des 19. Jahrhunderts und setzt sich bis in die 20er Jahre unseres Jahrhunderts fort. R. Remak hatte 1837 den Achsenzylinder mikroskopisch als Erster entdeckt, weitere neuroanatomische Befunde an Nervenfasern und ihren Verbindungen zu Nervenzellen beschrieben und damit Erkenntnisse zur späteren Neuronentheorie geliefert. Wie oben schon erwähnt, wurde damals „Neurologia" noch mehr als Teil der Anatomie, der heutigen Neuroanatomie, verstanden und wandelte sich erst um 1870 in den klinischen Begriff, der die „Nervenkrankheiten" umfaßte.[5] Remak scheiterte in den Jahren 1846 bis 1856 mehrfach daran, leitende Tätigkeiten in der Prosektur, im pathologisch-anatomischen Unterricht, in der klinisch-mikroskopischen Diagnostik und auf dem Lehrstuhl für pathologische Anatomie zu erhalten.[6] Er war der erste Jude, der sich habilitieren durfte, aber erst

---

1 Siehe z. B. R. Remak 1844
2 Schmiedebach 1995
3 z. B. Erb 1891, 1914
4 Pantel 1993
5 Schmiedebach 1995, S. 228
6 Schmiedebach 1995, S. 287

1847 nach dem dritten Versuch.[7] Er mußte sich zum Broterwerb der praktischen Medizin zuwenden, führte die Anwendung des konstanten Stroms in die Behandlung der Nervenkrankheiten ein, entwickelte mit Siemens und Halske eine aufwendige Galvano-Apparatur und analysierte zahlreiche neurologische Krankheitsbilder, insbesondere die Tabes dorsalis; seine Schlußfolgerungen fanden eine breite Zustimmung. Die klinische Anwendung der Galvano-Therapie an der Universitätsklinik wurde ihm mehrfach verweigert, zuletzt durch die Gutachten von Romberg und vor allem R. Virchow, nachdem er erst 1859 (nach drei vergeblichen Gesuchen seit 1841) zum Extraordinarius ernannt worden war[8] „so blieb ich auf die eigene Sphäre beschränkt, die mir meine Privatpraxis darbot".[9] Finanziell verarmt starb er 1865. In einer ewigen Außenseiterposition als nicht getaufter Jude waren ihm akademische Ehren nur zögernd verliehen, die Ämter dagegen verweigert worden (Alexander von Humboldt sprach von einem „ministeriellen Judenhaß"). Remaks privatärztliche Tätigkeit bekam aber auch einen Stich ins Unseriöse, in der Argumentation gegenüber seinen wissenschaftlichen Gegnern war er polemisch-gereizt und dennoch hat Remak die nosologische Abgrenzung etwa der Tabes dorsalis – z. B. in der Diskussion mit Leyden – so gefördert und durch die Einführung des constanten Stroms (Galvano-Therapie) in die Nervenheilkunde eine lange Periode der Elektrodiagnostik und -therapie eingeleitet, daß er auch mit Recht als einer der Väter der klinischen Neurologie bewertet wird.[10]

Ernst Julius Remak (geb. 1849 in Berlin, gest. 1911 in Wiesbaden) als a. o. Professor der Neurologie der Universität Berlin, war der Sohn von Robert Remak und hatte bessere Bedingungen als sein Vater. Er ließ sich zunächst als Assistent bei Erb in Heidelberg und C. Westphal an der Charité ausbilden und wurde zum besonderen Kenner der Elektrodiagnostik und -therapie, verfaßte darüber und über peripher-neurologische Krankheitsbilder zahlreiche Arbeiten, wurde in Berlin 1877 habilitiert, erhielt 1893 den Professortitel und wurde 1902 zum a. o. Professor ernannt.[11] Von 1875 bis zu seinem Tode 1911 leitete er die eigene Poliklinik für Neurologie und Elektrotherapie. Vater und Sohn Remak sind nebeneinander auf dem jüdischen Friedhof an der Schönhauser Allee in Berlin begraben.

7 Harig 1988
8 Schmiedebach 1995, S. 282–286
9 zitiert nach Harig 1988
10 Schmiedebach 1995, S. 200–301
11 Im Fakultätsschreiben von W. Waldeyer vom 24. November 1902 heißt es abschließend: „Endlich glaubt die Fakultät daran erinnern zu dürfen, dass E. Remaks Vater, Prof. extraord. Dr. Robert Remak, der berühmte Histologe, Embryologe und Begründer der Anwendung des konstanten Stromes in der Elektrotherapie, eine der größten Zierden unserer Universität war und es in der Geschichte derselben dauernd bleiben wird. Wenn wir den durchaus würdigen und verdienten Sohn Robert Remaks nach langjähriger Treue und tüchtiger Arbeit im Dienste der Wissenschaft unter die Zahl unserer Extraordinarien aufzunehmen beantragen, so sind wir sicher, dabei in weiten Kreisen unserer Universität und Stadt, nicht nur, sondern selbst über Deutschland hinaus, voller Sympathie zu begegnen" (Archiv der Humboldt-Universität).

Als Ausnahmeerscheinung und nicht-jüdische Persönlichkeit muß in diesem Kontext *Carl Wernicke* (1848–1905) genannt werden, weil wir ihm aus seiner Berliner und ganz besonders aus der erzwungenen privaten nervenärztlichen Tätigkeit in Berlin (1878–1885) eine schöpferische Leistung vornehmlich auf neurologischem Gebiet verdanken. Nachdem Wernicke in Breslau 1874 seine bahnbrechende Arbeit „Der aphasische Symptomenkomplex. Eine psychologische Studie auf anatomischer Basis" geschrieben hatte, nahm er 1875 eine Stelle als Assistent der psychiatrischen Poliklinik der Berliner Charité unter C. Westphal an. Er habilitierte sich 1876 in Berlin. In einer außerwissenschaftlichen und außerdienstlichen Angelegenheit geriet er in Konflikt mit der Charité-Direktion, die durch den Eigenwillen Wernickes verschärft wurde.[12] Wernicke mußte bis 1885 als praktischer Nervenarzt in Berlin privatisieren; wegen einer Brustfellentzündung mußte er ein halbes Jahr aussetzen, eine in Aussicht stehende Berufung nach Heidelberg scheiterte daran. In diesen Jahren verfaßte er sein Lehrbuch der Gehirnkrankheiten, das in drei Bänden 1881–1883 erschien und worin er versuchte, das lokalisatorische Prinzip an dem gesamten klinischen Wissen seiner Zeit durchzuführen. Er stellte darin aufgrund von drei früheren Charité-Fällen auch das Krankheitsbild der akuten, haemorrhagischen Polioenzephalitis superior heraus, das seitdem mit seinem Namen verbunden ist. Der erste Fall betraf eine Frau nach Schwefelsäureverätzung und sekundärer Ösophagus-Striktur; die zwei folgenden alkoholischen Fälle konnte Wernicke aufgrund der typischen klinischen Zeichen schon intra vitam diagnostizieren. Erst seinem Schüler K. Bonhoeffer in Breslau gelingt es 1901 und 1904, die Zusammenhänge und Übergänge zwischen der akuten und der chronischen Form (letztere von Jolly 1897 mit dem bleibenden Begriff des Korsakoff-Syndroms geprägt) zu erkennen. Die frühere Fallmitteilung des von M. G. Gayet 1875 mit einem fünfmonatigen subakuten Verlauf wird in der französischen Neurologie begrifflich gewürdigt, während sich im anglo-amerikanischen Schrifttum der klinisch-morphologische Begriff des Wernicke-Korsakoff-Syndroms durchgesetzt hat.

Ein Jahr später folgte eine andere große Arbeit Wernickes, die Übersetzung von Duchennes Physiologie der Bewegungen, womit eine klassische Leistung des Meisters den deutschen Nervenärzten näher gebracht wurde. 1883 brachte Wernicke auch die Arbeit über hemiopische Pupillenstarre heraus. Der Titel einer Studie von M. Lanczik:[13] „Der Breslauer Psychiater Karl Wernicke" läßt leicht vergessen, daß Wernickes wichtige neurologische Entdeckungen in seine Berliner Zeit fallen. Seine wirtschaftliche Position in diesen Berliner Jahren war eine kümmerliche; „wenn ich als Privatdozent von meiner Arbeit hätte leben wollen, wäre ich verhungert", hat er zu einem Freunde gesagt.[14] Bei einer Bewerbung um eine Oberarztstelle der Städtischen Irrenanstalt Dalldorf (Karl-Bonhoeffer-Klinik, Berlin-Wittenau) wurde er abgewiesen,

---

12 Liepmann 1924
13 Lanczik 1988
14 Liepmann 1924

möglicherweise durch einen Einspruch Virchows. Später hat für eine Berufung auf die Jolly-Nachfolge an der Berliner Charité 1904 wohl auch Althoffs Wohlwollen gefehlt. Es mag eine Genugtuung sein, daß Wernickes Schüler H. Liepmann – von Breslau als Oberarzt 1899 nach Dalldorf gekommen – hier seine Apraxie-Lehre entwickelte und die bedeutendste, aus Dalldorf hervorgegangene Leistung schuf.

Eine herausragende Figur um die Jahrhundertwende stellte *Emanuel Mendel* (geb. 1839 in Bunzlau, gest. 1907 in Berlin) dar. Nach Staatsexamen und Dissertation in Berlin über ein Epilepsiethema ließ er sich 1860 in Pankow bei Berlin nieder und versorgte als praktischer Arzt 22 Dörfer. 1868 eröffnete er eine kleine Irrenanstalt, hospitierte bei Virchow und Griesinger und habilitierte sich 1873 für Psychiatrie und Nervenkrankheiten. 1882 gründete er das „Neurologische Centralblatt", 1884 wurde er zum a. o. Professor mit Lehrauftrag für Psychiatrie und Neurologie sowie für forensische Psychiatrie ernannt. Seine forensisch-psychiatrischen Vorlesungen waren eine große Attraktion für Ärzte, Studenten und auch Nicht-Mediziner.[15] Er war im Berlin der Jahrhundertwende eine der bekanntesten Erscheinungen,[16] seine Vorlesung über Hirnanatomie beeinflußte unzählige junge Forscher,[17] seine neurologische Vorlesung – illustriert durch enormes poliklinisches Material – nahm oft den Charakter einer wirklichen Sprechstunde an.[18] Die Leitung der Anstalt in Pankow übertrug er anderen Kollegen, zusammen mit der Poliklinik war sie ein wichtiger Ausbildungsort für Nervenärzte und Forscher wie seinen Sohn Kurt Mendel, Paul Schuster oder Max Bielschowsky, der hier 1902 im Laboratorium seine Methode der Silberimprägnation der Achsenzylinder und Neurofibrillen entwickelte.[19] E. Mendels wissenschaftliche Entdeckungen lagen hauptsächlich auf dem Gebiet der progressiven Paralyse, er publizierte aber auch zahlreiche Beiträge zu anderen neurologischen und psychiatrischen Themen; ihm gelang noch die wissenschaftliche Beherrschung beider Fächer, er pflegte auch zu sagen: „Die Neurologie ist leicht und die Psychiatrie ist schwer.",[20] womit er auch erklärte, warum mehr wissenschaftliche Lorbeeren auf dem Neuland der neurologischen Fächer zu erringen waren. Mendel trat auch der von Oppenheim so hartnäckig vertretenen Auffassung der traumatischen Neurose als einer Krankheit sui generis und der therapeutischen Verwendung der Hypnose entgegen,[21] sein praktischer Lebenssinn vermied alles Spekulative in Wissenschaft und Praxis.[22] Sein Name taucht noch heute oder heute wieder an verschiedenen Stel-

---

15 Nonne 1971
16 Munk 1979
17 Ziehen 1907
18 Liepmann 1907
19 Hallervorden 1961
20 Scholinus 1924
21 Scholinus 1924
22 Liepmann 1907

len in Pankow auf, das Krankenhaus in Pankow trug bis zur Nazizeit seinen Namen. Sein Sohn *Kurt Mendel* ließ sich in eigener nervenärztlicher Praxis nieder (1874– 1946) und betreute auch das Neurologische Centralblatt als Herausgeber; sein Name ist mit dem Mendel-Bechterew-Reflex, einem Plantar-Beugereflex der Zehen, ähnlich dem Rossolimo-Reflex, und dem von ihm 1919 geprägten Begriff der Torsionsdystonie verbunden. Er war langjähriger Schriftführer und Schatzmeister der Gesellschaft Deutscher Nervenärzte. Er konnte die Nazi-Verfolgung in „Mischehe" lebend überstehen, starb aber bald darauf.[23]

Martin Bernhardt (geb. 1844 in Potsdam, gest. 1915 in Berlin als a. o. Professor der Neurologie) war Assistent bei Leyden in Königsberg und C. Westphal in der Nervenklinik an der Charité, habilitierte sich hier 1872 für das Gebiet der Nervenkrankheiten und Elektrotherapie und wurde 1882 a. o. Professor der Charité. Hauptthemen seiner wissenschaftlichen Publikationen waren Erkrankungen der peripheren Nerven, Elektrotherapie, Hirngeschwülste und Topik der Hirnrinde. Er hat unendlich viel publiziert: 208 Referenzen waren es wenigstens, davon 5 Bücher oder Handbuchbeiträge; die meisten Diskussionsbeiträge in der Berliner Gesellschaft für Psychiatrie und Nervenkrankheiten bis 1890 stammen von ihm;[24] nach ihm wird die spinal-neuritische Form der progressiven Muskelatrophie (1893) und die Meralgia paraesthetica als Bernhardtsche bzw. Roth-Bernhardtsche Krankheit bezeichnet. Seit 1885 war er Chefredakteur des „Centralblattes für die medizinischen Wissenschaften". Wie M. Rothmann[25] schrieb, war er „nach der frühen Erkrankung Westphals lang neben Mendel der hervorragende Vertreter unseres Faches in Berlin". Als sein Hauptwerk galt die zweibändige, in der ersten Auflage 1895/97 erschienene Bearbeitung der „Erkrankungen der peripherischen Nerven" in Nothnagels Handbuch der speziellen Pathologie und Therapie, das mehrere Auflagen erlebte und „zu einem Standardwerk unserer Wissenschaft geworden ist".[26] Mit M. Borchardt bearbeitete er neurochirurgische Themen. Sein letztes Werk „Die Kriegsverletzungen der peripherischen Nerven" erschien erst posthum. Die Nachrufe auf ihn[27] stellen mit Bedauern fest, daß ihm nie eine Krankenhausabteilung oder eine staatliche oder von sonstigen Behörden eingerichtete Arbeitsstätte zur Verfügung stand, die es ihm ermöglicht hätte, sein reiches Wissen in klinischer Forschung zu vertiefen und nutzbar zu machen. Man muß hinzufügen: sein Judentum stand einer solchen Stellung im Wege. „Seine allzu große Bescheidenheit ließ ihn nie so hervortreten, wie er es wohl verdiente; seine Herzensgüte machte ihn aber zum Freund und Berater all seiner Patienten [...] Wenn die Neurologie sich immer mächtiger entwickelt hat und zu

23 Voswinckel (in Vorbereitung)
24 Schmiedebach 1986, S. 256–259
25 Rothmann 1915
26 Rothmann 1915
27 Leppmann 1915, Rothmann 1915

einem kraftvollen selbständigen Zweig der Medizin geworden ist, wird Martin Bernhardt stets als einer der Männer genannt werden, die das Fundament für diesen Bau geschaffen haben."[28] Ob Bernhardt allerdings immer in diese Richtung gewirkt hat, muß bezweifelt werden, da bei der Gründung der Gesellschaft Deutscher Nervenärzte Widerstände und Skepsis gegenüber einer eigenständigen Neurologie von Seiten einiger Berliner um Bernhardt aufkamen.[29] L. Jacobsohn beklagte die Absonderung der Nervenheilkunde von der Psychiatrie, während Bernhardt verärgert in einem Brief vom 18.12.1906 an Oppenheim die beabsichtigte Loslösung von der Inneren Medizin bedauerte und seine Befremdung darüber äußerte, „daß Sie ganz und gar sich nun an auswärtige Collegen gewendet und uns Berlinern erst nachträglich von Ihren Absichten Kenntnis gegeben haben. Lag es nicht nahe, sich mit Remak, Eulenburg, Mendel, mir und noch anderen hier auszusprechen?"[30]

Eine weitere außergewöhnliche Persönlichkeit etwa um die gleiche Zeit war *Albert von Eulenburg* (geb. 1840 in Berlin, gest. 1917 in Berlin). Nach der Promotion 1861 in Berlin wurde seine Arbeit: „Das Verhältnis der Gehirnapoplexie zur Herzhypertrophie und Atheromatose" 1862 von der Medizinischen Fakultät der Universität Berlin preisgekrönt. Nach Zwischenstationen in Zürich und Greifswald und nach seiner Habilitation wurde er 1866 Assistent von Griesinger und später Josef Meyer an der Universitätspoliklinik. Mit 31 Jahren hatte er ein „Lehrbuch der Nervenkrankheiten" (1871) fertiggestellt. Von 1873 bis 1882 war er ordentlicher Professor der Arzneimittellehre an der Universität Greifswald, gab diese Position auf und errichtete in Berlin eine Poliklinik für Nervenkranke. Er war Herausgeber der voluminösen „Real-Enzyklopädie der gesamten Heilkunde", die von 1880 bis 1914 in vier Auflagen erschien. Neben seiner Vielseitigkeit wurde ihm etwas Genialisches nachgesagt. Ab 1895 war er zusammen mit J. Schwalbe Schriftleiter der Deutschen Medizinischen Wochenschrift. Von der Universität Berlin wurde er zum a.o. Professor der Nervenheilkunde ernannt. Eine immense Zahl wissenschaftlicher Mitteilungen handelte hauptsächlich von neurologischen Themen, sein Name ist mit der von ihm 1886 und 1916 beschriebenen congenitalen Paramyotonie (erbliche Kältelähmung) verbunden. Er spielte eine bedeutende Rolle auf den Jahrestagungen der Deutschen Gesellschaft für Naturforscher und Ärzte.[31] In den letzten Lebensjahren widmete er sich mehr der Sexualwissenschaft und war Mitbegründer der entsprechenden ärztlichen Gesellschaft sowie Herausgeber der diesbezüglichen Zeitschrift. Bei der Gründung der „Gesellschaft Deutscher Nervenärzte" wird er auch als Gründungsmitglied 1907 in Dresden aufgeführt; diese ging ja wesentlich auf die Initiative *Hermann Oppenheims* (geb. 1858 in Warburg, gest. 1919 in Berlin) zurück. Die-

---

28 Rothmann 1915
29 Mendel 1931, Firnhaber 1998
30 Mendel 1931
31 Jerns 1991

ser bedeutendste aller bisher genannten Neurologen hat ein so umfangreiches und vielseitiges Spektrum in Praxis und Wissenschaft beherrscht, war für seine bestechend exakte neurologische Diagnostik bekannt, so daß seine private Poliklinik, die er 1891 gegründet hatte, zu einem im In- und Ausland berühmten Zentrum wurde. Seine Verdienste um die Erstbeschreibung zahlreicher Symptome und Krankheiten, sein vielgelesenes, 1894 in erster Auflage, 1913 in sechster Auflage erschienenes Lehrbuch der Nervenkrankheiten, seine Pionierleistungen in der Gehirn- und Rückenmarkchirurgie mit den Chirurgen Ernst von Bergmann, Fedor Krause, Moritz Borchardt und Emil Heymann, seine Gründungsinitiative und sein späterer Vorsitz der Gesellschaft Deutscher Nervenärzte seien hier nur kurz erwähnt.[32] Seine Habilitation wurde noch 1886 unter seinem Lehrer C. Westphal sehr gefördert, dagegen wurde nach dessen Tod 1890 Oppenheims Gesuch um Ernennung zum a. o. Professor vom 11.06.1891 von der Fakultät abgelehnt, 1893 erfolgte die Ernennung zum Titularprofessor. Eine später, besonders von Jolly und Virchow befürwortete und von der Fakultät einstimmig vorgeschlagene a. o. Professur wurde nun von ministerieller Seite (Althoff) abgelehnt, so daß Oppenheim seine Dozentur enttäuscht niederlegte. Hier bestätigte sich an der Person Oppenheims, aber auch an vielen anderen schon genannten Namen, die damalige, erst später teilweise revidierte Politik des Kultusministeriums, jüdische Gelehrte in untergeordneten Positionen zu fördern, um sie in gehobenen Positionen umso nachdrücklicher ablehnen zu können.[33] Die sicher antisemitisch begründete Verhinderung einer erfolgreichen Universitätslaufbahn hat in der Person Oppenheims bleibende Verletzungen hinterlassen; seine wenig verbindliche, ja manchmal schroffe Wesensart und eine Depressivität in den letzten Lebensjahren[34] mag damit zusammenhängen, schließlich aber auch mit dem als Niederlage empfundenen Kampf um die traumatische („Kriegs"-)Neurose.[35] Nach seinem Tode wurde die Poliklinik von seinem langjährigen Oberarzt *Richard Cassirer* zusammen mit Robert Hirschfeld geleitet. R. Cassirer (geb. 1868 in Breslau, gest. 1925 in Berlin), war von 1891–1893 Assistent bei Wernicke in Breslau, kam nach Hospitationen in Wien und Assistentenzeit bei Kahlbaum in Görlitz 1895 an Oppenheims Poliklinik, wurde später dessen Oberarzt, bearbeitete mit Oppenheim zahlreiche Themen, u. a. die Enzephalitis und Hirnabszeß, verfaßte eigene Arbeiten über die vasomotorisch-trophischen Neurosen seit 1900, habilitierte sich 1903 für Psychiatrie und Neuropathologie in Berlin, erhielt 1912 die Professur, gab nach Oppenheims Tod die 7. Auflage seines Lehrbuchs der Nervenkrankheiten (1923) heraus und erwies sich als besonderer Kenner der Krankheiten des Rückenmarks und der peripheren Nerven.[36]

32 ausführlicher Holdorff 1998
33 Richter 1996, S. 367
34 Simons 1919
35 Nonne 1919
36 Cassirer 1920, 1923, 1926.

Zuletzt ist unter den jüdischen Poliklinikern *Toby Cohn* (geb. 1866 in Breslau, gest.
1929 in Berlin) zu nennen. Nach seiner Promotion 1891 wurde er Assistent von Carl
Wernicke in Breslau, wechselte dann nach Berlin zu Emanuel Mendel, dessen Vorlesung er in der Elektrodiagnostik ergänzte. Nach Mendels Tod (1907) errichtete er
eine eigene Poliklinik für Nervenkranke und hielt regelmäßig Kurse über Elektrodiagnostik und -therapie ab, hat vieles veröffentlicht, u. a. Bücher über Elektrodiagnostik und -therapie,[37] vor allem über die „peripherischen Nervenlähmungen".[38]
Er gehörte dem Vorstand der jüdischen Gemeinde an, hatte den Professortitel und
galt als anerkannte neurologische Autorität.

Auch *Paul Schuster* (geb. 1867 in Köln, gest. 1940 in London) gehört mit seiner 1904
gegründeten eigenen Poliklinik hierher; er betreute auch chronische Kranke im Siechenhaus, konnte aber nach dem 1. Weltkrieg 1920 mit der Leitung einer großen
neurologischen (Chroniker-)Abteilung den Wechsel zur klinischen Neurologie voll-
ziehen.

Blicken wir zurück: An der Charité gab es unter C. Westphal seit 1871 eine Poliklinik für Nervenkranke; daneben wurden private Polikliniken oder Praxen von über-
ragenden jüdischen Ärzten gegründet; 1892 wurden folgende fünf Polikliniken in
Berlin aufgeführt, außerdem wurden sechs Universitätskurse angeboten:[39]

Vorlesungen

VI. Nervenkrankheiten und Elektrotherapie.
1. Prof. Dr. M. Bernhardt: Krankheiten des Nervensystems (poliklinische Kranken-
   vorstellungen) mit besonderer Berücksichtigung der Elektrodiagnostik und
   Elektrotherapie.
2. Prof. Dr. Eulenburg: Cursus der Elektrotherapie einschl. der Spannungselectri-
   cität und neuropathologischen Diagnostik.
3. Privatdozent Dr. Goldscheider: Krankheiten des Nervensystems mit besonderer
   Berücksichtigung der Elektro-diagnostik und Elektrotherapie.
4. Privatdozent Dr. Köppen: Diagnostik der Nervenkrank-heiten einschl. der Elektrodiagnostik und Elektrotherapie mit Uebungen an Kranken.
5. Privatdozent Dr. Oppenheim: Demonstrativer Cursus der Krankheiten des Nervensystems mit Einschluss der Elektrodiagnostik und Elektrotherapie.
6. Privatdozent Dr. Remak: Spezielle Diagnostik und Elektrotherapie der Nervenkrankheiten mit poliklinischen Kranken-vorstellungen.

37 Cohn, 1899–1924
38 Cohn 1924, 1927
39 Das Medicinische Berlin 1892, Berlin 1892

Polikliniken

16. Klinik und Poliklinik für Nervenkrankheiten von Prof. Mendel, Dorotheenstr. 8
17. Poliklinik für Nervenkrankheiten von Dr. Remak, Kronenstrasse 17
18. Poliklinik für Nervenkrankheiten von Prof. Bernhardt, Taubenstr. 10
19. Poliklinik für Nervenkrankheiten von Dr. Oppenheim, Schiffbauerdamm 25
20. Poliklinik für Nervenkrankheiten von Prof. Dr. Eulenburg, Johannisstrasse 14/15

Elektrodiagnose und -therapie waren damals untrennbar von der Neurologie; sie halfen in der Diagnostik neurologischer Erkrankungen Gesetzmäßigkeiten mit naturwissenschaftlicher Exaktheit zu beschreiben, sie half, als Therapie das Einkommen niedergelassener Nervenärzte zu sichern, wurde aber in dieser Anwendung z.T. kritisch bewertet, so nach einer Äußerung von Paul Julius Möbius/Leipzig auf einer Tagung 1891:[40] „Elektrotherapie ist zu 4/5 Psychotherapie." Aber wegen der Verbindung von Neurologie und Elektrodiagnostik bei den großen Gründerfiguren Duchenne in Frankreich, W. Erb in Deutschland und M. Benedikt in Österreich spricht[41] man von der elektrischen Wurzel (electrical root) der Neurologie, wie wir sie auch in Berlin um 1890 eindrucksvoll repräsentiert wiederfinden. Diese Linie der Elektrodiagnostiker beginnt bei R. Remak (1858) über Albert Eulenburg mit zahlreichen Arbeiten über Elektrodiagnostik seit 1867 und Martin Bernhardt, der sich 1872 für Nervenkrankheiten und Elektrotherapie habilitierte und Abhandlungen über Elektrotherapie folgen ließ,[42] über Remaks Sohn Ernst Julius mit dessen Grundriß der Elektrodiagnostik und Elektrotherapie (1895, 1909) zu Toby Cohn (1899 bis 1924), R. Cassirer aus der Oppenheimschen Poliklinik (1922 und 1923) und schließlich Franz Kramer aus der Bonhoefferschen Klinik und Poliklinik der Charité (1922–1929) mit gleichartigen Standardwerken; die Erfahrungen des 1. Weltkrieges mit peripheren (damals peripherischen) Nervenverletzungen ließen die Kenntnisse in einem ungeheuren und traurigen Ausmaß vermehren. Als Polikliniker bilden diese Kollegen eine Traditionslinie, auf die wir uns mit unseren Jubilaren H. Schliack und M. Wolter besinnen können. Das von H. Schliack in 7 Auflagen mit Mumenthaler gemeinsam herausgegebene Werk „Läsionen der peripheren Nerven" hatte bedeutende Vorgänger in Berlin, etwa Martin Bernhardt (1896/97), Toby Cohn (1927) und Franz Kramer (1929). Die Polikliniker gaben alle der Neurologie in Berlin und Deutschland enorme Impulse, waren mit Ausnahme E. Mendels vornehmlich Neurologen und repräsentierten schon in dieser Eigenschaft die verselbständigte Neurologie. Daß diese Neurologen als Juden in dieser starken Formation im Wilhelminischen Deutschland emporstiegen, scheint hier in Berlin einzigartig. Es ist die Gründerzeit, die Zeit der Reichsgründung und einer rasch wachsenden Metropole Berlin,

40 Schiller 1982
41 Schiller 1982
42 Bernhardt 1883, 1901

in die unsere Protagonisten aus Schlesien und anderen Orten kamen, wenn sie nicht aus Berlin selbst stammten bzw. schon die Nachfolgegeneration ihrer nach Berlin zugewanderten Väter darstellten. Die Geschichte hat hiermit aber noch nicht ihr Ende, sie setzt sich fort bis zum Jahre 1933 (siehe meinen weiteren Beitrag in diesem Band).

Literatur

Bernhardt, M., I. Rosenthal u. a.: Electricitätslehre für Mediciner und Elektrotherapie, 3. Aufl., Berlin 1883.

Bernhardt, M.: Elektrotherapie. Aerztliche Erfahrungen. In: Alfred Goldscheider und Paul Jacob (Hrsg.): Handb. physik. Therapie, 12. Capitel. Leipzig, 1901.

Bernhardt, M.: Die Erkrankungen der peripherischen Nerven. 2 Teile. In: Nothnagel's spec. Pathol. u. Ther., Bd. XI. Wien, 1895–1897. 2. Aufl. 1902–1904.

Bonhoeffer, K.: Die acuten Geisteskrankheiten der Gewohnheitstrinker. Eine klinische Studie. Jena, 1901.

Bonhoeffer, K.: Der Korsakowsche Symptomenkomplex in seinen Beziehungen zu den verschiedenen Krankheitsformen. Allg. Zschr. f. Psychiat. 61 (1904) 744–752.

Cassirer, R.: Krankheiten des Rückenmarks und der peripherischen Nerven. In: J. Schwalbe (Hrsg.): Diagnost. u. Therap. Irrtümer u. deren Verhütung. Leipzig, 1920; 2. Aufl. R. Henneberg(Hrsg.). Leipzig 1926.

Cassirer, R.: Stich- und Schußverletzungen des Rückenmarks. Traumatische Lähmungen der Nerven. In: R. Cassirer (Hrsg.): Oppenheims Lehrbuch d. Nervenkrankh., 7. Aufl., Bd. 1. Berlin 1923.

Cohn, T.: Leitfaden der Elektrodiagnostik und Elektrotherapie. Für Praktiker und Studierende. Mit Vorwort von E. Mendel. Berlin, 1899; 7. Aufl. 1924.

Cohn, T.: Die Lähmungen der peripherischen Nerven einschl. der Untersuchungstechnik. In: F. Kraus, Th. Brugsch (Hrsg.): Spez. Pathol. u. Ther. Bd. X, Teil 1. Berlin, Wien, 1924.

Cohn, T.: Die peripherischen Lähmungen. Diagnostik, Untersuchungstechnik, Prognostik u. Therapie. Berlin, Wien 1924.

Erb. W.: Über die nächsten Aufgaben der Nervenpathologie. Dtsch. Z. Nervenheilk. 1 (1891) 1–12.

Erb. W.: Rückblick und Ausblick auf die Entwicklung u. Zukunft d. deutschen Nervenpathologie. Dtsch. Z. Nervenheilk. 35 (1908) 1–17.

Eulenburg, A.: Zus. mit Cohnheim: Ergebnisse der anatomischen Untersuchung eines Falles von sog. Muskelhypertrophie. Berl. Klin. Wschr. 3 (1866) 364–365.

Eulenburg, A.: Über Paramyotonia congenita. Med. Klinik 12 (1916) 505.

Firnhaber, W.: Festvortrag zum 90. Jubiläum der Gründung der Gesellschaft Deutscher Nervenärzte in Dresden am 14.09.1907. Nervenarzt 89 (1998) 722–727.

Gayet, M.: Affection encéphalique (encéphalite diffuse probable) localisée aux étages supérieurs des pédoncules cérébraux et aux couches optiques, ainsi qu'au plancher du quatrième ventricule et aux parois latérales du troisième. Arch. de Phys. 7 (1875) 341–352.

Hallervorden, J.: Der Berliner Kreis. In: Scholz, W. (Hrsg.): 50 Jahre Neuropathologie in Deutschland. 1885–1935. S. 108–123. Stuttgart 1961.

Harig, G.: Zur Stellung und Leistung jüdischer Wissenschaftler an der Berl. Medizinischen Fakultät. Charité Annalen, neue Folge, Bd. 8 (1988) 213–224.

Holdorff, B.: Hermann Oppenheim. In: H. Schliack, H. Hippius (Hrsg.): Nervenärzte. S. 12–17. Stuttgart, New York 1998.

Holdorff, B.: Hermann Oppenheim (1858–1919) u. Max Lewandowsky (1876–1918) – ein Vergleich. Schriftenreihe der Dt. Ges. f. Geschichte der Nervenheilkunde Bd. 5 (1999) 37–49.

Jerns, G. U.: Die neurologisch-psychiatrischen Vorträge der Ges. Dt. Naturforscher und Ärzte von 1886–1913. Diss. FU Berlin 1991.

Kramer, F.: Symptomatologie peripherer Lähmungen aufgrund der Beobachtungen bei Kriegsverletzungen. Berlin 1922.

Kramer, F.: Elektrodiagnostik u. Elektrotherapie der Nerven. In: Handb. d. norm. u. path. Physiol. Bd. 9. Berlin 1929.

Lanczik, M.: Der Breslauer Psychiater Carl Wernicke. Sigmaringen 1988.

Leppmann, A.: Martin Bernhardt. Dtsch. Med. Wschr. 41 (1915) 475–476.

Liepmann, H.: E. Mendel. Zbl. Nervenheilk. Psychiatr. 18 (1907) 605–608.

Liepmann, H.: Carl Wernicke (1848–1905). In: T. Kirchhoff (Hrsg.): Dt. Irrenärzte, Bd. 2. S. 238–250. Berlin 1924.

Das Medicinische Berlin 1892. Berlin 1892

Mendel, K.: Torsionsdystonie. Mschr. Psychiat. Neurol. 46 (1919) 309–361.

Mendel, K.: 25 Jahre Gesellschaft Dt. Nervenärzte. Dtsch. Z. Nervenheilk. 122 (1931) 1–17.

Mendel, K.: Tosionsdystonie. In: O. Bumke, O. Foerster (Hrsg.): Handb. d. Neurol. Bd. 17. Berlin 1936.

Mumenthaler, X., H. Schliack: Läsionen peripherer Nerven. 1. Aufl. Stuttgart 1965; 7. Aufl. (zus. mit M. Stöhr) 1999.

Munk, F.: Das medizinische Berlin um die Jahrhundertwende. 2. Aufl. München, Wien, Baltimore 1979.

Nonne, M.: Zum Andenken an Hermann Oppenheim. Neurol. Zbl. 38 (1919) 386–390.

Nonne, M.: Anfang und Ziel meines Lebens. Erinnerungen. S. 48–49. Hamburg 1971.

Pantel, J.: Streitfall Nervenheilkunde – Eine Studie zur disziplinären Genese der klinischen Neurologie in Deutschland. Fortschr. Neurol. Psychiat. 61 (1993) 144–156.

Remak, E. J.: Grundriß der Elektrodiagnostik u. Elektrotherapie, für practische Aerzte u. Studirende. Wien, Leipzig 1895; 2. Aufl. 1909.

Remak, R.: Neurolog. Erläuterungen. Arch. Anat. Physiol. wiss. Med. (1844) 463–472.

Remak, R.: Galvano-Therapie der Nerven- u. Muskelkrankheiten. Berlin 1858 u. 1865.

Richter, J.: Das Kaiser-Wilhelm-Institut für Hirnforschung und Topographie der Großhirnhemisphären. Ein Beitrag zur Institutsgeschichte der Kaiser-Wilhelm-Gesellschaft und zur Geschichte der architektonischen Hirnforschung. In: B. vom Brocke, H. Laitko (Hrsg.): Kaiser-Wilhelm bzw. Max-Planck-Gesell. u. ihre Institute. S. 349–408. Berlin, New York 1996.

Rothmann, M.: Nachruf Martin Bernhardt. Berl. Klin. Wschr. 52 (1915) 335.

Schiller, F.: Neurology: The electrical root. In: F. Cliffort Rose, W. F. Bynum (Eds.): Historical Aspects of the Neurosciences. S. 1–11. New York 1962.

Schmiedebach, H.-P.: Psychiatrie und Psychologie im Widerstreit. Die Auseinandersetzung in der Berl. medicinisch-psycholog. Gesellschaft (1867–1899). Husum 1986.

Schmiedebach, H.-P.: Robert Remak (1815–1865). Ein jüdischer Arzt im Spannungsfeld von Wissenschaft u. Politik. Stuttgart, Jena, New York 1995.

Scholinus, G.: Emanuel Mendel (1839–1907). In: T. Kirchhoff (Hrsg.): Dt. Irrenärzte. Einzelbilder ihres Lebens u. Wirkens. Bd. 2, S. 161–165. Berlin 1924.

Simons, A.: Hermann Oppenheim. Z. ärztl. Fortbild. 16 (1919) 1–7.

Voswinckel, P.: Erg. Band zu Isidor Fischers Biographischem Lexikon hervorragender Ärzte 1932/1933 (in Vorbereitung).

Wernicke, C.: Lehrbuch d. Gehirnkrankheiten. 3 Bände. Kassel und Berlin 1881–1883.

Ziehen, Th.: Zum Andenken an Emanuel Mendel. Neurol. Cbl. 26 (1907) 642–646.

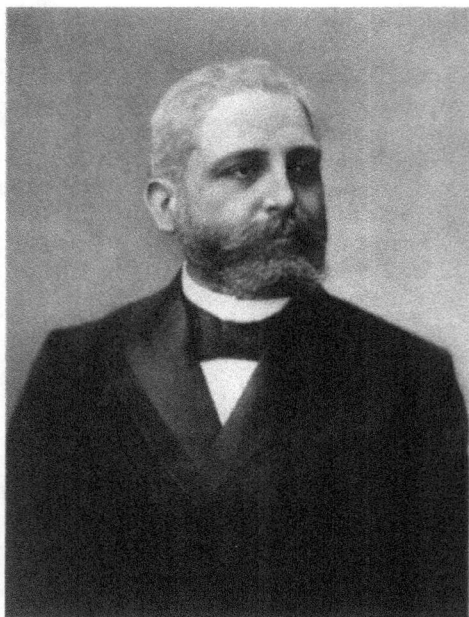

Abb. 33 Ernst Julius Remak (1849–1911)

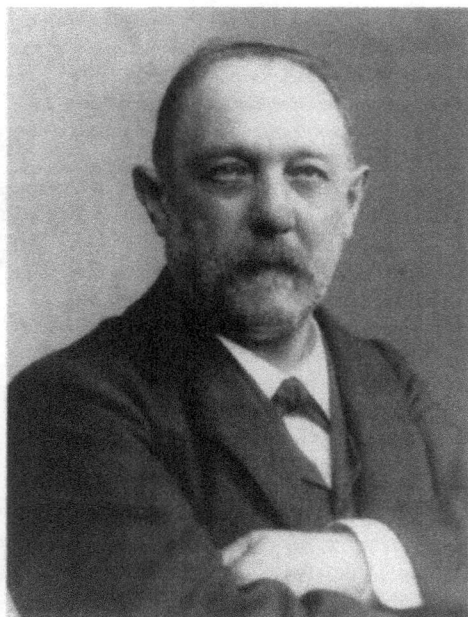

Abb. 34 Emanuel Mendel (1839–1907)

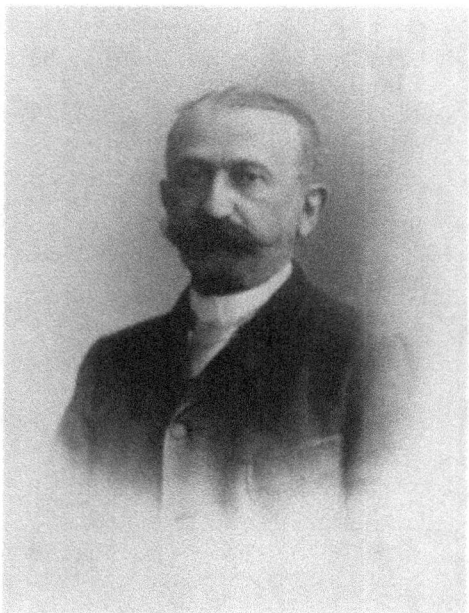

Abb. 35 Martin Bernhardt (1844–1915)

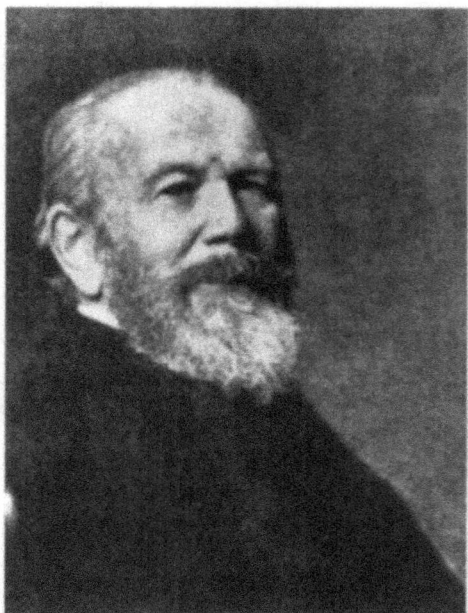

Abb. 36 Albert von Eulenburg (1840–1917)

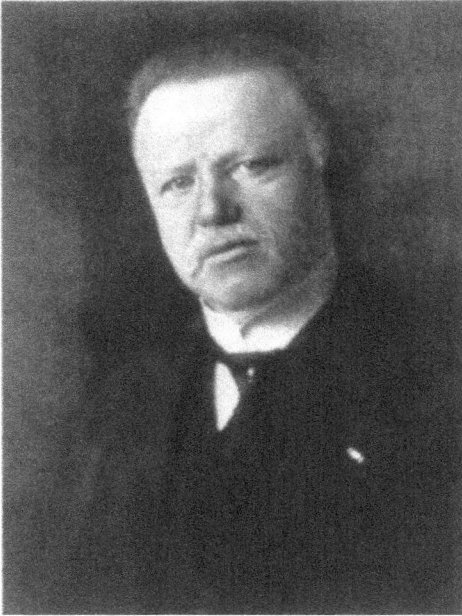

Abb. 37 Hermann Oppenheim (1858–1919)

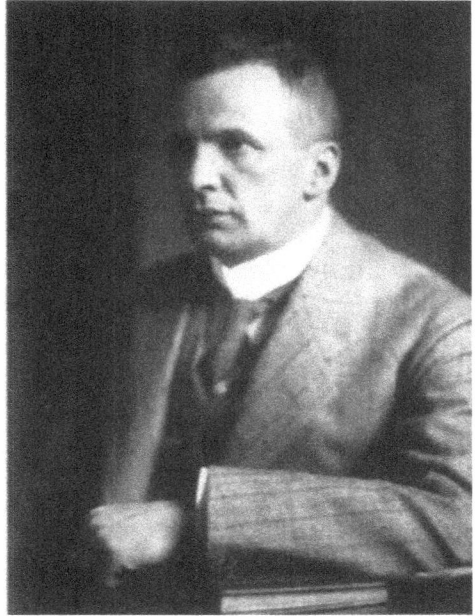

Abb. 38 Richard Cassirer (1868–1925)

Geschichte der Neurochirurgie in Berlin bis 1945

Jan Zierski

Neurochirurgie in Berlin bis Ende des 19. Jahrhunderts

Man kann die Anfänge der chirurgischen Tätigkeit am Schädel im 19. Jahrhundert bei den ersten berühmten Chirurgen der Berliner Universität und Direktoren der Chirurgischen Klinik in der Ziegelstraße J. F. Dieffenbach (1792–1847) und seinem Nachfolger B. v. Langenbeck (1810–1887) suchen. Von einer bewußt lokalisatorisch bezogenen Chirurgie am Hirn kann man jedoch erst in den letzten 20 Jahren des 19. Jahrhunderts sprechen, dank der Tätigkeit von Ernst von Bergmann (1836–1907). Carl Wernicke zeigte in Berlin am Bethanien-Krankenhaus dem Chirurgen Eugen Hahn im Jahre 1882, wo er am Okzipitallappen einen Tumor operativ angehen sollte.[1] Der Neurologe Bennett wies zwei Jahre später dem Chirurgen Godlee in London auf die Lage der motorischen Rinde hin. Es ist mir bisher nicht gelungen herauszufinden, wer von Bergmann die Stelle zeigte, an der er seine erste Hirngeschwulst in Berlin finden sollte und wann er sie entfernt hat.

Das Wissen um die Struktur und Funktion des menschlichen Nervensystems hat sich langsam akkumuliert ohne wesentliche Fortschritte bis zum 17. und 18. Jahrhundert. Man hat viel in der ersten Hälfte des 19. Jahrhunderts gelernt, aber erst der Nachweis von verschiedenen Funktionen, die mit unterschiedlichen Hirnarealen verbunden waren, erlaubte die ersten tatsächlichen neurochirurgischen Eingriffe. Es waren die Arbeiten von Pierre-Paul Broca (1824–1880), Gustav Theodor Fritsch (1838–1927), Julius Eduard Hitzig (1838–1907), Carl Wernicke (1848–1905), David Ferrier (1834–1928), Hughlings,Jackson (1835–1911) und Charles Sherrington (1857–1952) und die ganze Reihe von Experimenten der Reizung und Durchtrennung von Nervenstrukturen, die erst dem Neurologen die Diagnose und Lokalisation erlaubten.[2] Der Chirurg führte den chirurgischen Akt selbst. Es entstand Neuro-Chirurgie. Man hat Tumoren schon viel früher entfernt, aber 1885 hat man zum ersten Mal unter Ausnutzung der Kenntnisse, die man im Tierexperiment gewonnen hat, einen Hirntumor aufgrund der Symptome lokalisiert und operiert: der berühmte Fall des Neurologen Alexander Hugh Bennett (1849–1901) und des Chirurgen Rickham Godlee (1849–1925).[3] Der Patient, bei dem ein Gliom aus der mo-

---

1 Wernicke, Hahn 1882, Stender 1968
2 Greenblatt 1997
3 Bennett, Goodlee 1885

torischen Region entfernt worden ist, starb nach einem Monat wegen Hirnphlegmone. 1880–1890 ist die Zeit dieser aufstrebenden Hirnchirurgie, unterstützt durch die technischen Entwicklungen: die Technik der osteoplastischen Kraniotomie, die die kleine frühere Trepanation ersetzt und die durch Wilhelm Wagner (1848–1919) aus Königshütte, folgend den Experimenten von Julius Wolff (1836–1902), eingeführt wurde. Obalinski aus Krakau verwendete dann die Gigli-Säge (bisher bei der Durchtrennung vom Os pubis benutzt) für die Kraniotomie. Bohrer und Sägen, jetzt auch elektrisch betrieben, werden entwickelt. Spezielle Trepane, die die Dura nicht verletzen, werden von Doyen konstruiert und von Ernst von Bergmann in Berlin aufgenommen.

Ernst von Bergmann

In Berlin ist es Ernst von Bergmann (1836–1907), der sein Interesse in der Neurochirurgie weiterentwickelt, basierend auf der enormen chirurgischen Erfahrung, die er besonders im Krieg 1870 gewonnen hat.[4] Unterstützt durch von ihm entwickelte Maßnahmen der Asepsis, operiert er in der Chirurgischen Klinik in der Ziegelstraße[5] (Abb. 40) Hirngeschwülste. Von Bergmann publizierte auch im Jahre 1889 die erste Monographie über Neurochirurgie, in der er zum ersten Mal auch kritisch die Neurochirurgie betrachtet. Bergmann faßt seine Berliner Erfahrung zusammen:

„Das neue Feld, das Godlee der chirurgischen Kunst erobert hat, war nicht durch den Griff eines Blinden oder den Wurf eines Spielers gewonnen worden, sondern durch die Schritt für Schritt erklärten physiologischen Erkenntnisse der Hirnprovinzen unter dem Schädeldache. Wie damals die Hirnchirurgie leistungsfähig auf einem Gebiete, das ihr für immer verschlossen schien, durch ihren engen Anschluss an die Hirnphysiologie wurde, so hat sie auch jetzt und in Zukunft die Verschiebung ihrer Grenzen – Weitung oder Engung – allein von dem jeweiligen Stande der Physiologie des Hirnmantels zu erwarten."[6]

Ende des 19. Jahrhunderts schrieb er: „Im augenblicklichen Stand dieser Kenntnisse ist eine Ausdehnung der chirurgischen Machtsphäre nicht günstig."[7] Von Bergmann war der Ansicht, daß in dieser Situation die Sicherheit, die man für die Exstirpation der Geschwülste der Hirnrinde fordern muß, nur für die Geschwülste, die in und neben der Zentralwindung sitzen oder wie er sich ausgedrückt hat: „[...] bei dem sie von vorn, hinten und unten bis an diese Windung vorgedrungen sind"[8] besteht. Von

---

4 von Bergmann 1895
5 Brandenburg 1974
6 von Bergmann 1899
7 von Bergmann 1899
8 von Bergmann 1899

Bergmann erkannte die große Gefahr einer probatorischen Schädelöffnung, bei der man keine Geschwulst findet. Hirnprolaps und Schock führten dazu, daß ca. 17 % der Patienten in der ersten Stunde nach dem Eingriff starben. Nach 36 Stunden war jeder vierte Patient nach der Operation eines Hirntumors tot.

Von Bergmann warnte und mahnte: „Auf die Diagnose kommt heute noch alles an, wenn es richtig ist, dass wir sie blos an den Geschwülsten der Zentralwindung machen können, so würde ich eine Beschränkung der Operation auf dieses, allerdings nicht weite Gebiet, für einen größeren Fortschritt in der Hirnchirurgie halten als die Vermehrung probatorischer Schädelöffnungen."[9]

Die Beurteilung der Ergebnisse war schon zu von Bergmanns Zeiten genauso schwierig wie heute. 1899 sagte von Bergmann: „Der eine der Statistiker wendet die Bezeichnung geheilt an auf alle diejenigen Patienten, welche überhaupt mit dem Leben davongekommen sind, der andere nur auf solche, welche wenigstens ein Jahr und Tag frei von Rezidiven waren, vor allem ihr Leiden durch die Entfernung des Tumors befreit, sind nur die wenigsten glücklich operiert geworden."[10]

Von Bergmann kannte die Probleme der Differentialdiagnose, die Schwierigkeiten der Diagnostik der Tumoren des Temporal- und Okzipitallappens etc. Mit seinem Assistenten, F. G. von Bramann (1854–1913), erarbeitete er die Kompressionstheorie in Bezug auf die Entstehung der Stauungspapille und versuchte die verschiedenen asymmetrischen Entwicklungen der Stauungspapille mit dem Sitz des Tumors in Verbindung zu bringen. Er wußte auch, daß man diagnostisch den frontalen und Kleinhirntumor anhand der neurologischen Symptome verwechseln kann. Von Bramann, der später Lehrstuhlinhaber in Halle und dort Begründer der Neurochirurgie war, führte auch den Balkenstich durch, eine Punktion des Ventrikels zur Entlastung des Hydrozephalus mit dem Ziel, eine Verbindung zwischen dem Ventrikel und Subduralraum zu schaffen. Die Idee jedoch, so glaube ich, stammt von Johann von Mikulicz-Radetzki, der den Einfall hatte, durch ein Glasröhrchen aus Glaswatte das Hirnwasser von dem Seitenventrikel unter die Schwarte abzuleiten, wo es resorbiert werden konnte.

Grundlegende Ideen zur Pathophysiologie des Hirndruckes und die kritische Beurteilung der Neurochirurgie, ihre technische Fortentwicklung und die strikte Einführung der Regeln der Asepsis waren der bedeutendste Beitrag der weltberühmten Bergmann'schen Chirurgischen Klinik in der Ziegelstraße.[11]

9   von Bergmann 1899
10 von Bergmann 1899
11 Winau 1987

Fedor Krause

Der zweite Chirurg, der entscheidend die Entwicklung der operativen Neurochirurgie durch frühe Wahl dieser Richtung im Rahmen der Chirurgie beeinflußt hat, war Fedor Krause (1857–1937).[12] Krause studierte und promovierte in Berlin und lernte Chirurgie bei Richard Volkmann in Halle. Er wurde Leiter der Chirurgischen Klinik in Hamburg-Altona, wo er auch als erster 1893 die Resektion des gesamten Ganglion Gasseri wagte und ein paar Jahre später seine Monographie über die Trigeminusneuralgie veröffentlichte. Im Herbst 1900 wurde Krause Chefarzt der Chirurgischen Abteilung des Berliner Augusta-Hospitals. Sein Nachfolger in Altona wurde Fritz König, späterer Ordinarius der Chirurgie in Würzburg und Lehrer von Wilhelm Tönnis. Im Augusta-Krankenhaus arbeitete Krause 23 Jahre lang. Sein Nachfolger wurde sein Oberarzt Emil Heymann, Krause blieb der Klinik verbunden, und seine endgültige Ruhesetzung erfolgte 1930. Den Lebensabend verbrachte Krause in Italien. Krause hat 1900 erstmals den transfrontalen Zugang zur Hypophyse gewählt.[13] Er ist auch wahrscheinlich der erste Chirurg, der im Juni 1911 den Boden des IV. Ventrikels bei lebenden Menschen nach Entfernung eines Tumors der hinteren Schädelgrube sah. Er operierte viel, aber er hatte auch eine große Operationsmortalität. Krause verfaßte die allgemeine Chirurgie der Gehirnkrankheiten in zwei Bänden, ein Werk, welches schnell ins Englische übersetzt und eine der Standardmonographien über Neurochirurgie wurde.[14] Auf Krause gehen die ersten mit Erfolg operierten Fälle von Angiomen im Jahre 1903 und 1907 zurück, beide Patienten mit symptomatischer fokaler Epilepsie. Krause verband ein sehr enges Verhältnis mit dem berühmten Neurologen Hermann Oppenheim (1858–1919). Oppenheim diagnostizierte Patienten für Krause, er schickte ihm den Patienten mit Meningeom in der Sellagegend, Tumoren in der hinteren Schädelgrube und auch den Patienten mit der „Strangulation" der Cauda equina und akuter Paraplegie, der wahrscheinlich einen großen lumbalen Massenvorfall hatte, der damals als ein „extradurales Enchondrom" bezeichnet wurde.[15]

Besonderes Interesse Krauses galt der Behandlung der Epilepsie.[16] Seine Einsichten dazu sind markiert durch die ersten Arbeiten aus dem Anfang des Jahrhunderts über die operative Behandlung der Epilepsie in Berlin im Jahre 1909 und die letzten Schriften, die er zusammen mit seinem Stiefsohn, Heinrich Schum, in dem Buch „Die spezielle Chirurgie der Gehirnkrankheiten, die epileptischen Erkrankungen", Stuttgart 1931, publizierte.[17]

12 Behrend 1963
13 Behrend 1938, Buchfelder, Büber, Gottwald 1997
14 Krause 1908, 1911
15 Krause, Oppenheim 1909
16 Krause 1909
17 Krause, Schum 1931

Eine der im 19. Jahrhundert weitverbreiteten Theorien war, daß Epilepsie durch erhöhte Produktion des Liquor cerebrospinalis verursacht wird. Die Anfälle sollten aus
plötzlicher Drucksteigerung resultieren. Theodor Kocher (1841–1917) propagierte
die Operation der Epilepsie, die aus einer großen Kraniektomie, Resektion der Dura
und Bedeckung des Teils des Hirnes durch den Galealappen bestand. Es sollte dadurch ein Ventil entstehen, durch das sich der Liquor verschieben konnte.

Krause folgte am Anfang dieser Idee. Zwischen 1893 und 1912 operierte er 96 Patienten wegen Epilepsie. Er benutzte den Faradayschen Strom, um die motorische Windung zu identifizieren, und er muß als Pionier der Chirurgie der Epilepsie gelten. Er
unterschied zwischen generalisierten und fokalen Jackson-Anfällen, verließ jedoch
schnell die Behandlung der generalisierten Krampfanfälle durch die Kocher'sche
Operation und widmete sich der lokalen kortikalen Exzision. Er sammelte Daten
über die Epidemiologie durch das statistische Büro des Staates von Preußen und be-
rechnete die Zahl der Patienten mit Epilepsie von 1 auf 1.000 Einwohner. Die Zahl
der Epileptiker in Preußen Anfang des Jahrhunderts wurde auf 40.000 geschätzt.
Krause vertrat die Meinung, daß eine frühe Operation eine Verbesserung für diese
Patienten herbeiführen könnte. Krause unterschied zwischen verschiedenen Ätiolo-
gien der fokalen Epilepsie: Tumor im weitesten Sinne verbunden mit fokaler Epilepsie und infantile zerebrale Paralyse verursacht durch Narbenbildung. Er war sich
bewußt, daß epileptische Anfälle durch Veränderungen außerhalb des primären
„Spasmuszentrums" hervorgerufen werden können, er diskutierte die Rolle von Ver-
wachsungen, Gefäßen, Durahirnnarben und erwähnte die Frage der Exzision des pathologischen Gewebes und des primären Spasmusfeldes – ein Konzept, das später
durch Penfield und Foerster weiterentwickelt worden ist. Die Dokumentation wurde
peinlichst genau geführt. Bei der Stimulation waren drei Ärzte vorhanden, die das
Gesicht, die obere und die untere Extremität unabhängig beobachteten. Die Muskel-
kontraktionen wurden notiert und die lokalisierten Zentren eingetragen auf das
Schema des Kortex durch einen anwesenden Zeichner. Auf diese Weise war Krause
einer der ersten, der eine Karte schaffte , die motorische Region im Gyrus präcen-
tralis beim Menschen lokalisierte (Abb. 43).

Krause wußte natürlich, daß das primäre „Spasmuszentrum" der rechten Hand nur
mit äußerster Vorsicht exzidiert werden darf. Er wußte aber auch, daß die bestehende
Parese sich nach der Operation bessern könnte und antizipierte dadurch das Konzept von „nociferous epileptic cortex", später durch Wilder Penfield entwickelt. Für
seine Epilepsie-Patienten hatte er einen Fragebogen und er hat sie genauestens verfolgt. Krause kam zu dem Schluß, daß die Prognose der fokalen Epilepsie unsicher
ist und auch in typischen Fällen von Jackson-Epilepsie: „Wir dürfen auch nicht eine
Verbesserung mit Sicherheit versprechen."

Nichtsdestoweniger haben von 55 Patienten mit fokaler Epilepsie 29 auf seine Befragung geantwortet, von denen 11 unverändert, 3 schlechter, 8 deutlich besser, 3 sehr gut und 4 vollkommen geheilt waren. Von den geheilten nahm Krause eine zumindest fünf Jahre lange Anfallsfreiheit an.

Krause war ein Polyglotte. Der Lebensweg von Krause wurde sehr eindrucksvoll 1997 durch Buchfelder, Büber und Gottwald beschrieben.[18] Krauses Meinung zu Indikation und chirurgischen Problemen der Behandlung der Epilepsie kann man noch heute übernehmen. Wir werden den Patienten auch nicht anders beraten als er das damals gemacht hat. Er hatte damals kein EEG, keine Kernspintomographie, kein PET, keine Videoaufzeichnung und keine Angiographie zur Verfügung.

Moritz Borchardt

Einer der Pioniere der Neurochirurgie in Berlin war Moritz Borchardt (1868–1948), Assistent von Ernst von Bergmann, Abkömmling einer seit Jahrhunderten in Berlin ansässigen jüdischen Familie. Er wurde 1905 zum außerordentlichen Professor, 1906 zum Chef der Chirurgischen Klinik im Rudolf-Virchow-Krankenhaus und ab 1919 der Chirurgischen Abteilung im Krankenhaus Moabit, die später zur dritten Universitätsklinik erhoben wurde. Die Chirurgie der peripheren Nerven, eine der ersten Operationen an der Hypophyse in Deutschland geht auf sein Konto, ebenso die ersten mit Erfolg 1906 operierten Fälle von Kleinhirn-Brücken-Winkel-Tumoren.[19] Er kannte die Bedeutung der modernen neurochirurgischen Ausbildung und schickte seinen Assistenten List bereits 1931 nach Amerika, um Neurochirurgie zu erlernen. Der Neurologe K. Goldstein (1875–1965) und Borchardt wandten sich mit dem Schreiben zum Vorschlag der Errichtung einer Spezialklinik für Neurochirurgie an die Behörden am 22.10.1932. Es war im Januar 1933 klar, dass diese Pläne nie realisiert werden. Im April 1933 wurde M. Borchardt entlassen. Er arbeitete zuerst weiter in einer Privatklinik und emigrierte 1939 nach Argentinien, wo er 1948 starb.[20] List emigrierte in die USA und war als Neurochirurg an der Universität in Ann Arbor, Michigan tätig. Im Gegensatz zu dem humorvollen Polyglotten, zum Scherz aufgelegten und im Umgang mit Personal sehr höflichen Fedor Krause war Borchardt, wie seine Mitarbeiter berichteten, streng, schroff und manchmal verletzend, aber milde und freundlich den Patienten gegenüber.

18 Buchfelder, Büber, Gottwald 1997
19 Oppenheim, Borchardt 1907
20 Pross, Winau 1984, S. 152–158

Wilhelm Tönnis

Dank der Unterstützung von Fritz König, Direktor der Chirurgischen Klinik, wurde Wilhelm Tönnis (1898–1978) ab November 1932 zum Leiter der Neurochirurgischen Abteilung in der Chirurgischen Klinik in Würzburg berufen. König unterstützte Tönnis, wo er nur konnte. Er war es, der Tönnis nach Scheitern von Bemühungen ihn zu Cushing zu schicken, einen siebenmonatigen Aufenthalt bei Herbert Olivecrona in Stockholm im Jahre 1932 vermittelt hat. Zu diesem Zeitpunkt stand Harvey Cushing bereits kurz vor der Emeritierung und berichtete über eine Serie von über 2.000 Hirntumoren, von denen 1.800 operativ bestätigt wurden. Tönnis hatte damals die Erfahrung von 262 Hirntumoren, von denen 131 operiert worden sind. In Berlin waren es in der ersten Linie die Chirurgen Emil Heymann (1878–1936) als Nachfolger von Fedor Krause, Herbert Peiper (1890–1952) und Borchardt Ende der 20er bis Mitte der 30er Jahre, die auf dem Gebiet der Chirurgie des Gehirns und Rückenmarks tätig waren.[21]

Es entstand die Frage der Besetzung der Chirurgischen Klinik im Augusta-Krankenhaus. Im Februar 1936 schrieb Sauerbruch an König in Würzburg: „Die Dinge liegen aber außerordentlich kompliziert am Augusta-Krankenhaus bei dem Nachfolger von Fedor Krause, Herrn Heymann. Ich habe gehört und weiß, daß Tönnis bei dem Nachfolger von Heymann an vorderster Linie steht. Ich glaube nicht, dass ich irgend einen Einfluß auf die Besetzung am Augusta-Hospital habe, aber Du erhältst Nachricht, sowie ich etwas höre."[22]

Sauerbruch war der Meinung, daß Tönnis ein Ordinariat in Berlin haben sollte, damit „er sich im Ganzen weiterentwickeln kann und dabei noch außerdem sein Spezialgebiet verfolgen kann."[23] Zu vermerken ist, daß Heymann, der langjährige Oberarzt und dann Nachfolger von Krause, jüdischer Abstammung war und im Januar 1936 Suizid begangen hat.

Prof. Magnus, Nachfolger von A. Bier auf dem Chirurgischen Lehrstuhl, hatte dem jungen Tönnis abgeraten, sich um die Stelle im Augusta-Krankenhaus zu bemühen. So kam es zur Eröffnung der Neurochirurgischen Abteilung in der Klinik am Hansaplatz, in der eine Neurologische Abteilung von Paul Vogel bestand, die zur 1. Medizinischen Universitätsklinik der Charité gehörte. Ein Teil der Betten in der Hansa-Klinik belegte noch Sauerbruch, er wollte diese aber abgeben. Vor seiner Berufung nach Berlin und Übernahme der Hansa-Klinik stellte Tönnis als Bedingung, daß Sauerbruch diesen Schritt befürworte, er sonst auf die Berufung nach Berlin verzichten würde. Sauerbruch akzeptierte Tönnis, hat aber seine Meinung zur Neuro-

---

21 Tönnis 1984
22 Zülch 1984
23 Zülch 1984

chirurgie nicht geändert. Er selbst gab zu, daß „Erfolge, wie sie Cushing erreichte, sind den deutschen Vorkämpfern für die Hirnchirurgie Eiselberg, Hildebrand, Fedor Krause, Moritz Borchardt, Heymann und anderen nicht beschieden gewesen." Trotzdem sagte Sauerbruch auf dem Kongreß der Deutschen Gesellschaft für Chirurgie im Jahre 1935: „Ich habe volles Verständnis für ein Lieblingsfach, dem man sich hingibt, aber mir ist es unbegreiflich, wie man dieser Neigung zu Liebe andere Gebiete unserer Kunst aufgeben kann, genauso wie ich mich gegen Abgrenzung von Thorax-Chirurgie gewehrt habe, die freilich in Amerika, dem Lande der Spezialisierung Tatsache wurde, wende ich mich heute gegen die Abtrennung der Hirnchirurgie. Man sollte die Hirnchirurgie fördern und ihre Entwicklung sichern. Aber hirnchirurgische Sonderkliniken sollte man ablehnen und den Hirnchirurgen in unserem Fachgebiet und um seiner selbst Willen zwingen, daneben auch der großen Chirurgie zu dienen."[24]

Tönnis verblüffte die chirurgische und die neurologische Welt in Deutschland mit der Zahl und mit den Ergebnissen der Hirntumoroperationen, die er bereits in Würzburg, nach der Rückkehr aus Stockholm und dann in der Hansa-Klinik durchgeführt hatte. Er bat um einen Diskussionsbeitrag auf dem Neurologenkongreß und ließ seine operierten Patienten zu Demonstrationszwecken im Gänsemarsch in den Vortragsaal hereinspazieren, jeder mit seinem Tumor in der Hand![25]

Als König über die Operationen von Tönnis sprach, äußerte er sich: „Wo ist denn dergleichen sonst noch möglich? Vergleichen Sie einmal das im Zeitraum eines Jahres bei uns und auf diesem Gebiet Geleistete mit dem, was Gulecke in den Jahren, über die er berichtete, oder was Herr Sauerbruch operiert hat." Schon vor der Übersiedlung nach Berlin wurde Tönnis zum korrespondierenden Mitglied der British Society of Neurological Surgeons gewählt, eine Gesellschaft, die bereits im Jahre 1926 gegründet worden war. Das Entstehen der Neurochirurgischen Abteilung am Hansaplatz als Extraordinariat für Neurochirurgie war auch verbunden mit der Ernennung von Tönnis zum wissenschaftlichen Direktor der Abteilung für Tumorforschung und experimentelle Pathologie des Gehirns des Kaiser-Wilhelm-Institutes in Berlin-Buch, dessen Direktor damals Hugo Spatz als Nachfolger von Oskar Vogt wurde. In Berlin-Buch fand sich auch der junge Neurologe Klaus-Joachim Zülch, den Tönnis noch aus der Würzburger Zeit, als er bei G. Schaltenbrand tätig war, kannte. Es wurden regelmäßige klinisch-pathologische Konferenzen durchgeführt, man begann mit den Experimenten, mit Arbeiten zum Problem des Hirnödems und von Massenverschiebungen. Das Thema des Ödems, intrakraniellen Druckes, der Herniation und des Hirnstammes wurde dann und später nach dem Krieg zu dem bevorzugten wissenschaftlichen Thema von Tönnis und von seinen Schülern, gefolgt

24 Sauerbruch 1935
25 Geiger 1981

auch in der Enkel- und Urenkelgeneration, so daß die letzten Habilitationsschriften zu diesem Thema noch Mitte der 80er Jahre des 20. Jahrhunderts verfaßt worden sind.

War Deutschland und war Berlin im Vergleich zu den anderen Ländern in der Entwicklung der Neurochirurgie vor dem 2. Weltkrieg verspätet? Ja und nein. Die Engländer waren weiter mit Charles Ballance, Geofrey Jefferson, Hugh Cairns und Norman Dott in der Neurochirurgie etabliert. In Schweden war Olivecrona bereits zehn Jahre tätig. In Österreich war die Neurochirurgie durch den Allgemeinchirurgen Schönbauer dominiert und die erste neurochirurgische Klinik und das Ordinariat mit Krause wurden erst in den sechziger Jahren des 20. Jahrhunderts etabliert. In der Schweiz, auch wenn in der Chirurgischen Klinik von Kocher in Bern neurochirurgische Operationen durchgeführt worden sind, wurde die Neurochirurgie durch Hugo Krayenbühl, dem Schüler von Hugh Cairns 1937 begonnen. Etwas früher wurde aus Inspiration von Edgar Moniz 1933 die Neurochirurgische Klinik in Lissabon eröffnet unter der Leitung von Almeda Lima. In Polen war es Jerzy Chorobski, der 1936 in Warschau eine Neurochirurgische Abteilung der Neurologischen Klinik eröffnet hat. Ein Ordinariat wurde erst nach dem 2. Weltkrieg geschaffen. In Frankreich war es Clovis Vincent, der kurz nach dem Tod von Babinski 1932 mit der Neurochirurgie in Paris begann. Nebenbei kann man bemerken, daß Babinski als seinen größten beruflichen Erfolg den Fakt, daß er Clovis Vincent in Richtung Neurochirurgie bewegen konnte, angesehen hat. Abseits von diesen großen Zentren entwickelte sich aus der Neurologie heraus eine neurochirurgische Schule von Otfrid Foerster in Breslau, dessen Oberarzt Arist Stender (1903–1975) war. Nach dem Krieg etablierte Stender die Neurochirurgie in Berlin.[26]

Kurz vor dem Ausbruch des 2. Weltkrieges wird das Ansehen der Deutschen Neurochirurgie aufgewertet durch den Kongress der British Society of Neurological Surgeons im Sommer 1937 in Berlin und in Breslau. Es war ein großes Ereignis, und es herrschte eine wunderbare Atmosphäre. Tönnis konnte mit Stolz auf die ersten Hefte des Zentralblattes für Neurochirurgie, die neue neurochirurgische Zeitschrift, hinweisen. Es bestand die Hoffnung, daß die Neurochirurgie in Deutschland den Platz wieder einnehmen wird, den die Neurochirurgie Ende des 19. Jahrhunderts bereits hatte. Die Gründung der Deutschen Gesellschaft für Neurochirurgie war geplant für den Herbst 1939. Der Ausbruch des 2. Weltkrieges veränderte alles. Schon in den ersten Tagen des Krieges wird die Neurochirurgische Universitätsklinik in Berlin, die Hansa-Klinik, zum Lazarett. Tönnis wird zum beratenden Chirurgen der Luftwaffe und beschäftigt sich intensiv mit Hirnverletzten beim Polen-, Frankreich- und Rußlandfeldzug. In seinen, von Klaus Zülch bearbeiteten, Erinnerungen erwähnt Tönnis die Begegnung mit Paul Martin, dem Neurochirurgen in Brüssel. Er hat ihm gehol-

26 Schulze 1987, Stender 1941

fen, die geflüchtete Familie von Martin zu finden. Er erreicht für ihn, daß er wieder die Möglichkeit klinischer Tätigkeit hat. Ich hatte den Eindruck, daß Tönnis die Situation als schmerzlich empfunden hat. Er hätte sonst nicht in seinen Erinnerungen nach dem Krieg geschrieben: „Bei den ersten Kongressen der Englischen Gesellschaft nach dem Kriege hat Geofrey Jefferson mein Bemühen um die Kollegen und ihre Familien hervorgehoben und gerühmt."[27]

Er konnte auch nicht viel tun. Er hat sich nicht nach Jerzy Chorobski in Warschau erkundigt, obwohl Chorobski seine Stelle verlor. Mit Sicherheit konnte er auch nichts dafür, daß Thierry de Martel, neben Clovis Vincent, Gründer der französischen Neurochirurgie, am Tag des Einmarsches der deutschen Truppen in Paris, Selbstmord begangen hat. Seine Erinnerungen sind nicht beendet worden, aber vielleicht wollte er auch darüber nicht schreiben.[28] Tönnis baute die Deutsche Neurochirurgie nach dem Kriege wieder auf, zuerst in Bochum-Langendreer und dann in Köln. Die Berliner Etappe war beendet. Foerster starb 1941 in Breslau an Tuberkulose.[29] Es waren seine Schüler Stender und H. Penzholz, die das Verdienst hatten, die Neurochirurgie in Berlin nach dem Krieg wieder aufzubauen.

Im Jahre 1904 hielt Harvey Cushing vor der Cleveland Academy of Medicine einen Vortrag, der auch später publiziert worden ist. Er sagte u. a.: „Ein Neurologe verbringt Tage oder Wochen, um die vermutete Lokalisation, sagen wir, eines Tumors zu erarbeiten. Man ruft den Chirurgen, er weiß wenig über diese Erkrankungen, sie interessieren ihn nicht sehr, aber er ist bereit, die Exploration durchzuführen. Der vermutete Sitz des Tumors wird für ihn durch den Neurologen auf dem Skalp markiert und der Chirurg führt die Trepanation durch. Zurückhaltend wird die Dura geöffnet, der Kortex dargestellt und wie so oft kein Tumor gefunden. Das Interesse des Operateurs schwindet mit der Operation und für den Patienten die Folge ist Fungus cerebri, Meningitis und Tod."[30] So charakterisierte Cushing die Situation der Neurochirurgie am Anfang dieses Jahrhunderts.

In Berlin war es nicht anders bis zum Anfang der dreißiger Jahre des 20. Jahrhunderts. Die Herausbildung der Neurochirurgie als eigenständige und institutionalisierte Disziplin innerhalb der deutschen Medizin war ein Prozess der Emanzipation, für dessen Gelingen die frühe Berliner Neurochirurgie sicher von ausschlaggebender Bedeutung war. Der Prozeß des Zusammenfindens der Neurologie und der Chirurgie war lang. Eine genaue und kritische Analyse der Bedingungen dieses Prozesses würde sicherlich den mir hier gesetzten Rahmen sprengen. Ihre Durchführung wäre jedoch ein sinnreiches und für die weitere, auch inhaltliche, Entwicklung des Faches

---

27 Tönnis 1984
28 Tönnis 1984
29 Stender 1941
30 Fulton 1946

nutzbringendes Unternehmen. Denn nicht erst seit Thomas Kuhn „Science and Revolutions" ist die historische, politische und soziale Bedingtheit von Wissenschaft, und zwar der Wissenschaft, die sich selber als wertvoll begreift, ein Mechanismus, der tief in die Vorstellungswelt der Mediziner und damit in die Wirklichkeit der Medizin hineingreift.

Die kritische Reflexion der Neurochirurgie als Produkt ihrer Geschichte kann sich hierbei verschiedene Bestandteile des medizinhistorischen Methodenkanons zunutze machen. Interessant wäre zum Beispiel ein Vergleich der Entwicklung in den verschiedenen medizinischen Systemen Europas, insbesondere des englischen und des deutschen Systems. Dies macht sicherlich auch den Rückblick auf die verschiedenen geistesgeschichtlichen Traditionen in beiden Ländern notwendig. Auch bei der Entwicklung der Chirurgie in England ist deutlich der Hintergrund des empirischen Ansatzes jeglicher britischer Wissenschaft spürbar. Der Widerstand, den in Deutschland lange Zeit die mächtigen chirurgischen Ordinarien einer Verselbständigung der Neurochirurgie entgegenstellten, war häufig weniger von sachlichen als von institutionellen Erwägungen geprägt, was deutlich in den Äußerungen von Sauerbruch zu finden ist. Ob sich hier ebenfalls eine prinzipielle geistige Haltung identifizieren läßt, die etwa im deutschen Idealismus ihre Wurzeln fänden, ist eine Frage, zu deren Beantwortung die medizinhistorische Profession sicher berufener ist als ein Neurochirurg, der hier historisch dilettiert.

Für die Unterstützung bei der Erstellung des Manuskriptes möchte ich mich bei Dr. Heinrich Weßling und Dr. Julian Veelken herzlich bedanken.

Tabelle 1 Frühe Berichte über Operationen von Hirntumoren

	1889	1891	1899	1905	Summe
Fälle mit Tu. Exstirpation	18	28	265	160	471
Fälle ohne Tu. Exstirpation	6	20	224	107	357
% Fälle Tu. nicht gefunden	22 %	26 %	30 %	27 %	
% Fälle Tu. konnte nicht entfernt werden	25 %	41 %	40 %	40 %	
Mortalität	46 %	42 %	32 %	29 %	
% Fälle mit keinem Nutzen der Operation	58 %	54 %	58 %	48 %	

Quelle: Scarff 1955

Literatur

Behrend, C. M.: Fedor Krause und die Neurochirurgie. Zbl. Neurochir. 3 (1938) 1922–1927.

Behrend, C. M.: In: Kolle, K. (Hrsg.): Fedor Krause Große Nervenärzte. Bd. 3. S. 199–206. Stuttgart 1963.

Bennett, A. H., R. J. Goodlee: Case of cerebral tumour. The surgical treatment. Trans. R. Med. Soc. Lond. 68 (1885) 243–275.

Bergmann, E. von: Über die Einheilung von Pistolenkugeln im Hirn nebst Bemerkungen zur Behandlung von Schußwunden im Kriege. Festschrift zur 100-jährigen Stiftungsfeier des medizinisch-chirurgischen Friedrich-Wilhelms Institut. S. 1–24. Berlin 1895.

Bergmann, E. von : Die chirurgische Behandlung von Hirnkrankheiten. Zweite, vermehrte und umgearbeitete Auflage. Berlin 1899.

Brandenburg, D.: Berlins alte Krankenhäuser. Reihe Berliner Reminiszenzen Nr. 39. Berlin 1974.

Buchfelder, M., V. Büber, W. Gottwald: Auf den Spuren von Fedor Krause Schriftenreihe der Deutschen Gesellschaft für Geschichte der Nervenheilkunde. Bd. 3. G. Nissen u. F. Badura (Hrsg.), S. 67–78. Würzburg 1997.

Fulton, J. F.: Harvey Cushing. A Biography. Springfield III 1946.

Geiger, I.: Das Leben und Werk von Wilhelm Tönnis unter besonderer Berücksichtigung seiner Würzburger Zeit. Inaugural-Dissertation. Würzburg 1981.

Greenblatt, S.: Cerebral localisation. From theory to practice. In: S. Greenblatt (Ed.): A History of Neurosurgery. S. 137–166. Illinois 1997.

Krause, F.: Chirurgie des Gehirns und Rückenmarks nach eigenen Erfahrungen. Band 1 (1908), Band 2 (1911). Berlin-Wien.

Krause, F.: Die operative Behandlung der Epilepsie. Med. Klin. 5 (1909) 1418–1422.

Krause F., H. Oppenheim: Ueber Einklemmung bzw. Strangulation der Cauda equina. Dtsch. med. Wschr. 35 (1909) 697–700.

Krause, F., H. Schum: Die spezielle Chirurgie der Gehirnkrankheiten, die epileptischen Erkrankungen. Stuttgart 1931.

Oppenheim, H., M. Borchardt: Ueber zwei mit Erfolg operierte Fälle von Geschwulst am Kleinhirnbrückenwinkel. Berl. Klin. Wschr. 44 (1907) 875–879.

Pross, Ch., R. Winau: Pionier der Neurochirurgie – Moritz Borchardt. In: Nicht mißhandeln. Das Krankenhaus Moabit. Stätten der Geschichte Berlins. Bd. 5, S. 152–158. Berlin 1984.

Sauerbruch, F.: Grundsätzliches zur Hirnchirurgie. Kongress der Deutschen Gesellschaft für Chirurgie. 1935. Zitiert nach W. Tönnis S. 23–24. Berlin 1984.

Scarff, J. E.: Fifty years of neuro surgery. 1905–1955. Int. Abstr. Surg. 101 (1955) 417–513.

Schulze, E-L.: Zur Geschichte der Neurochirurgie im Städtischen Krankenhaus Berlin-Charlottenburg-Klinikum Westend der FU Berlin. Inaugural-Dissertation Berlin 1987.

Stender, A.: Otfrid Foerster. Dtsch. Med. Wschr. 44 (1941) 1214–1215.

Stender, A.: Über die Forschungstätigkeit von Eduard Hitzig und Carl Wernicke in Berlin. Dtsch. Med. J. 19 (1968) 335–339.

Tönnis, W.: Jahre der Entwicklung der Neurochirurgie in Deutschland. Erinnerungen Wilhelm Tönnis 1898–1978. Bearbeitet und ergänzt von Klaus-Joachim Zülch. Berlin, Heidelberg, New York, Tokyo 1984.

Winau, R.: Medizin in Berlin. Berlin 1987.

Wernicke, C., E. Hahn: Ein Fall von Occipitalabszeß durch Trepanation entleert. Virch. Arch. 87 (1882) 335–344.

Zülch, K-J.: Berlin und die Entstehung der deutschen Neurochirurgie. Vortrag anläßlich der 10-Jahres-Feier der Gründung der Neurochirurgischen Abteilung am Gertrauden-Krankenhaus. Berlin, 7 November 1984.

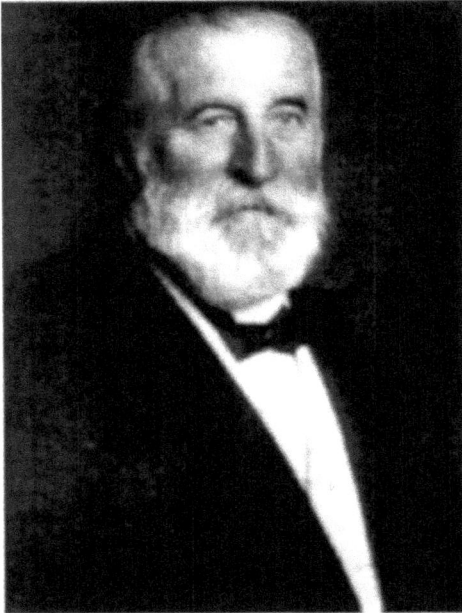

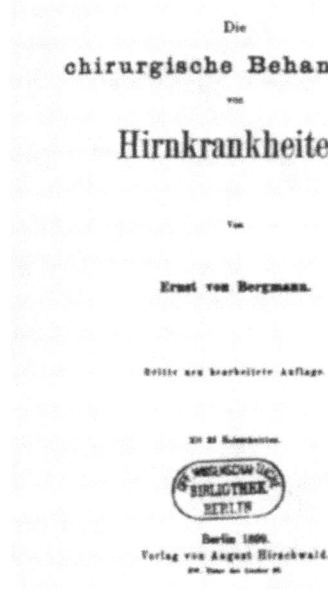

Abb. 39 Ernst von Bergmann (1836–1907)

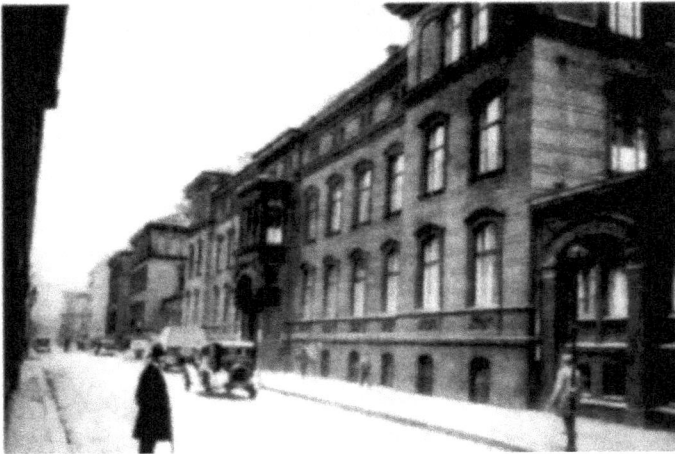

Abb. 40 Chirurgische Klinik Ziegelstraße
(geschlossen 1932)

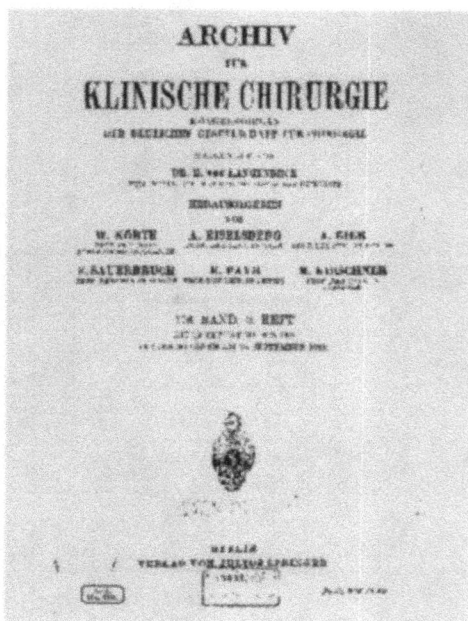

Abb. 40a

F. Sauerbruch und F. Hartmann:
Fortschritte der Neuro-Chirurgie.
Arch. Klin. Chir. 176-3 (1933) 558–568

184 Hirnoperationen in 5 Jahren:
174 Hirntumoren
68 Radikaloperation
108 Entlastende Eingriffe

Mortalität Radikaloperation: 26,4 %
8 (11,7 %) erste Woche
10 (14,7 %) nach 1/4 Jahr

Mortalität Entlastung Operation: 93.4 %
34 (34,4 %) erste Woche
64 (59 %) nach 1/4 Jahr

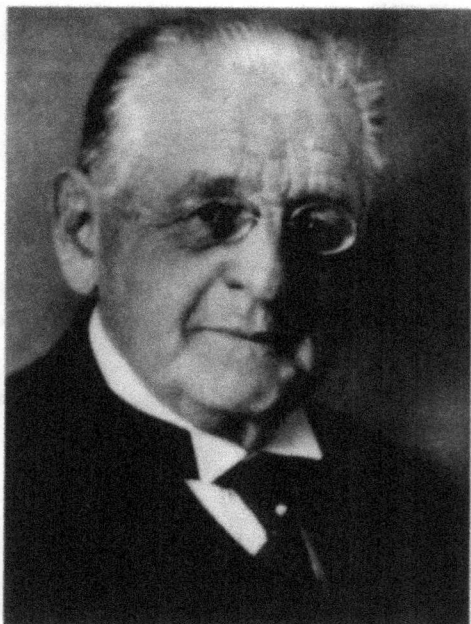

Abb. 41 Fedor Victor Krause (1857–1937)

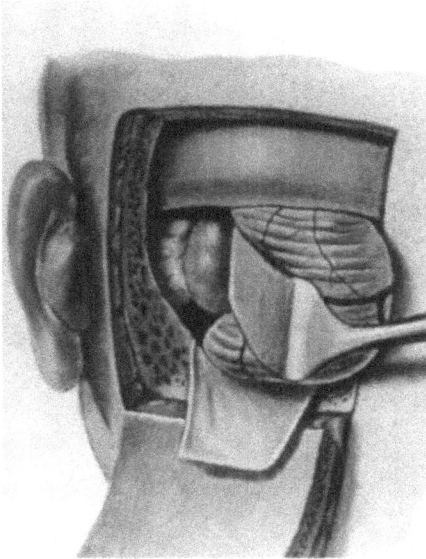

Abb. 42 Tumor am linken Kleinhirnbrückenwinkel (Neurofibroma Acustici)
während der operativen Freilegung
skizziert (Beobachtung Oppenheim-
Krause)

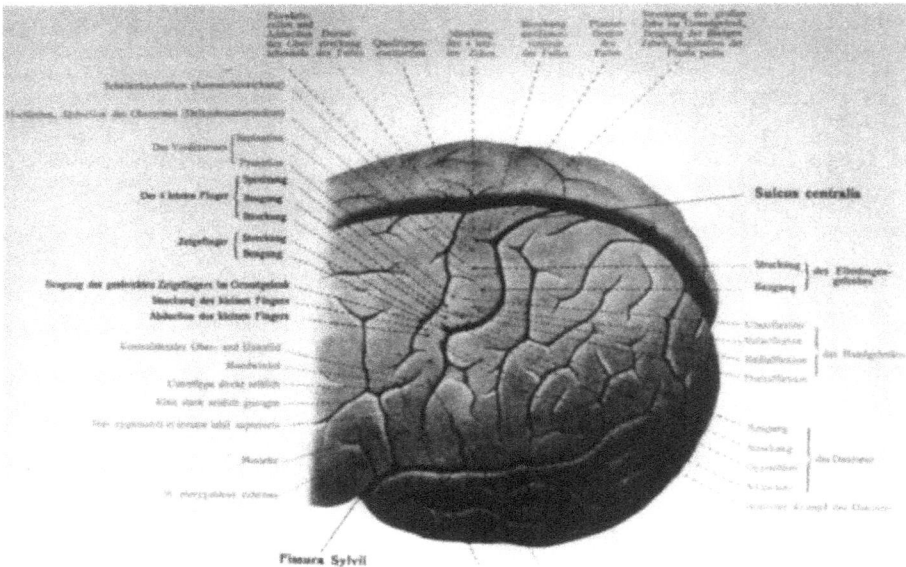

Abb. 43 Erste nach neurochirurgischen Versuchen ermittelte
Hirnrindenkarte von F. Krause: Linke Großhirnhemisphäre des
Menschen mit meinen durch die faradische Reizung gewonnenen
Ergebnissen. Alle Foci liegen in der vorderen Zentralwindung

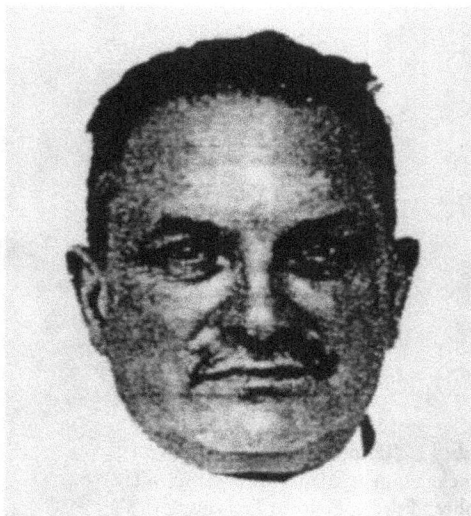

Abb. 44 Moritz Borchardt (1868–1948)

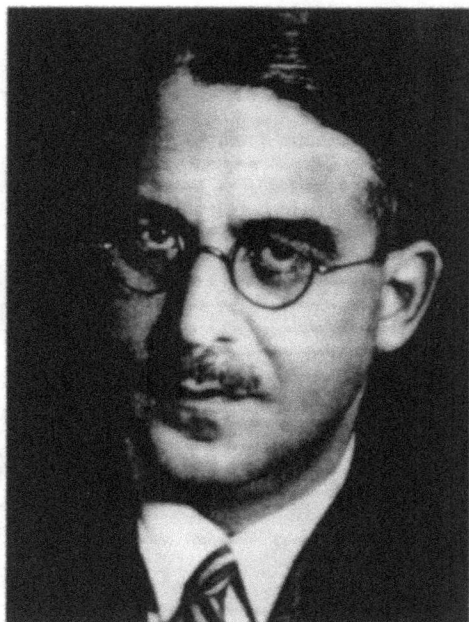

Abb. 45 Wilhelm Tönnis 1932 (1898–1978)

Zwischen Hirnforschung, Neuropsychiatrie und Emanzipation zur klinischen Neurologie bis 1933

Bernd Holdorff

Die den neurologischen Poliklinikern folgende Periode sieht die Neurologie im Schnittpunkt von Psychiatrie, Innerer Medizin, experimenteller Hirnphysiologie und Neuropathologie. An der Charité war seit W. Griesinger die Neuropsychiatrie etabliert, hatte mit C. Westphal und F. Jolly schwerpunktmäßige Neurologen, mit Th. Ziehen und K. Bonhoeffer mehr die Psychiatrierepräsentanten, während außerhalb der Universität mehrere Stränge aus den Nachbardisziplinen in den klinischen Bereich drängten. Innerhalb der Inneren Medizin blieb die Neurologie ohnehin bis in die 60er Jahre unseres Jahrhunderts angesiedelt und hatte in Berlin vor der Jahrhundertwende und danach mit Leyden, Goldscheider u.a. bedeutende Vertreter. Eine klinisch selbständige Neurologie war im 19. Jahrhundert noch lange nicht sichtbar, in der Neuropsychiatrie war das Fach an den Psychiatrischen Kliniken („Irrenanstalten") angesiedelt, soweit es bei den psychiatrischen Patienten vorkam. Einer der ersten klinischen Neuropsychiater war *Moritz Jastrowitz* (geb. 1839 in Löbau/ Westpreußen, gest. 1912 in Berlin); er war zunächst Assistent bei Ludwig Traube (1818–1876) an der Klinik für Innere Krankheiten an der Charité, von 1868–1874 Assistent und Oberarzt bei W. Griesinger und C. Westphal an der Irren- und Nervenabteilung der Charité, nach vorübergehender Niederlassung wurde er 1882 Leiter der Privatanstalt „Maison de Santé" in Berlin-Schöneberg (die als Gebäude noch heute erhalten ist), seit 1891 hatte er eine konsultative Tätigkeit und dann eine leitende Funktion an der Privatanstalt „Berolinum" Berlin-Lankwitz. Er hat zahlreiche neuropsychiatrische Themen bearbeitet, u. a. mit E. Leyden über klinische zerebrale Lokalisationslehre[1] und hat darin auch den Begriff der Moria bei Stirnlappentumoren geprägt, die er als Geistesstörung oder Blödsinn mit eigenthümlich heiterer Aufregung beschrieb. Auch die Beschreibung des Cremasterreflexes geht auf ihn zurück.

Aus der mehr psychiatrisch geprägten Schule stammte *Hugo Liepmann* (geb. 1863 in Berlin, gest. 1925 in Berlin), er hatte als Assistent bei Wernicke in Breslau von 1895–1899 seine wichtigste Ausbildung erhalten, trennte sich aber dann von Wernicke, „als in Breslau wegen eines Konfliktes Wernickes mit den städtischen Behörden Aussichten auf förderliche Arbeit nicht mehr vorhanden waren. Er trat in den

---

1 Jastrowitz, Leyden 1888

Dienst der Stadt Berlin und wurde Arzt an der Irrenanstalt Dalldorf.[2] Dieser bleibt der Ruhm, der Schauplatz der großen Leistungen Hugo Liepmanns geworden zu sein. Das erste Jahrzehnt des 20. Jahrhunderts ist erfüllt von diesen: 1900 das Krankheitsbild der Apraxie, dazu 1902/06 Darstellung des weiteren Krankheitsverlaufes bei dem einseitig Apraktischen und des Gehirnbefundes, 1903/04 Ideenflucht, 1905 Störungen des Handelns, 1905/07 linke Hemisphäre und das Handeln, die Rolle des Balkens. In diese Jahre fallen auch die grundlegenden Auseinandersetzungen zur Aphasiefrage und die Arbeit über die Agnosien."[3] „Liepmann setzte Hirnpathologie (die heutige Neuropsychologie) und Psychiatrie nicht gleich, wie Wernicke es tat, aber er hielt diese in der Psychiatrie doch für unentbehrlich und führte sie auch in die Psychologie ein. Er war zwar Lokalisierer, aber nicht streng auf Gehirnlappen und -windungen bezogen. Eine strukturelle Lokalisation sei verschieden von der regionären und darüber hinaus seien wirkliche Erlebnisse in ihrer Totalität nicht regionär und nicht strukturell lokalisiert, sondern nur diffus."[4] Seine philosophische Vorbildung hat ihn bei allen Arbeiten geleitet und zu dem noch heute gültigen Gedanken- und Theoriegebäude beigetragen. 1901 habilitierte Liepmann an der Berliner Universität. Dank der Initiative K. Bonhoeffers wurde ihm 1918 die ordentliche Honorprofessur verliehen. Wie Isserlin weiterhin zu Liepmanns Vita ausführt: „Fast zwei Jahrzehnte stand dieser große Forscher den deutschen Universitäten in der Fülle seiner Schaffenskraft zur Verfügung. Irgendein Ruf auf einen ordentlichen Lehrstuhl ist an ihn nicht ergangen. Es war auch Liepmanns Bedeutung nicht möglich, entgegenstehende menschliche Unzulänglichkeiten zu überwinden (womit antisemitische Tendenzen gemeint sind; Anm. d. Verf.) [...] diejenigen, welche in diesen Jahren an den deutschen Universitäten studierten, haben viel verloren dadurch, daß ihnen dieser Meister im Forschen und Lehren vorenthalten wurde. 1914 wurde Liepmann zum Direktor der Anstalt Herzberge ernannt. Hildebrandt und Henneberg haben dargetan, wie ungeeignet dieser wissenschaftliche Geist für diese vorwiegend Verwaltungsgeschäfte mit sich bringende Stellung war. Sie war umso drückender für ihn, als sein Pflichtgefühl ihn auch die geringsten Aufgaben mit peinlichster Genauigkeit beachten ließ [...] 1920 legte Liepmann seine Stellung nieder, schon damals die Zeichen des unheilbaren Leidens spürend, er widmete sich noch der Fürsorge hirnverletzter Krieger und war hier nicht nur als Forscher, sondern als warmherziger, hilfsbereiter Arzt tätig. Doch konnte ihn diese Beschäftigung, da es nicht gelang, eine klinische Station hierfür in Berlin zu schaffen, nach keiner Richtung volle Befriedigung bringen. Die fortschreitende schwere Krankheit (Paralysis agitans) machte sich in Liepmanns letzten Lebensjahren lähmender bemerkbar." Liepmann schied 1925 frei-

---

2 Heutige Karl-Bonhoeffer-Kliniken Berlin-Wittenau
3 Isserlin 1925
4 Isserlin 1925

willig aus dem Leben, um dem befürchteten geistigen Verfall zuvorzukommen.[5]
Seine Bedeutung liegt darin, die heutige Neuropsychologie zwischen Psychiatrie und
Neurologie wesentlich angestoßen zu haben.

Eine enge Kooperation von experimenteller Hirnpathologie und -morphologie sowie klinischer Neurologie kam durch das Ehepaar Oskar und Cécile Vogt zustande.
Nachdem sie 1898 eine „Neurologische Zentralstation" – damals noch gemeint als
neuroanatomisch-neuropathologische Forschungsstation – in der Magdeburger
Straße in Berlin (Abb. 49) eingerichtet hatten, dehnten sie ihren Einfluß zum Teil gegen die Widerstände der Universität immer weiter aus. 1902 wurde das Institut in
das „Neuro-Biologische Laboratorium der Universität" umbenannt. Durch finanzielle Förderung der Krupp-Stiftung gelang es endlich 1919, ein Kaiser-Wilhelm-
Institut für Hirnforschung zu gründen. Die Verknüpfung mit der Klinischen Neurologie kam nacheinander zustande:

1. Im Juli 1920 kam es zu einem Kooperationsvertrag mit der Stadt Berlin, demzu-
   folge am Städtischen Hospital an der Fröbelstraße (Prenzlauer Berg) ein Leitender
   Nervenarzt und ein Prosektor anhand der klinischen Fälle und des Sektionsmate-
   rials für eine wissenschaftliche Kooperation mit dem KWI für Hirnforschung zu
   sorgen hatte. Der dirigierende Arzt der genannten Abteilung wurde Prof. Paul Schuster. Die Vorbereitungen zu dieser Etablierung einer klinisch-neurologischen Abteilung gehen wesentlich auf Oskar Vogt zurück (Cécile und Oskar-Vogt-Archiv).[6]
2. Dem Bau des Instituts für Hirnforschung in Berlin Buch lag auch der Kooperationsvertrag mit der Stadt Berlin zugrunde, einen engen Kontakt zwischen der
   III. Irrenanstalt der Städtischen Heil- und Pflegeanstalt mit damals 2.500 Betten
   (Direktor war der bekannte Psychiater Prof. Dr. Karl Birnbaum, der als Jude 1933

---

5 Stern 1968, S. 188
6 Mit Brief vom 14.08.1918 von Prof. Dr. K. Brodmann an Herrn Knauer führt er u. a. folgendes aus:
„Dieser Tage war Bielschowsky zu Besuch hier. Vogt hat es mit seiner bekannten Energie durchzusetzen gewußt, daß er ein neues Institut im Anschluß an das große Städtische Siechenhaus in Berlin
erhalten soll. Die Verhandlungen stehen vor dem Abschluß. Der Widerstand selbst der widerstre-
bendsten Kreise, der Krankenhausdeputation, der Stadträte mit resp. Vettern usw. ist dank der hohen
und höchsten Beziehungen Vogt's gebrochen und an dem Zustandekommen des schönen Plans ist
nicht mehr zu zweifeln, wenn nicht – Vogt selbst die Sache zuguterletzt noch zu schanden macht."
(Band 209, Cécile und Oskar-Vogt-Archiv Düsseldorf.)
Mit Brief vom 27.10.1921 an Prof. O. Vogt wird von Prof. Dr. P. Schuster u. a. ausgeführt: „In Ihrem
Schreiben vom 24. Oktober wiesen Sie darauf hin, daß die Nervenabteilung im Siechenhaus auf Ihre
Veranlassung hin geschaffen wurde. Ich bitte überzeugt zu sein, daß ich die in Ihrem Hinweis enthaltene Tatsache stets sehr dankbar anerkannt habe und anerkenne [...] Ich will zum Schluß
nochmals wiederholen, was ich mündlich und schriftlich Ihnen gegenüber ausgesprochen habe, daß
ich es jederzeit auf das lebhafteste begrüßen würde, wenn Sie oder Frau Dr. Vogt mir Ihren Besuch
auf der Abteilung bald ankündigen würden, damit ein Anfang der Arbeitsgemeinschaft geschaffen
würde. Hochachtungsvoll (P. Schuster)." (Band 86, Cécile und Oskar-Vogt-Archiv Düsseldorf.)

entlassen wurde und 1939 in die USA emigrierte) herzustellen; hier wurde schon 1928 Oskar Vogt vorübergehend das Landhaus V (später Haus 231) mit 40 Betten zur Verfügung gestellt.[7]

3. Das neue KWI in Berlin-Buch, das mit Hilfe der Rockefeller Foundation errichtet und am 02. Juni 1931 eingeweiht wurde, hatte neben neun Forschungs- und zwei technischen Abteilungen auch eine Forschungsklinik unter Leitung von Gertrud Soeken,[8] einer ehemaligen Oberärztin der Kinderheilanstalt. Anfang Mai 1932 war der Neubau der Nervenklinik des Hirnforschungsinstituts aufnahmebereit. Die Ausstattung mit zunächst 48 Betten und allem Zubehör war wiederum auf Kosten der Stadt Berlin erfolgt.[9] Das gesamte KWI für Hirnforschung ging mit dem II. Weltkrieg verloren.

Die erste Neurologische Abteilung in Berlin gab es seit 1910 auf dem vielgliedrigen Gelände des Komplexes Berlin-Buch, sie wurde von dem Neurologen *Otto Maas* geleitet. Er hat zunächst mit seiner Ehefrau Hilde eine nervenärztliche Privatpraxis im Westen Berlins in der Potsdamer Straße 5 geleitet. Seine Ausbildung hatte er bei Oppenheim erhalten und arbeitete später wissenschaftlich in zahlreichen klinisch-morphologischen Studien zusammen mit Liepmann und den Vogts.[10] Er ist mit über 50 Publikationen und einer lebhaften Teilnahme am Berliner wissenschaftlichen Leben hervorgetreten, hat 1925 den Status eines Ärztlichen Direktors erhalten. 1930 wurde eine strengere Trennung zwischen internistischen und neurologischen Fällen vorgenommen, mit der Fertigstellung des Haupthospitals Buch West wurde die Tuberkulose-Abteilung im Hospital Buch Ost aufgelöst und hier die Neurologische Abteilung dementsprechend vergrößert. Ab 01.02.1933 hieß dieser Komplex Ludwig Hoffmann-Hospital, seit 1950 Ludwig Hoffmann-Krankenhaus (nach dem bekannten ehemaligen Stadtbaurat und Architekten dieses Krankenhauses). Maas wurde 1933 entlassen, er soll nach Palästina emigriert sein. Erst zwei Jahre später wurde Hans Rosenhagen sein Nachfolger und stand nun einer der größten Neurologischen Abteilungen mit 1.380 Betten vor, damit war die frühere Abteilung von Prof. P. Schuster am Prenzlauer Berg an Größe weit übertroffen worden.

Aus der experimentellen Hirnphysiologie Hermann Munks kam *Max Lewandowsky* (geb. 1876 in Berlin, gest. 1918 in Berlin); er hatte sich 1902 in der Physiologie über die „Verrichtungen des Kleinhirns", einer tierexperimentellen Studie mit 26 Jahren habilitiert. 1902/03 war er Assistent am Neurobiologischen Laboratorium der Universität von den Vogts. „Hauptsächlich wohl äußere Umstände hatten ihn dazu be-

---

7 Bielka 1997, S. 23
8 J. Richter 1996, S. 384
9 Wolff, Kalinich, 1996
10 Cécile- und Oskar-Vogt-Archiv Düsseldorf; wertvolle Hinweise auch für andere Quellen aus diesem Archiv verdanke ich Frau U. Grell.

stimmt, sich der praktischen Nervenheilkunde zu widmen. Da er an seinem (jüdischen, Anm. d. Verf.) Glauben festhielt, hatte er erkannt, daß wenig Aussicht vorhanden war, als Physiologe in der akademischen Laufbahn, für die er wohl die meisten Fähigkeiten hatte, vorwärtszukommen."[11]

Lewandowsky hospitierte mehrere Monate bei Pierre Marie in Paris, ließ sich 1905
zunächst als Nervenarzt in Berlin nieder, wurde aber im selben Jahr beratender Neurologe am Krankenhaus Friedrichshain, womit er Zugang zu klinischen Fällen hatte
und aus diesem Erfahrungsgut sein erfolgreiches Lehrbuch der „Praktischen Neurologie für Ärzte" (1912) verfassen konnte. Zuvor hatte er ein beachtliches Lehrbuch
über die „Funktionen des zentralen Nervensystems" (1907) verfaßt, dann folgte
1910 bis 1914 die Herausgabe des fünfbändigen Handbuchs der Neurologie (ca. 1/5
der Beiträge von ihm selbst verfaßt) und seit 1910 die gemeinsam mit Alois Alzheimer redigierte Zeitschrift für die gesamte Neurologie und Psychiatrie. Er war ein kritischer Geist mit einer hohen Intelligenz und Auffassungsgabe für das Wesentliche.
Trotz einiger wichtiger Arbeiten zu Einzelkasuistiken war er mehr auf das Theoretische, Allgemeine und Umfassendere ausgerichtet. Mit verschiedenen Autoren und
Tendenzen setzte er sich scharf auseinander, etwa 1911 gegen die Nervenpunktlehre
und -massage, der an der Charité eine eigene und selbständige staatliche Poliklinik
eingerichtet wurde; die Neurologie speziell müsse es als Schlag ins Gesicht betrachten, wenn ihr die Selbständigkeit und Stellung versagt bliebe, die der Nervenpunkt-
massage gewährt werde. Sein „Bericht über eine Sammelforschung über die Stellung
der Neurologie an den staatlichen und kommunalen Betrieben des In- und Auslandes" für die Gesellschaft Deutscher Nervenärzte[12] kommt zu der Schlußfolgerung:
„Übereinstimmung besteht über die Notwendigkeit, daß in allen größeren Krankenhäusern Neurologische Abteilungen gegründet werden müssen. Im einzelnen
müssen aber eine große Anzahl von lokalen und individuellen Faktoren in Berücksichtigung gezogen werden." Diese Äußerung trägt dem Umstand Rechnung, daß
viele Abteilungen und Kliniken neuropsychiatrisch oder auch internistisch geführt
werden. Die einzige von Lewandowsky genannte Neurologische Abteilung in Berlin
ist die schon erwähnte Abteilung von Otto Maas in Berlin-Buch. In den Jahren des
1. Weltkrieges findet man Lewandowsky in einer gewissen Unruhe und Unstetigkeit
von einem Lazarett zum anderen sich wendend, er setzt sich mit Hermann Oppenheim über die traumatische (Kriegs-) Neurose auseinander[13] und stirbt 1918 an den
Folgen eines Typhus, den er sich „im Felde zugezogen" habe,[14] genauer gesagt, hat
Lewandowsky wohl an einer „post-typhösen Depression" gelitten und später in ei-

11 Kalischer 1919
12 Lewandowsky 1913
13 Holdorff 1999
14 Bonhoeffer 1918

ner Berliner Privatanstalt Suizid begangen.[15] Seine Tätigkeit als Neurologe lag zwischen Poliklinik und Klinik, die Emanzipation zur klinischen Neurologie konnte er nicht mehr erleben. Ein ähnlicher Forschertypus wie Lewandowsky war *Max Rothmann* (1868–1915), der die experimentelle Hirnlokalisationsforschung wie kein Zweiter betrieb, von dem Jacobsohn[16] im Nachruf schrieb: In Demonstrationen und Diskussionsreden hat ihn, in Berlin wenigstens, wohl kein Neurologe übertroffen. Rothmann wurde auch bekannt durch die Aufzucht eines großhirnlosen Hundes und die Gründung der Menschenaffen-(Anthropoiden) Station auf Teneriffa, die nach ihm andere wie z. B. W. Köhler experimentell nutzten. Er war für die Abspaltung der Neurologie von der Psychiatrie und sah in der Kriegsneurologie des 1. Weltkrieges dazu die willkommene Gelegenheit:[17] „Uns Neurologen strömt augenblicklich das Material in überreicher Fülle zu, und es ist uns eine wehmütige Genugtuung, daß wir jetzt unsere Kraft in den Dienst des Vaterlandes stellen können. War doch in Deutschland bisher an den Universitäten und den Krankenhäusern die Neurologie noch nicht als selbständiges Fach anerkannt." 1915 endet Rothmanns reiches Forscherleben im Suizid.[18]

Der erste Weltkrieg hinterläßt viele Kriegsverletzte, die die staatlichen Stellen zur Gründung entsprechender Auffang-Abteilungen zwingt. *Paul Schuster* (geb. 1867 in Köln, gest. 1940 in London) war nach langjähriger poliklinischer Tätigkeit bei E. Mendel – vorübergehend bei Hermann Munk am physiologischen Laboratorium – von 1904 bis 1920 in eigener nervenärztlicher Poliklinik tätig. Sein Habilitationsgesuch 1899 wurde nach Gutachten durch Jolly 1900 zunächst abgelehnt, weil die psychiatrische Befähigung des Petenten nicht ausreichend belegt sei,[19] woraufhin Schuster seine große Untersuchung über „psychische Störungen bei Hirntumoren" 1902 vorlegte und nunmehr (1903) für das Fach Irren- und Nervenheilkunde habilitiert wurde. 1910 wurde er zum a. o. Professor ernannt, war auch Konsiliararzt an der Nervenabteilung des Siechenhauses Fröbelstraße (Abb. 51) der Stadt Berlin, ab 1920 zum Dirigierenden Arzt der Nervenabteilung am Friedrich-Wilhelm-Hospital Berlin Prenzlauer Berg (Abb. 50) ernannt worden, es wurde 1927 in das Hufelandhospital umbenannt, 1934 nach Berlin-Buch in die frühere IV. Irrenanstalt (heutige Franz-Volhard-Klinik an der Wiltbergstr.) verlagert.[20] Mehrere sorgfältige Studien über „Zwangsgreifen und Nachgreifen"[21] bleiben bis heute mit seinem Namen ver-

15 A. Stern 1968, S. 51 und 188
16 Jacobsohn 1915
17 Rothmann 1915
18 A. Stern 1968, S. 188
19 Personalakte Paul Schuster, Archiv d. Humboldt-Universität Berlin
20 1941 erhielt die frühere III. Irrenanstalt (heutiger Medizinischer Bereich II am Lindenberger Weg) des Krankenhauses Berlin-Buch den Namen „Hufeland-Krankenhaus", (s. Wolff, Kalinich 1996).
21 Schuster 1923, Schuster, Pineas 1926

bunden. Schuster wurde 1933 aus dem Amt gedrängt, wie er in seinem Aufnahme-Ersuchen an den Academic Assistance Council der Royal Society vom 23.07.1933 schreibt:[22] „[...] bemerke ich, daß ich seit mehr als 23 Jahren Professor an der Berliner Universität bin und daß ich über 13 Jahre Direktor einer 550 Betten umfassenden Neurologischen Abteilung eines Städtischen Hospitals gewesen bin." In einer anderen Personenangabe für die „Society for the Protection of Science and Learning"[23] stellte seine Nervenabteilung die größte Neurologieabteilung mit über 600 Betten dar. Die Anträge wurden im Hinblick auf sein Alter abgelehnt, Schuster hat noch einige Jahre am Jüdischen Krankenhaus Berlin gearbeitet, er verfaßte noch 1936 seine große Thalamus-Studie,[24] eine bis dahin einmalige Sammlung klinisch-morphologischer Korrelationsbefunde, die im damaligen Deutschland ignoriert wurde und erst in den 80er Jahren über die französisch-sprachige Neurologie wieder in Deutschland bekannt wurde;[25] 1939 emigrierte er mit privaten Mitteln nach London und starb hier 1940.

Seine zahlreichen Vorträge und Diskussionsbemerkungen haben im ersten Drittel des Jahrhunderts die Berliner Gesellschaft für Psychiatrie und Nervenheilkunde wesentlich bereichert;[26] sein Wirken in Berlin wie auch in Deutschland ist nach der Nazi-Zeit und dem 2. Weltkrieg so gut wie unbekannt geblieben; französische Neurologen und der englische Neurologe McDonald Critchley haben allmählich auch wieder zur Erinnerung in Deutschland verholfen.[27] Daß McDonald Critchley 1932 bei seinem Besuch in der Berliner Charité eine kühle Reaktion bei der Erwähnung Paul Schusters erlebte, läßt sich ohne genaue Kenntnis der damaligen Motive nicht mehr verstehen. Sein Mitarbeiter *Hermann Pineas* (geb. 1892 in Düsseldorf, gest. 1969 in New York?) war nach schwerer Kriegsverletzung von 1920 bis 1932 Assistent und Oberarzt an der Neurologischen Abteilung des Hufeland-Hospitals/Fröbelstr.; aus dieser Zeit geht die bedeutende Arbeit mit P. Schuster über die Greifreflexe hervor;[28] 1932 bis 1939 betrieb er eine Privatpraxis als Neurologe – zuletzt „Krankenbehandler" – und übernahm nach der Emigration Schusters am 01.07. 1939 die Leitung der Neuropsychiatrischen Abteilung des Jüdischen Krankenhauses in der Iranischen Straße (bis 1943), dann ging das Ehepaar Pineas in die Illegalität und tauchte in Schwaben überwiegend bei Mitgliedern der bekennenden Kirche un-

22 Dokumente in der Bodleian Library in Oxford/GB, aus der Sammlung der „Society for Protection of Science and Learning" (London).
23 Dokumente in der Bodleian Library in Oxford/GB, aus der Sammlung der „Society for Protection of Science and Learning" (London).
24 Schuster 1936, 1937
25 Holdorff 1998
26 Selbach 1968
27 McDonald Critchley 1990, S. 185–191, Holdorff 1998
28 Schuster, Pineas 1926

ter.[29] Nach der Befreiung emigrierte das Ehepaar nach New York, wo H. Pineas 1952 bis 1969 Neurologe an der dortigen Poliklinik der Veterans Administration war.[30]

Der nächste Neurologe im Umkreis der Charité ist *Friedrich H. Lewy* (geb. 1885 in Berlin, gest. 1950 in Philadelphia/USA). Seine Ausbildung geht über Zürich 1905 am internationalen Hirnforschungsinstitut von Monakows über Berlin am Physiologischen Institut von Munk (mit M. Lewandowsky) 1907–1908, Breslau am Institut für Physiologie, 1908–1910, München am Histopathologischen und Physiologischen Institut der Neurologischen Klinik mit Kraepelin und Alzheimer, 1910–1912, Breslau als Direktor des Labors der Neurologischen Klinik unter Alzheimer, 1912–1914, militärärztliche Tätigkeit u. a. in der Türkei, 1914–1919, schließlich in Berlin als Neurologe und Internist an der II. Medizinischen Klinik der Charité unter Prof. F. Kraus. 1921 habilitierte er sich. Bekannt geworden ist er durch die Untersuchung der pathologischen Anatomie der Parkinson-Krankheit[31] und durch eine große klinisch-morphologische Arbeit über die Paralysis agitans und andere Basalganglienerkrankungen;[32] die hyalinen Einschlußkörper in der Substantia nigra und im übrigen Hirn fanden nach erster Würdigung durch Tretiakoff[33] hauptsächlich erst posthum die Anerkennung als herausragender Befund der Parkinson-Krankheit (Lewy-Körper). Bevor er 1932 nach 7jähriger Vorbereitungszeit[34] das Neurologische Institut (Kranken- und Forschungsanstalt, Abb. 55a, 55b) Berlin, aus privaten Mitteln gefördert und staatlichen Geldern finanziert (ohne Anbindung an die Universität) als Direktor übernehmen konnte, mußte er sich noch mit der Medizinischen Fakultät der Charité (besonders Bonhoeffer) auseinandersetzen, unter Hinweis auf die Forderung, in Deutschland, wie in der Mehrzahl der Kulturländer, der reinen Neurologie Lehr- und Forschungsmöglichkeiten zu geben, bestehe in Deutschland derzeit kein einziger „sachlicher" Lehrstuhl für reine Neurologie, sondern nur zwei „persönliche" mit dem Vermerk: „Kommt in Wegfall".[35] Lewy konnte sich seiner neugegründeten „bisher einzigen Forschungs- und Lehranstalt in Deutschland"[36] nicht mehr lange erfreuen, mußte 1933 emigrieren, zunächst nach England mit Hilfe eines Forschungsstipendiums in der Industrie,[37] dann nach einem Jahr in die

29 Pineas 1970, S. 299–301, 371 sowie 1982, S. 429–442
30 Pineas 1970, S. 299–301, 371 sowie 1982, S. 429–442
31 Lewy 1912, 1913
32 Lewy 1923
33 Tretiakoff 1919, 1921
34 Brief an Szilard vom Mai 1933 (Dokument der „Society for Protection of Science and Learning", Bodleian Library Oxford/GB.
35 Personalakte F. H. Lewy, Archiv der Humboldt-Universität Berlin
36 Dokument der „Society for Protection of Science and Learning" (London, Bodleian Library Oxford/GB).
37 Dokument der „Society for Protection of Science and Learning" (London, Bodleian Library Oxford/GB).

USA, wo er an der Universität von Philadelphia/Pennsylvania eine Professur für Neuroanatomie erhielt, seinen Namen in Frederic Lewey änderte[38] und 1950 verstarb.[39]

Schließlich gab es 1930 am Moabiter Krankenhaus eine neugegründete Neurologische Abteilung, geleitet von *Kurt Goldstein* (geb. 1878 in Kattowitz/Oberschlesien, gest. 1965 in New York), der als ordentlicher Hon.-Professor der Neurologie 1930 nach Berlin berufen worden war. Nach Ausbildung bei Carl Wernicke in Breslau, Ludwig Edinger in Frankfurt/Main, Alfred Hoche in Freiburg, Hermann Oppenheim in Berlin und schließlich Ernst Meyer in Königsberg (1906–1914), wo er sich auch habilitierte, kehrte er nach Frankfurt/Main zurück, gründete unter Edinger das „Institut zur Erforschung der Folgeerscheinungen von Hirnverletzungen" und analysierte zusammen mit dem Psychologen Ademar Gelb die Hirnverletzungsfolgen mit psychologischen Methoden, womit ein wesentlicher Schritt, vielleicht sogar die Begründung der heute „Neuropsychologie" genannten Disziplin geschah. Goldstein wurde nach Edingers Tod 1919 dessen Nachfolger am Neurologischen Institut in Frankfurt am Main. Seine zahlreichen Arbeiten beschäftigen sich u.a. mit den transkortikalen Aphasien (1917) und der amnestischen Aphasie (1924), auch nach seiner Emigration widmet er den Aphasien eine umfangreiche Darstellung. Schon früh hatte er sich von der Aphasie-Auffassung seines Lehrers Wernicke distanziert. Eine vorläufig zusammenfassende Darstellung seiner hirnpathologischen Ergebnisse legte er 1927 vor. Man kann Goldstein dennoch nicht als reinen Neurologen vereinnahmen, er hat nie aufgehört, sich auch mit psychiatrischen Themen zu befassen, darüber hinaus mit der Psychoanalyse Freuds, die er ablehnte; 1927 wurde er zum Mitbegründer der Internationalen Gesellschaft für Psychotherapie. In der Gestaltpsychologie, die von seinem Mitarbeiter A. Gelb aus der Berliner Schule mitgebracht wurde, hat sich Goldstein noch im Exil in den USA einen Namen gemacht.[40] Gestaltpsychologie befaßt sich mit Wahrnehmung als Ganzem (gleich Gestalt), womit das Ganze immer mehr als die Summe seiner Teile ist. Daß Goldstein die Psychosomatik in die Neurologie eingeführt haben soll, läßt etwas erwarten, was er für den Bereich der psychosomatischen Medizin mit deren klassischen Krankheiten gar nicht geleistet hat. Aus der Ablehnung der strengen (kortikalen) Lokalisationslehre und der Kritik an der somatischen Medizin und auch Psychotherapie, die beide Ausfluß des atomistisch-materialistischen Denkens am Anfang des Jahrhunderts seien,[41] entwickelt er seine ganzheitliche „organismische" Anschauung; der psycho-physische Zusammenhang lasse sich nirgendwo trennen, weshalb Goldstein auch in seinem in der Emigration (1934) in Amsterdam verfaßten Werk „Vom Aufbau des Organis-

38 Sweeney, Lloyd, Daroff 1997
39 Kuhlenbeck 1951
40 Peters 1992
41 Goldstein 1931, Laier 1996

mus" eine Lehre vom kranken Menschen entwickelt, obwohl er sie immer nur von
hirnkranken Menschen abgeleitet hat. Goldstein war nach Berlin gekommen, weil
man ihm in Frankfurt/Main in der Nachbarschaft zu Karl Kleist keine Bettenabtei-
lung zubilligen mochte.[42] Nach Pross[43] stand der Aufstieg des Krankenhauses Moabit zum einzigen Städtischen Krankenhaus mit Universitätsrang im Jahre 1920 und
damit zum bedeutendsten Krankenhaus nach der Charité in direktem Zusammenhang mit den gesellschaftlichen Umwälzungen nach dem 1. Weltkrieg; diese hatten
die Entscheidungen über Unterrichtsfragen in Staat und Stadt in die Hände der selben politischen Partei gelegt und damit die bisher bestehenden politischen Gegen-
sätze aufgehoben.[44] Daß dieses „rote" und „jüdische" Krankenhaus inzwischen
durch die braune Gefahr bedroht wurde, wußte Klemperer schon ahnungsvoll an-
zudeuten. Goldstein verfolgt seine bisherige Forschungs- und Lehrtätigkeit kontinuierlich, auf dem Höhepunkt seiner Berühmtheit und wissenschaftlichen Leistung
wurde er 1933 vom Arbeitsplatz weg verhaftet, verließ nach kurzer Haft Deutschland über die Schweiz, blieb zunächst in Holland und emigrierte 1934 nach den
USA.

Er gilt als Begründer einer multidisziplinären, ganzheitlichen Hirnpathologie (Neuropsychologie), in der psychische, körperliche, umgebungsspezifische Faktoren untrennbar sind.[45] Funktionen lassen sich nach seiner Auffassung im Gehirn nicht lo-
kalisieren, allenfalls Symptome und Defekte.[46] Der Hirngeschädigte verliert die
Fähigkeit, vom Konkreten zum Abstrakten fortzuschreiten oder sich vom Konkreten zu lösen und in die Welt des Möglichen überzuwechseln.[47] Welche Bedeutung
Kurt Goldstein für die deutsche Neurologie erlangt hätte, wenn er 1933 Berlin nicht
hätte verlassen müssen, läßt sich nur erahnen. Das fast totale Vergessen im Nach-
kriegsdeutschland hängt auch mit der Diskontinuität unserer neurologischen Wis-
senschaftsgeschichte infolge Nazi-Zeit, Weltkrieg und Wiederaufbau aus der Tabula-
rasa-Situation zusammen, aber wohl auch mit irrationalen Motiven der Abwehr und
Verdrängung. Man mag aber auch bezweifeln, ob sein zum Teil schwer lesbares, tief-
sinniges Werk „Der Aufbau des Organismus" eine breite Leserschaft unter Fachkollegen gefunden hätte, eine Frage, die sich in ähnlicher Weise bei Viktor von Weizsäcker, dem anderen vergleichbaren „Holistiker" stellt, der aber heute mindestens in
Kreisen zwischen Neurologie, Psychosomatik, anthropologischer Medizin, Naturphilosophie und Theologie mehr und mehr rezipiert wird. Anders als dieser entwickelt Kurt Goldstein seine Anschauung vom kranken Menschen allein aus neuro-

42 Kreft 1998
43 Pross 1984
44 Klemperer in einer rückblickenden Rede 1929, zitiert in Pross, Winau 1984, S. 109
45 Luria 1992, v. Cramon 1992
46 Goldstein 1930, Holdorff 1996
47 Riese 1948, von Cramon 1992, 1998

logischen Analysen von hirnverletzten Kranken, vermeidet aber den Zusatz der Hirnspezifität, da damit der ganzheitliche und „organismische" Ansatz verloren ginge.

Erst in den 80er und 90er Jahren[48] brachte man Goldstein in Berlin wieder in Erinnerung, dagegen sind Spuren von Paul Schuster und Friedrich Lewy erst noch aufzudecken. Abgesehen von den Neuropsychiatern M. Jastrowitz und H. Liepmann und mit Ausnahme von O. und C. Vogt und ihrer „Neurologischen Station" waren es jüdische Kollegen, die eine selbständige Neurologie anstrebten und ihre Emanzipation gegenüber den Nachbardisziplinen durchsetzten, aber auch in ihrer eigenen persönlichen Identität verfolgten (Tab. 1).

Tabelle 1 Leiter neurologischer Kliniken in Berlin bis 1933

Benda, Clemens Ernst	geb. 1898 in Berlin, gest. 1975 in München	Augusta-Hospital 1929–1933
Goldstein, Kurt	geb. 1878 in Kattowitz/Schlesien, gest. 1965 in New York	Krankenhaus Moabit 1930–1933
Lewy, Friedrich-Heinrich	geb. 1885 in Berlin, gest. 1950 in Philadelphia/USA	Neurolog. Kranken- und Forschungsanstalt am Hansaplatz 1932–1933
Löwenstein, Kurt	geb. ? gest. 1953 in Tel Aviv	Neurolog. Abteilung in Berlin-Lankwitz 192... bis 1933
Maas, Otto	geb. ? gest. ? in Israel?	Neurolog. Klinik in Berlin-Buch 1910–1933
Schuster, Paul	geb. 1867 in Köln, gest. 1940 in London	Friedrich-Wilhelm- bzw. Hufeland-Hospital Prenzlauer Berg 1920–1933

Otto Maas war 1910 der erste leitende klinische Neurologe in Berlin Buch; es folgten weitere Abteilungen: 1920 am Prenzlauer Berg (Paul Schuster), 1930 am Moabiter Krankenhaus (Kurt Goldstein) und 1932 mit dem Neurologischen Institut (F. H. Lewy). Die Neurologische Abteilung am Augusta-Krankenhaus wurde von Clemens Ernst Benda (1898–1975) geleitet – er war auch einer der letzten Redakteure der moderneren medizinischen Zeitschrift „Medizinische Welt" – und emigrierte 1936 nach Boston/Mass. (USA); die in den 20er Jahren gegründete Neurologische Abteilung in Berlin-Lankwitz wurde von Kurt Löwenstein bis 1933 gelei-

48 Pross, Winau 1984, v. Cramon 1992

tet, er war auch bis 1933 Schriftführer der Berliner Gesellschaft für Psychiatrie und Neurologie, emigrierte nach Palästina und starb 1953 in Tel Aviv. Die Institute wurden aufgelöst, verlagert oder an Gefolgstreue der neuen Machthaber übertragen. Zum 01.04.1934 war das frühere Lewysche Neurologische Institut der Hansa-Klinik unter dem aus Heidelberg berufenen Paul Vogel (1900–1979) der I. Medizinischen Klinik angegliedert worden; 1939 verselbständigte man die Neurologische Klinik. Die gesamte Klinik ging infolge Kriegszerstörungen verloren. Durch die Maßnahmen „zur Wiederherstellung des Berufsbeamtentums" wurden in Deutschland ca. 40 % der Hochschullehrer, davon 1/3 allein in Berlin entlassen; aus einigen Krankenhäusern Berlins wurden 56 bis 67 % der Beschäftigten entlassen, hauptsächlich aus den Krankenhäusern Moabit, Friedrichshain und Lankwitz in abnehmender Reihenfolge.[49] Die Zwangsvereinigung der Gesellschaft Deutscher Nervenärzte mit dem Deutschen Psychiatrischen Verein (1935) unter der Ägide Bonhoeffers trug auch zum vorläufigen Scheitern der Emanzipation der klinischen Neurologie bei.

Die Berliner Gesellschaft für Psychiatrie und Neurologie hat aus verständlichen Traditionsgründen bis heute nie eine Trennung der beiden Fächer im Namen vollzogen.

Die selbständige, klinisch etablierte Neurologie setzte sich in Berlin erst sehr verzögert durch.

49 Hubenstorf, Walther 1994

Literatur

Bielka, H.: Die Medizinisch-biologischen Institute Berlin-Buch. Beiträge zur Geschichte. Berlin, Heidelberg, New York 1997.

Bonhoeffer, K.: M. Lewandowsky. Mschr. Psychiat. Neurol. 43 (1918) 270.

Cramon, D. Y. von: Kurt Goldstein: Der Verlust des Möglichen. Zschr. f. Neuropsychologie 3 (1992) 101–105.

Cramon, D. Y. von: Kurt Goldstein (1878–1965). In: H. Schliack, H. Hippius (Hrsg.): Nervenärzte. Stuttgart, 1998.

Goldstein, K.: Die transkortikalen Aphasien. Erg. d. Neurol. u. Psychiat. 2 (1917) 349–629.

Goldstein, K.: Das Wesen der amnestischen Aphasie. Schweiz. Arch. Neurol. Psychiat. (1924) 163–175.

Goldstein, K.: Die Lokalisation in der Großhirnrinde. Nach Erfahrungen am kranken Menschen. In: A. Bethe (Hrsg.): Handb. der

normalen u. pathologischen Physiologie. Bd. X. S. 600–842. Berlin 1927.

Goldstein, K.: Die Restitution bei Schädigungen der Hirnrinde. Dtsch. Z. Nervenheilk. 116 (1930) 2–26.

Goldstein, K.: Das psychophysische Problem in seiner Bedeutung für ärztl. Handeln. Therapie d. Gegenwart 72 (1931) 1–11.

Goldstein, K.: Der Aufbau des Organismus. Einführung in die Biologie unter besond. Berücksichtigung der Erfahrungen am kranken Menschen. Den Haag 1934.

Holdorff, B.: Die Lokalisationsdiskussion vor 60 Jahren (O. Foerster, K. Goldstein, V. v. Weizsaecker). Schriftenr. der Dt. Ges. f. Geschichte der Nervenheilkunde. Bd. 1 (1996) 139–142.

Holdorff, B.: Paul Schuster (1867–1940) und die spätere klinisch-morphologische Forschung vasculärer Thalamus-Läsionen. Schriftenr. Dt. Ges. für Geschichte der Nervenheilkunde. Bd. 2 (1997) 137–144.

Holdorff, B.: Hermann Oppenheim (1858–1919) und Max Lewandowsky (1876–1918) – Ein Vergleich. Schriftenr. Dt. Ges. für Geschichte der Nervenheilkunde Bd. 5 (1999) 37–50.

Hubenstorf, M., P. Th. Walther: Politische Bedingungen und allgemeine Veränderungen des Berliner Wissenschaftsbetriebes 1925–1950. In: W. Fischer, K. Hierholzer u. a. (Hrsg.): Exodus von Wissenschaften aus Berlin. S. 5–100. Berlin, New York 1994.

Isserlin, M.: Hugo Liepmann zum Gedächtnis. Z. ges. Neurol. Psychiat. (1925) 635–650.

Jacobsohn, L.: Max Rothmann. Mschr. Psychiat. Neurol. (1915) 252–256.

Jastrowitz, M., E. Leyden: Beiträge zur Lehre von der Localisation im Gehirn u. deren practische Verwerthung. Verh. Ver. inn. Med. Leipzig-Berlin 1888.

Kalischer, O.: Dem Andenken an Max Lewandowsky. Z. ges. Neurol. u. Psychiat. 51 (1919) 1–44.

Kreft, G.: „... weil man es in Deutschland einfach verschwiegen hat...“, Kurt Goldstein (1878–1965), Begründer d. Neuropsychologie in Frankfurt a. Main. Forschung Frankfurt 4 (1998) 78–90.

Kuhlenbeck, A.: Frederic H. Lewey (F. H. Lewy): Arch. f. Psychiat. u. Zschr. Neurol. 186 (1951) I–II.

Laier, M.: Der Neurologe Kurt Goldstein (1878–1965) und seine Beziehung zur Gestaltpsychologie u. Psychoanalyse. In: T. Plänkers u. a. (Hrsg.): Psychoanalyse in Frankfurt/Main. Tübingen 1996.

Lewandowsky, M.: Bericht über eine Sammelforschung über die Stellung der Neurologie an den staatl. und kommunalen Betrieben des In- u. Auslandes. Ref. Vers. d. Ges. Dt. Nervenärzte, Breslau 1913. Dtsch. Z. Nervenheilk. 50 (1913) 182–187.

Lewy, F. H.: Paralysis agitans. Pathol. Anatomie. In Lewandowskys Handb. der Neurologie. Bd. III, Spez. Neurol. II. S. 920–933. Berlin 1912.

Lewy, F. H.: Zur pathol. Anatomie der Paralysis agitans. Dtsch. Z. Nervenheilk. 50 (1913) 50–55.

Lewy, F. H.: Die Lehre vom Tonus und der Bewegung. Zugleich systematische Untersuchungen zur Klinik, Physiologie, Pathologie u. Pathogenese der Paralysis agitans. Berlin 1923.

Liepmann, H.: Apraxie. In: Brugsch, Th. (Hrsg.): Ergebn. ges. Med. Wien-Berlin 1920.

Luria, A. R.: Neuropsychology: its sources, principles and prospects. In: F. G. Worden, J. Swazey, G. Pand Adelman u. a. (Eds.): The neurosciences: paths of discoveries I. S. 335–361. Boston-Basel-Berlin 1992.

McDonald, Critchley: The ventricle of memory. S. 185–1991. New York 1990.

Peters, U. H.: Kurt Goldstein und die dynamische Psychiatrie. In: U. H. Peters (Hrsg.): Psychiatrie im Exil. Die Immigration der dynamischen Psychiatrie aus Deutschland 1933 bis 1939. S. 151–160. Düsseldorf 1992.

Pineas, H.: Meine aktive Verbundenheit mit dem jüdischen Sektor Berlins. In: H. A. Strauss, K. R. Grossmann (Hrsg.): Gegenwart im Rückblick. S. 299–301. Heidelberg 1970.

Pineas, H.: In: Monika Richardz (Hrsg.): Jüdisches Leben in Deutschland. Selbstzeugnisse zur Sozialgeschichte 1918–1945. S. 429–442. Stuttgart 1982.

Pross, Ch.: Das Krankenhaus Moabit 1920, 1933, 1945. Die jüdischen Ärzte am Krankenhaus Moabit. In: Ch. Pross, R. Winau (Hrsg.): „Nicht mißhandeln“, das Krankenhaus Moabit. S. 109 ff. Berlin 1984.

Richter, J.: Das Kaiser-Wilhelm-Institut für Hirnforschung und die Topographie der Großhirnhemisphären. Ein Beitrag zur Institutsgeschichte der Kaiser-Wilhelm-Gesellschaft u. zur Geschichte der architektonischen Hirnforschung. In: B. vom Brocke, H. Laitko (Hrsg.): Kaiser-Wilhelm- bzw. Max-Planck-Gesellschaft und ihre Institute. S. 349–408. Berlin, New York 1996.

Riese, W.: Kurt Goldsteins Stellung in der Geschichte d. Neurologie. Schweiz. Arch. Neurol. u. Psychiat. 62 (1948) 2–10.

Rothmann, M.: Die Hirnphysiologie im Dienste des Krieges. Berl. klin. Wschr. 52 (1915) 338.

Selbach, H.: Einhundert Jahre Sitzungsprotokolle der Berliner Ges. f. Psychiat. u. Neurologie. Dtsch. med. J. 19 (1968) 340–347.

Schuster, P.: Zwangsgreifen und Nachgreifen, zwei posthemiplegische Bewegungsstörungen. Z. Neurol. 83 (1923) 586–609.

Schuster, P.: Mit H. Pineas: Weitere Beobachtungen über Zwangsgreifen und Nachgreifen und deren Beziehungen zu ähnlichen Bewegungsstörungen. Dtsch. Z. Nervenheilk. 91 (1926) 16–56.

Schuster, P.: Beiträge zur Pathologie des Thalamus opticus. Arch. Psychiat. Nervenkr. 105 (1936) 358–432 und 550–622; 106 (1937) 13–53 und 201–233.

Stern, A.: In bewegter Zeit. Erinnerungen und Gedanken eines jüdischen Nervenarztes. Berlin-Jerusalem 1968.

Sweeney, P. J., M. F. Lloyd, R. B. Daroff: What's in a name? Dr. Lewey and the Lewybody. Neurology 49 (1997) 629–630.

Tretiakoff, C.: Contribution à l'étude de l'anatomie du locus niger, thèse de Paris (1919). Rev. Neurol. 37 (1921) 592.

Wolff, H.-P., A. Kalinich: Zur Geschichte d. Krankenanstalten in Berlin-Buch. Berlin 1996.

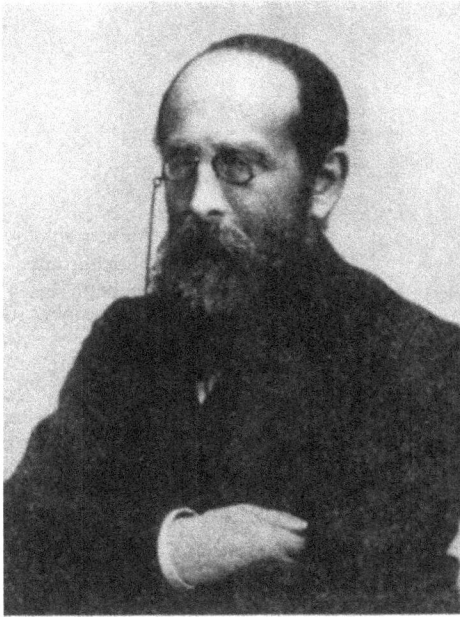

Abb. 46 Moritz Jastrowitz (1839–1912)

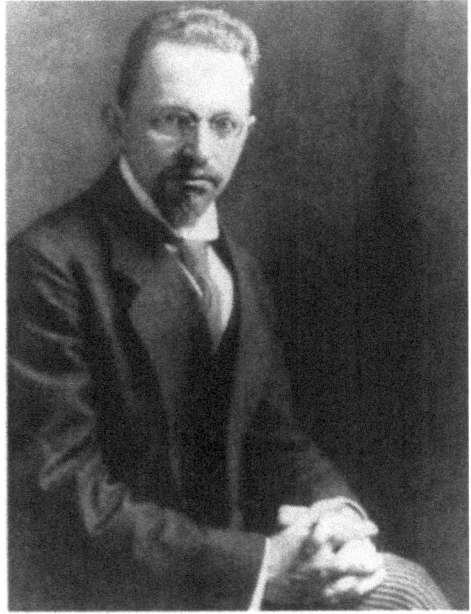

Abb. 47 Max Lewandowsky (1876-1918)

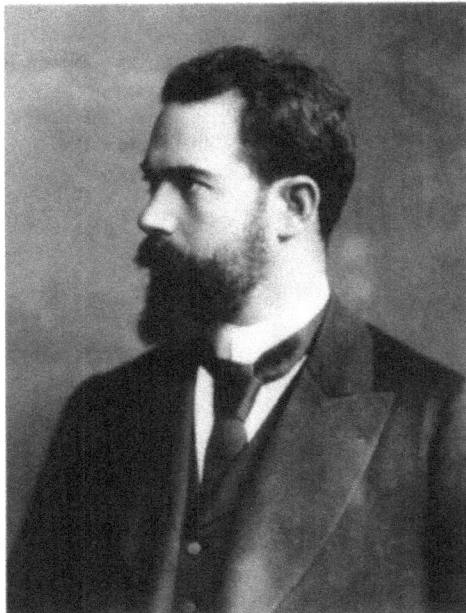

Abb. 48 Max Rothmann (1868–1915)

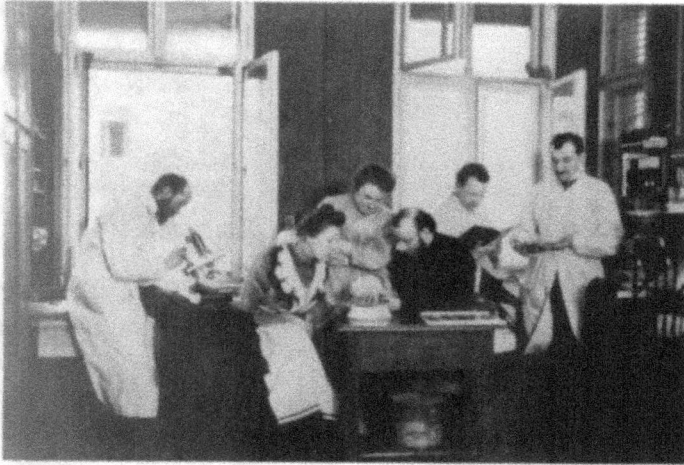

Abb. 49 Im neurobiologischen Laboratorium
der Vogts in der Magde-
burger Str., ca. 1902/
1903. Von links:
K. Brodmann, C. Vogt,
Luise Bosse, O. Vogt,
M. Lewandowsky,
Max Borcherdt

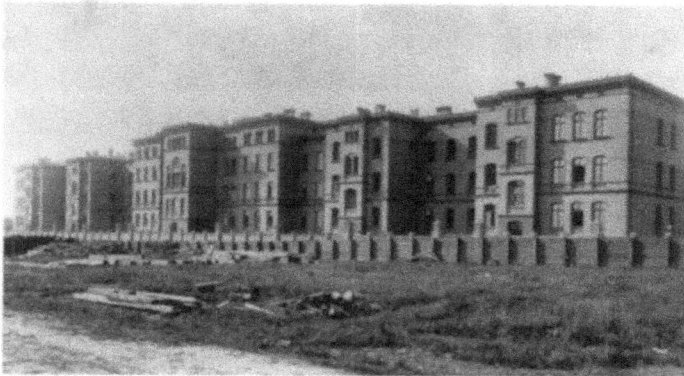

Abb. 50 Städtisches
Hospital und Siechen-
haus in der Prenzlauer
Allee um 1900, Nord-
seite etwa aus der
Perspektive der heutigen
Wilhelm-Förster-Stern-
warte

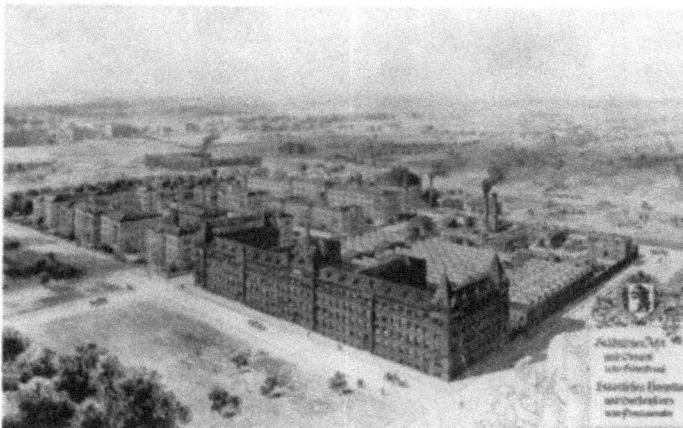

Abb. 51 Städtisches Asyl
und Obdach in der
Fröbelstr. (rechts) und
Städtisches Hospital und
Siechenhaus in der
Prenzlauer Allee (links),
dahinter Gasometer,
heute etwa Standort der
Förster-Sternwarte

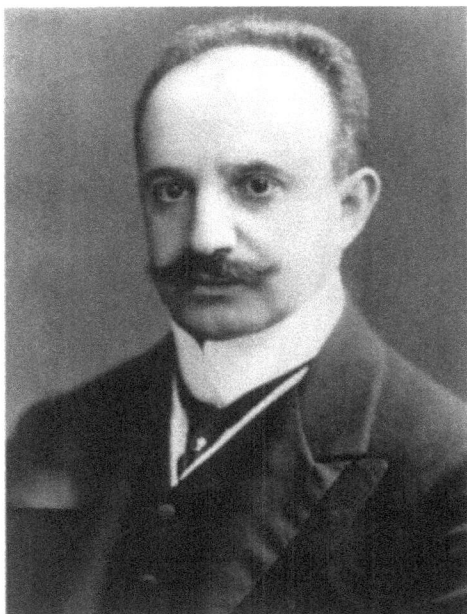

Abb. 52a Paul Schuster (1867–1940) um 1910

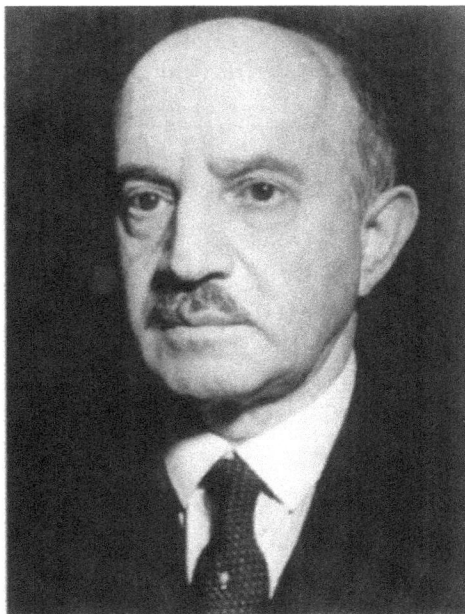

Abb. 52b Paul Schuster in den 30er Jahren

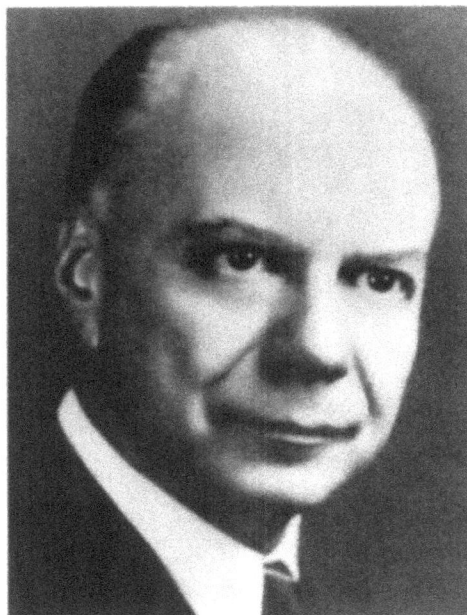

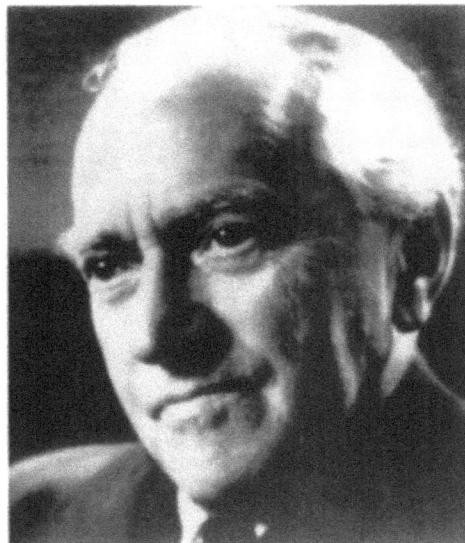

Abb. 54 K. Goldstein (1878–1965)

Abb. 53 Friedrich Heinrich Lewy (1885–1950)

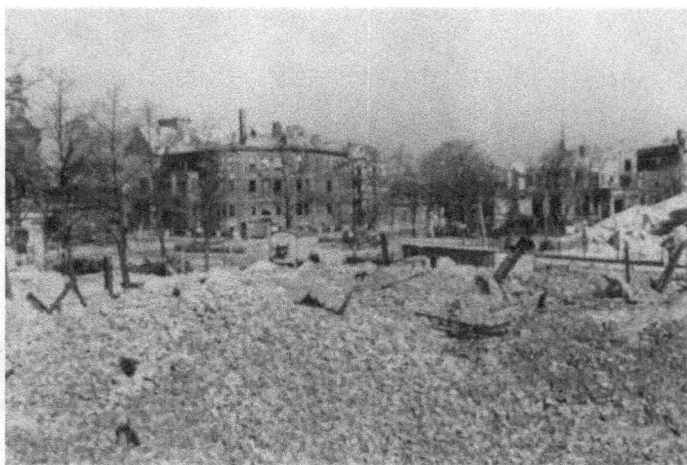

Abb. 55 a Ruine des
früheren Lewy'schen
Instituts Lessingstraße 46
mit Trümmern des
Hansaplatzes, 1949

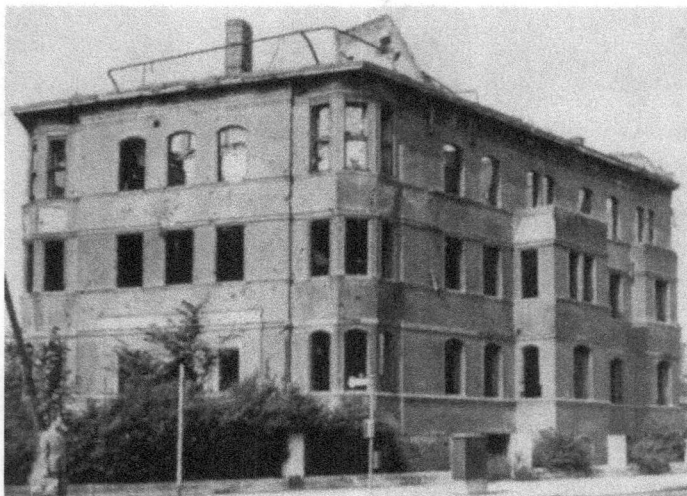

Abb. 55 b Früheres
Lewy'sches Institut
(Klinik und Forschungs-
anstalt, Lessingstraße 46
am Hansaplatz, 1951)

Bonhoeffer und seine Schüler –
Spannungsfeld zwischen Neurologie und Psychiatrie

Klaus-Jürgen Neumärker

Die Säulen zeitgenössischer universitärer
Neurologie und Psychiatrie in Deutschland

Karl-Ludwig Bonhoeffers Stellung im Spannungsfeld zwischen Neurologie und Psychiatrie ist gleichermaßen in die historische Entwicklung dieser Fächer in Deutschland und in ihr jeweiliges zeitgenössisches Umfeld eingebunden.[1] Letztlich besteht dieses Spannungsfeld noch in der Gegenwart. Vor dem Hintergrund weiterer Erkenntnisse und klinischer Gegebenheiten auf dem Gebiet der Neurologie und Psychiatrie wird sich zeigen, ob eine zentrifugal wirkende Differenzierung und/oder ganzheitliche Betrachtungsweisen dem Verständnis der Fächer und damit dem sogenannten Leib-Seele-Problem dienlich sind.

Die zeitgenössische deutsche, vor allem universitäre Psychiatrie und Neurologie, wurde durch die Wissenschaftler geprägt, die drei Säulen in diesem Bereich bildeten. Auf dem Gebiet der Neurologie war es Max Nonne (1861–1959), der als „der Vater der Hamburger Neurologenschule"[2] von 1896–1933, also 37 Jahre lang, tätig bzw. im Amt war. Doch erst 1919 wurde Nonne von der Medizinischen Fakultät in Hamburg zum Ordentlichen Professor für Neurologie ernannt. Nach Kreft[3] „personifizierte Nonne als erster das Junktim von eigenständigem Ordinariat für Neurologie plus eigenständiger neurologischer Universitätsklinik. Der erste Lehrstuhlinhaber für Neurologie in Deutschland ist er aber nicht gewesen." Nonnes erklärtes Ziel bestand darin, die Neurologie als selbständige Disziplin zu etablieren. Er hat hierzu die Aktivitäten von Wilhelm Erb (1840–1921) gebündelt und mit Nachdruck weiter betrieben. Was die wissenschaftliche Methodik und Konzeption betrifft, so stand die Neurologie und damit Nonne vornehmlich auf dem Boden der Nosographie. Die mit dem Namen Nonne verbundenen Erkenntnisse und Beschreibungen, z. B. auf dem Gebiet der Neurosyphilis, der Liquordiagnostik (Nonne-Froin-Syndrom; Nonne-Apelt-Schummsche Reaktion) oder der Nonne-Pierre-Marie-Krankheit, sind hierfür ebenso beispielhaft wie die Beiträge zur Festschrift anläßlich seines 70. Geburtstages,

---

1 Neumärker 1990
2 Kohl 1998
3 Kreft 1999, S. 1123

die 1931 in der Deutschen Zeitschrift für Nervenheilkunde[4] gedruckt wurden. Es ist Viktor von Weizsäcker (1886–1957) zu danken, daß er in einem feinsinnigen Beitrag für Nonne über den Funktionswandel bei stato-opto-sensiblen Syndromen darauf aufmerksam machte, daß „wir am Anfang einer neuen Nosographie" stehen, daß es darum geht, „den Krankheitstypus umfassender, biologischer und biographischer zu erfassen". Dennoch, so der Autor, der 1920 bei Nonne hospitiert hatte, „Kasuistik bleibt das Fundament der Klinik und der klinischen Pathologie, wie denn im Wandel der Erkenntnismethoden doch jede Epoche zu ihr zurückkehren muss."[5] Eine durchaus zeitlose Einschätzung und Beurteilung!

Die Psychiatrie wurde zeitgenössisch durch Emil Kraepelin (1856–1926) bestimmt. Von 1903–1922 wirkte er auf dem Münchener Lehrstuhl und war Gründer der Deutschen Forschungsanstalt für Psychiatrie. Seine wissenschaftsorganisatorische Zielstellung bestand darin, die Psychiatrie als autonome medizinische Wissenschaft zu entwickeln. Zur Grundlage seiner klinischen und wissenschaftlichen Herangehensweise hatte Kraepelin die differenzierte Beschreibung natürlicher Krankheitseinheiten und verlaufsorientierten Nosologie psychischer Erkrankungen des Menschen gemacht.[6] Die von ihm geschaffenen Abteilungen der Münchener Klinik mit 120 Betten, seine Mitarbeiter – u. a. Alois Alzheimer (1864–1915), Franz Nissl (1860–1919), Korbinian Brodmann (1868–1918), Robert Gaupp (1870–1953), Johannes Lange (1891–1938) – bildeten eine wohl nie wieder erreichte Akkumulation von fähigen, intelligenten, in ihrem Auftreten jedoch eher bescheidenen Wissenschaftlern, die die Kraepelinschen Auffassungen auf ihren speziellen Arbeitsgebieten untermauerten. Auch hier können entsprechende Inhalte in den Beiträgen der Festschrift zum 70. Geburtstag Kraepelins nachgelesen werden.[7]

Die dritte Säule war Karl-Ludwig Bonhoeffer (1868–1948), der mit den beiden Standbeinen Psychiatrie und Neurologie den Berliner Lehrstuhl an der Universität von 1912–1938 vertrat. Sein in all diesen Jahren gelebtes und praktiziertes Ziel galt der Wahrung der Einheit von Psychiatrie und Neurologie. Es ist aufschlußreich, wie der von seinem Schüler Heinrich Scheller (1901–1972) beschriebene Bonhoeffer, dem „alles Maßlose, Übertriebene, Undisziplinierte von Grund aus zuwider war", der sich durch „Beherrschtheit, Einhalten der Form, äußerste Disziplin"[8] auszeichnete, sich bei inhaltlichen und strukturellen Fragestellungen, die die Psychiatrie und Neurologie, aber auch seine Klinik in Berlin betrafen, konsequent und kompromißlos positionierte. Die Wurzeln eines solchen Verhaltens und eine entsprechende Hin-

---

4 Dtsch. Zschr. Nervenheilkunde 1931
5 Weizsäcker 1931, S. 716
6 Hoff 1994
7 Kraepelin 1926
8 Scheller 1960, S. 304

gabe liegen zweifellos in Bonhoeffers beruflichem Entwicklungs- und Werdegang und in der spezifischen historischen Dimension der Psychiatrischen- und Nerven-klinik an der Charité zu Berlin. Das klinische und wissenschaftliche Fundament legte Bonhoeffer bereits in seiner Assistentenzeit unter Carl Wernicke (1848–1905) in Breslau von 1893–1897 sowie als Nachfolger Wernickes in den Jahren 1904–1912 u. a. mit der Beschreibung der „Bindearm-Chorea"[9] auf neurologischem Gebiet so-wie mit der Erarbeitung und Beschreibung der „akuten exogenen Reaktionstypen",[10] d. h. der Lehre von den symptomatischen Psychosen[11] und der davon abgeleiteten nosologischen Unspezifität psychopathologischer Symptome bzw. Syndrome auf dem psychiatrischen Gebiet. Das „Katatonische", wie es Bonhoeffer nannte, wurde u. a. für das Unspezifische geradezu als prototypisch herausgestellt, so wie das „Kata-tonische" bzw. die Katatonie auch gegenwärtig das wohl interessanteste Störungs- bzw. Krankheitsbild bei Mensch und Tier darstellt.[12]

Karl Bonhoeffer in Berlin (1912–1938)

Wie den mit Akribie geführten Akten des Königlich Preußischen Ministeriums „der geistlichen, Unterrichts- und Medizinal-Angelegenheiten" zu entnehmen ist, war es im Vorfeld der Berufung Bonhoeffers zu unterschiedlichen Auffassungen bezüglich seiner Person gekommen.[13] Fest stand, daß in Berlin nur ein Vertreter Erfolg haben konnte, der in Psychiatrie und Neurologie gleichermaßen Kompetenz aufwies. Krae-pelin beschrieb die Berliner Situation im Zusammenhang mit der eigenen akademi-schen Laufbahn in seinen Lebenserinnerungen: „Alle psychiatrischen Lehrstühle in Preußen wurden damals von Berlin aus besetzt, wo die neurologische Richtung herr-schte, eine Berufung dorthin war demnach für mich, den reinen Psychiater mit psy-chologischen Neigungen unbedingt ausgeschlossen."[14] Es war aber auch Kraepelin, der, als es um die Nachfolge von Friedrich Jolly (1844–1904) an der Berliner Klinik ging, von Friedrich Althoff (1839–1908) aufgefordert, sich „gutachterlich über die Frage einer Abtrennung der Neurologie von der psychiatrischen Professur in Berlin" äußerte. Kraepelin brachte zum Ausdruck, daß er „aus voller Überzeugung jene Ab-trennung befürworte", da die „zureichende Vertretung beider Gebiete durch den gleichen klinischen Lehrer schon jetzt undurchführbar ist und regelmäßig zu einer Verkümmerung der psychiatrischen Forschung und Lehrtätigkeit führt". Kraepelins Gutachten kam aber, wie er schreibt, „viel zu spät nach Berlin. Die Entscheidung war

9 Bonhoeffer 1897
10 Bonhoeffer 1910
11 Neumärker 1989 b
12 Kindt 1980, Kuttner 1931, Northoff 1997, Neumärker 1995
13 Geheimes Staatsarchiv Merseburg, jetzt wieder Berlin
14 Kraepelin 1983, S. 132

bereits gefallen."[15] Theodor Ziehen (1862–1950) wurde der Lehrstuhl und damit
das Direktorat der Psychiatrischen- und Nervenklinik der Charité zugesprochen.
Von 1904–1912 übte er diese Funktion aus. Die Lehrstuhl- und Besetzungspolitik
wurde in Preußen offen und verdeckt – so die Aktenlage – von Althoff, Ministerial-
direktor und Regierungskommissar im o. g. Ministerium, betrieben. Althoff galt als
ein Verfechter der Etablierung von „Psychiatrischen- und Nervenkliniken". Ob dabei, wie Pantel[16] diskutiert, die Gründe auch ökonomische Faktoren gewesen sind,
da die Einrichtung eigener Kliniken und Ordinariate für die Neurologie teurer geworden wären, könnte, wenn man die gegenwärtige finanzielle Situation der Hoch-
schulen in Deutschland zum Vergleich im Auge hat, durchaus bejaht werden. Für
Berlin muß wohl die historische Entwicklung eindeutig höher bewertet werden. Es
war Wilhelm Griesinger (1817–1868), der von Zürich aus als Bedingung für seine
Berufung nach Berlin 1865 die Forderung nach institutioneller Vereinigung der bislang der inneren Medizin zugeordneten Abteilung für Nervenkrankheiten zur Abteilung für Gemütskrankheiten an einem Ort stellte. Eine auch für damalige Verhältnisse ungewöhnliche Forderung, die aber nach den von Griesinger vorgebrach-
ten Inhalten realisiert wurde. Damit waren für Berlin, für die Charité, die Weichen
einer einheitlichen Psychiatrischen- und Nervenklinik gestellt. Unter Carl Westphal
(1833–1890), dem die Klinikleitung zwischen 1869 und 1889 als Nachfolger von
Griesinger oblag, wurde auch die „Berliner medicinisch-psychologische Gesellschaft" nach Vorschlag Westphals am 09.12.1878 auf ihrer 96. Sitzung 1879 in „Berliner Gesellschaft für Psychiatrie und Nervenkrankheiten" umbenannt.[17] Damit waren Namensgebung und Inhalte für die Klinik und für die Gesellschaft auf Jahrzehnte festgelegt. Erst 1933 erfolgte eine erneute Namenskorrektur der Gesellschaft
in „Berliner Gesellschaft für Psychiatrie und Neurologie". Wie die Spannungen von
Neurologie und Psychiatrie sowohl inhaltlich als auch personell nach der Emeritierung Bonhoeffers 1938 durch dessen Nachfolger Maximinian de Crinis (1889–
1945) ausgetragen wurden, wird durch das Studium von Archivmaterialien deutlich.
Am 04.08.1939 schrieb de Crinis an Prof. Dr. Bach vom Reichserziehungsministe-
rium: „[...] möchte ich bitten, meine Klinik nicht mehr als Psychiatrische- und Nervenklinik der Charité zu führen, sondern als Universitäts-Nervenklinik der Charité,
Direktor Prof. Dr. Max de Crinis". Das Ministerium erklärte sich am 6.9.1939 damit einverstanden.[18] Als Karl Bonhoeffer seinen Dienst am 01.04.1912 an der königlichen Charité der Friedrich-Wilhelms-Universität zu Berlin antrat, fand er
Struktur und Bettenzahl der Psychiatrischen- und Nervenklinik vorgegeben. Der
1905 fertiggestellte Neubau hatte 1.418.300,– RM zuzüglich 18.000,– RM für „Apparate pp." gekostet. Festgesetzt waren „150 unterzubringende Geisteskranke [...]

---

15 Kraepelin 1983, S.133
16 Pantel 1993, S.144
17 Schulze, Donalies 1968
18 Geheimes Staatsarchiv Potsdam

und [...] 56 Nervenkranke."[19] Im Jahr 1912 wurden 3.000 Patienten stationär und 7.000 Patienten in der dazugehörigen Poliklinik untersucht bzw. behandelt. In der Psychiatrischen- und Nervenklinik Halle waren vergleichsweise 100 Betten für Geistes- und 40 für Nervenkranke bestimmt, Kiel verfügte über insgesamt 125 Betten, Breslau über 110, Greifswald über 75. Stellen für das akademische Personal gab es nur wenige, weshalb Bonhoeffer einen permanenten Schriftwechsel mit der Charité-Direktion führte, um für ihn wichtige Mitarbeiter zu binden und eine Erweiterung des Stellenplanes zu erreichen. Franz Kramer (1878–1967) war der erste, den Bonhoeffer aus Breslau nach Berlin nachholte und der sich 1912 in Berlin umgehend bei Bonhoeffer mit einer Arbeit über „Psychologische Untersuchungsmethoden bei kindlichen Defektzuständen" habilitierte. Kramer, der 1902 in Breslau bei Wernicke promoviert hatte, kann als Prototyp für eine umfassende neurologisch-psychiatrische Denk- und Sichtweise in der Berliner Bonhoeffer-Ära angesehen werden. An seiner Person, der Bonhoeffer im Amt des Direktors vertrat und Leiter der Poliklinik für Nervenkranke an der Klinik war, wird sogleich auch das Schicksalhafte der von Kurt Kolle (1898–1975) beschriebenen Zweiten Berliner Schule unter Bonhoeffer ablesbar. Kramer war wie viele Mitarbeiter Bonhoeffers nicht nur ein exzellenter Kliniker und Wissenschaftler, er war auch Jude. Mit dem ab 1933 durch die Nazis betriebenen Exodus jüdischer Wissenschaftler wurde dieser Ära unwiderruflich ein Ende gesetzt.[20] Der Bogen publizistischer Aktivitäten Kramers spannte sich von der Bedeutung des Milieus und Anlage beim schwererziehbaren Kind[21] über die inzwischen als klassisch geltende neuropsychiatrische Arbeit zur hyperkinetischen Erkrankung im Kindesalter („Kramer-Pollnow-Syndrom")[22] bis hin zu den als zeitlos anzusehenden neurologischen Beiträgen im Handbuch der Neurologie.[23] In seinem eigenen mit Hans Curschmann (1875–1950) 1909[24] herausgegebenen Lehrbuch der Nervenkrankheiten, das 1925 in 2. Auflage erschien und 1932 eine spanische Übersetzung erfuhr, zeigte sich Kramer sowohl als profunder Kenner der peripheren Neurologie, einschließlich der Elektrophysiologie, und zusammen mit Hugo Liepmann (1863–1925) als überragender Meister der Lokalisationslehre und lokalisatorischen Symptomatologie des Gehirns.

Bonhoeffer und die Zweite Berliner Schule: Personen und Inhalte

Der Titel „Bonhoeffer und die Zweite Berliner Schule" ist bewußt gewählt, denn Bonhoeffer selbst hat sich wohl nie als Haupt einer Schule verstanden oder dahin-

19 Cramer 1910, S. 189
20 Neumärker 1989 a
21 Kramer 1923, Kramer 1924
22 Kramer, Pollnow 1932
23 Kramer 1936, Kramer 1937
24 Curschmann, Kramer 1909

gehend gewirkt. Daß von der Zweiten Berliner Schule unter Bonhoeffer gesprochen wird, geht auf Kolle zurück, der sich mit der Herausgabe des dreibändigen Werkes „Große Nervenärzte"[25] besondere Verdienste erworben hat. Als Vertreter der Ersten Berliner Schule unter Carl Westphal werden bei Kolle genannt: O. Binswanger 1852–1929, Jena; Fürstner 1848–1907, Straßburg; Hitzig 1838–1907, Halle; Moeli 1848–1919, Berlin; Oppenheim 1858–1919, Berlin; Siemerling 1857–1931, Kiel; E. Sioli 1852–1922, Frankfurt; Wernicke 1848–1905, Breslau, und A. Westphal 1803–1941, Bonn. In einer Zusammenfassung zur „Genealogie der Nervenärzte des deutschen Sprachgebietes" wurden von Kolle unter dem Motto „Geschichtliche Besinnung zu wecken, ist der Sinn dieser Arbeit" separat 1964 verschiedene Schulbildungen tabellarisch erarbeitet.[26] Für die Zweite Berliner Schule waren dies: Albrecht, Betzendahl, Forster, Jossmann, Kalinowsky, Kallmann, Kramer, Krayenbühl, Müller-Hegemann, Ostertag, Panse, Pohlisch, Roggenbau, Rüsken, Scheller, Schröder, Schulte, Seelert, Stertz, Straus, Suckow, Thiele und Zutt. Die Namensreihung entspricht etwa jener, die Bonhoeffer in seinen Lebenserinnerungen[27] aufgeführt hat. In Tabelle 1 sind die Lebensdaten (bis auf Seelerts Todesdatum, das trotz intensiver Nachforschungen bislang nicht in Erfahrung gebracht werden konnte) komplettiert und die Vertreter erweiternd dargestellt.

Bonhoeffers souveräne klinisch-fachliche und wissenschaftliche Einstellung zur Psychiatrie und Neurologie einschließlich der Grenzgebiete wurde trotz Kritik einiger Fachgenossen in Einzelfragen allseits akzeptiert und respektiert. Immerhin war er vor seiner Berliner Zeit als Schüler von Wernicke 1903 kurzzeitig Ordinarius in Königsberg und 1904 in Heidelberg gewesen. Der Berliner Lehrstuhl galt mit der Klinik an der Charité als die führende Institution in Preußen und hatte für das gesamte Deutsche Reich richtungsweisenden Charakter. Diese Tatsache und die Person, mehr aber noch Bonhoeffers Offenheit und Förderung der Mitarbeiter seiner Klinik, die mit ihrer Kreativität und ihren unterschiedlichsten wissenschaftlichen Aktivitäten nahezu das gesamte Spektrum der Psychiatrie und Neurologie abdeckten, führten sehr rasch zu derjenigen Ausstrahlungskraft, der als Epiphänomen die Bezeichnung Zweite Berliner Schule zu Recht zugesprochen werden kann. Schule bedeutet ja auch, daß die Schüler durch Forschung und Lehre Psychiatrie und Neurologie weiterentwickeln und weiterführen. Dies geschah vielseitig, ohne dirigistisches Eingreifen durch Bonhoeffer. Es entsprach durchaus der Wesensart Bonhoeffers, dass er auch Andersdenkende gewähren ließ, nicht jedoch, ohne entsprechende Anforderungen. Hier galt es, seine eigene Einstellung und Haltung zu respektieren: Theoretisieren und Spekulieren waren ihm fremd. Der Boden einer anschaulich pragma-

25 Kolle 1956
26 Kolle 1964, S. 513
27 Bonhoeffer 1969, S. 81

Tabelle 1 Verzeichnis der zwischen 1912 und 1938 unter Bonhoeffer an der Psychiatrischen und Nervenklinik der Charité tätigen Mitarbeiter sowie deren spätere Wirkungsstätten

Die Zweite Berliner Schule

Kurt Albrecht (Prag) 1894–1940	Kurt Pohlisch (Bonn) 1893–1955
Walter Betzendahl (Kiel) 1896–1980	Fred Quadfasel (Boston) 1902–1970
Hans-Gerhard Creutzfeldt (Kiel) 1885–1964	Heinrich Christel Roggenbau (Wiesbaden) 1896–1970
Gustav Donalies (Eberswalde) 1894–1961	Heinrich Scheller (Würzburg) 1901–1972
Gottfried Ewald (Göttingen) 1888–1963	Paul Schröder (Leipzig) 1873–1941
Edmund Forster (Greifswald) 1878–1933	Heinrich Schulte (Bremen) 1898–1983
Paul Jossmann (Boston) 1891–1978	Hans Schwarz (Greifswald) 1898–1977
Adolf Heidenhain (Tübingen) 1893–1937	Herta Seidemann (New York) 1900–1984
Lothar Bruno Kalinowsky (New York) 1899–1992	Hans Seelert (Berlin) 1882–?
Franz Joseph Kallmann (New York) 1897–1965	Erich Sternberg (Moskau) 1902–1980
Franz Kramer (Bilthoven/Holland) 1878–1967	Georg Stertz (Kiel) 1878–1959
Hugo Krayenbühl (Zürich) 1902–1985	Erwin Straus (Lexington/USA) 1891–1975
Arthur Kronfeld (Moskau) 1886–1941	Johannes Suckow (Dresden) 1896–1994
Dietfried Müller-Hegemann (Leipzig) 1910–1989	Rudolf Thiele (Berlin) 1868–1960
Berthold Ostertag (Tübingen) 1895–1975	Jürg Zutt (Frankfurt a. M.) 1893–1980
Friedrich Panse (Düsseldorf) 1899–1973	

tisch-systematischen Denk- und Handlungsweise in Sachen Psychiatrie und Neurologie sollte nicht verlassen werden. Bonhoeffer wußte um die schwierige Stellung der Psychopathologie im speziellen und der Psychiatrie im allgemeinen in Theorie und Praxis. Es war dies wohl auch einer der Gründe dafür, daß von ihm so viel Wert auf die Inhalte der Neurologie und auf die Einheit beider Fächer gelegt wurde. Anhand der eigenen Publikationen, die in der Berliner Zeit 67 Arbeiten umfaßten,[28] darunter exemplarische Schriften über Apraxie, Agrammatismus, Rechts-Links-Desorientierung, dem Sehhügel und der Regio Subthalamica[29] oder der Monographie über die akuten und chronischen choreatischen Erkrankungen und die Myoklonien,[30] aber auch strittige Arbeiten über die „Unfruchtbarmachung der geistig Minderwertigen"[31] oder die Herausgabe zweier Vortragsbände über erbbiologische Kurse 1934 und 1936,[32] wird dies ebenso deutlich wie an den Publikationen seiner Mitarbeiter. Hier zeigt sich das Spannungsfeld von seiner publizistisch-fachlichen Seite. Es wird darüber hinaus sichtbar, wenn man sich die Habilitationen und Buchbeiträge der einzelnen Autoren vor Augen hält[33]. Für die Bonhoeffersche Klinik galt und gilt, daß das von dem einzelnen Geschaffene weit über das Ganze hinausreicht. Die Ausgeglichenheit neurologisch-psychiatrischer Themen der unter Bonhoeffer in den Jahren seines Direktorats publizierten Arbeiten (Tab. 2) unterstreicht diesen Sachverhalt. Ausgewertet wurden die Allgemeine Zeitschrift für Psychiatrie, Archiv für Psychiatrie und Nervenkrankheiten, Berliner Klinische Wochenschrift, Deutsche Zeitschrift für Nervenheilkunde, Klinische Wochenschrift, Monatsschrift für Psychiatrie und Neurologie, Neurologisches Zentralblatt, Zeitschrift für die gesamte Neurologie und Psychiatrie.[34] Der bereits angeführte Kramer ist hier ein ebenso markantes wie bemerkenswertes Beispiel. Ein weiteres Beispiel, Hans-Gerhard Creutzfeldt (1885–1964), fügt sich nahtlos an. Nach dessen Eintritt in die Bonhoeffersche Klinik am 01. 10. 1924 übertrug dieser ihm die Leitung des „anatomischen Laboratoriums" (genannt „Labor I", wurde als neuropathologisches Labor ausgewiesen).

Creutzfeldt war bereits 1920 durch seine heute als epochal zu bezeichnende Publikation über eine herdförmige Erkrankung des Zentralnervensystems[35] aufgefallen, hatte sich im gleichen Jahr bei Siemerling in Kiel habilitiert und wurde 1920 in Berlin zum Professor ernannt. Er war mit Kramer der dienstälteste Oberarzt und Stell-

---

28 Scheller 1968
29 Bonhoeffer 1914, Bonhoeffer 1923, Bonhoeffer 1928
30 Bonhoeffer 1936
31 Bonhoeffer 1924
32 Bonhoeffer 1934, Bonhoeffer 1936
33 Quadfasel 1931, Roggenbau 1935, Zutt 1929
34 Heintze, Kulpa 1989
35 Creutzfeldt schrieb in der Zeitschrift für die gesamte Neurologie und Psychiatrie Bd. 57, S. 1–18 „Über eine eigenartige herdförmige Erkrankung des Zentralnervensystems". Der Neuro-Pathologe und Psychiater Alfons Maria Jakob (1884–1931), Assistent bei Kraepelin und Alzheimer, publizierte in eben dieser Zeitschrift 1921, Bd. 64, S. 147–228 „Über eigenartige Erkrankungen des Zentralnervensystems mit bemerkenswertem anatomischen Befunde (Spastische Pseudosklerose – Encephalomyelopathie mit disseminierten Degenerationsherden). Bei der heute als „Creutzfeldt-Jakob-Krankheit" (CJK) bezeichneten Erkrankung handelt es sich um eine beim Menschen vorkommende, tödlich verlaufende Prionopathie mit möglicher Übertragung auf den Menschen, u. a. durch die Rinderseuche BSE (Bovine Spongiform Encephalopathy; „Rinderwahnsinn").

Tabelle 2 Themenverteilung der Publikationen in den Amtsperioden der Direktoren der Psychiatrischen- und Nervenklinik der Charité

Name und Amtsperiode	Neurologische Themen	Psychiatrische Themen	Sonstige Themen
W. Griesinger 1865–1868	7	6	10
C. Westphal 1868–1889	120	40	25
F. Jolly 1890–1904	109	58	33
T. Ziethen 1904–1912	79	81	20
K. Bonhoeffer 1912–1938	100	112	33

vertreter von Bonhoeffer. Am 31. 03. 1938 verließ Creutzfeldt Berlin und wurde Direktor der Psychiatrischen- und Nervenklinik in Kiel. Für Creutzfeldt war in den Jahren der Zusammenarbeit die Persönlichkeit Bonhoeffers ein „verehrtes Vorbild unbestechlichen ärztlichen Gewissens geworden".[36] Die Psychiatrie selbst hielt Creutzfeldt für einen, wie er sich ausdrückte, gefährlichen Beruf, weil sie leicht zu Überheblichkeit führen kann oder zum Skeptizismus. Creutzfeldts Motto „Wissen macht überheblich, Bildung bescheiden", ist Ausdruck einer auch durch Bonhoeffer geprägten Einstellung. Wie Creutzfeldt die Situation, die Beziehung, aber auch das Spannungsfeld zwischen Psychiatrie und Neurologie, als dessen entscheidendes Bindeglied er die Neuropathologie betrachtete, sah und erlebte, wird in einem Beitrag seines Sohnes Otto Detlef Creutzfeldt (1927–1992), selbst Neurobiologe, deutlich. Er beschreibt hier das Wirken seines Vaters für eine biologisch begründete Neurologie und Psychiatrie.[37] Die von Bonhoeffer eingeräumte und praktizierte Freizügigkeit im wissenschaftlichen Denken und Handeln läßt sich an den Habilitationen derer ablesen, die in der Zeit seines Direktorates diesen akademischen Grad erreichten. Das Spektrum war breit gefächert. Kramers Arbeit über psychologische Untersuchungsmethoden bei kindlichen Defektzuständen wurde erwähnt. Rudolf Thiele (1888–1960), von 1920–1933 Assistent bei Bonhoeffer, selbst Direktor der Klinik an der Charité von 1949–1957, habilitierte sich mit einer Arbeit über die psychischen Residuärzustände nach Enzephalitis epidemica bei Kindern und Jugendlichen.[38] Das Interesse auch an entwicklungspsychopathologischen Fragestellungen

36 Laux 1965, S. 554
37 Creutzfeldt 1989
38 Thiele 1926

war groß, zumal auf Bonhoeffers Initiative hin am 16. 03. 1921 eine „Kinder-Kran-
ken- und Beobachtungsstation" in der Klinik eingerichtet wurde, deren Leitung
Bonhoeffer ebenfalls Kramer übertrug.[39]

Die zumeist in der von Bonhoeffer herausgegebenen und bei S. Karger verlegten Monatsschrift für Psychiatrie und Neurologie publizierten Arbeiten und Habilitationsschriften anderer, wie Pohlisch (1928), Roggenbau (1935) oder Betzendahl (1936),
weisen eine breite neuropsychiatrische Ausrichtung auf. Eine starke Betonung psy-
chologischer, psychopathologischer und psychiatrischer Inhalte findet sich in den
Arbeiten von Kronfeld (1927), Straus (1927), Zutt (1929), Schulte (1933) und auch
bei Scheller (1938). Die Vielfalt und Breite sowie die Gründlichkeit der behandelten Themen ist für den Leser heute noch beeindruckend und belehrend. Es entsprach
dem Geist der Klinik, vom Patienten ausgehend, zunächst zu denken, dann zu forschen und zuletzt zu schreiben. Kronfelds 1920 verfaßtes Buch über das Wesen der
psychiatrischen Erkenntnis[40] steht hierfür ebenso wie dessen Habilitationsschrift
über die Psychologie in der Psychiatrie von 1927.[41] Es spricht für Bonhoeffers Einstellung, daß er diese Arbeit, diesen Arzt und Wissenschaftler akzeptierte, der bereits
1924 ein Buch zur Psychotherapie verfaßt hatte,[42] einer Therapieform, der Bonhoeffer bekanntlich mit Skepsis gegenüberstand. Für die 1931 beantragte außerplan-
mäßige, außerordentliche Professur schrieb Bonhoeffer ein bemerkenswertes Gutachten: „Herr Dr. Kronfeld ist seit etwa 3 Jahren Privatdocent. Er ist 4 ½ Jahre im
Frontdienst gewesen. Die Approbation erfolgte im Jahre 1910. Eine Ernennung zum
Professor rechtfertigt sich dadurch, daß seine Habilitation nicht nur durch die ver-
lorenen Kriegsjahre, sondern auch durch andere äußere Verhältnisse persönlicher Art
sehr spät erfolgt ist. Herr Dr. Kronfeld ist eine wissenschaftlich produktive, dialek-
tisch gewandte Persönlichkeit. Er hat psychiatrisch auf dem Gebiete der Katatonie
und auf dem der psychopathischen Persönlichkeiten, speciell der Sexualpsychopa-
thologie klinisch bemerkenswerte Arbeiten geliefert. Umfängliche Bücher von ihm
beschäftigen sich mit dem Versuch einer psychologisch – philosophischen Funda-
mentierung der Psychopathologie und mit methodologischen Fragen. Er besitzt ein
umfangreiches Wissen, eine umfassende Kenntnis des psychologischen Grenzgebie-
tes und eine ausgesprochene Befähigung der Darstellung. Dr. Kronfeld hat seit seiner Habilitation wissenschaftlich weitergearbeitet und vor allem auch auf dem Gebiete der Psychotherapie sich neuerdings literarisch erfolgreich betätigt."[43]

39 Neumärker 1982
40 Kronfeld 1920
41 Kronfeld 1927
42 Kronfeld 1924–25
43 Bonhoeffer nicht datiert

Der weitere Lebensweg des Wissenschaftlers und Juden Arthur Kronfeld ist bekannt und wurde ausführlich von Kittel,[44] Schröder[45] sowie Kretschmer[46] beschrieben, er endete am 16. 10. 1941 durch Suizid in Moskau.

Das Beispiel Erwin Straus zeigt ebenfalls paradigmatische Züge. Straus erlernte sein psychiatrisch-neurologisches Handwerk bei Bonhoeffer, der ihn bereits seit dem Staatsexamen 1916 kannte, der bei ihm über die Konstitution der Morphinisten promovierte, in dessen Klinik er seit 1919 tätig war. Neurologie wurde Erwin Straus aber auch von Richard Cassirer (1868–1925) vermittelt. Cassirer, zunächst Assistent bei Wernicke in Breslau und Karl Ludwig Kahlbaum (1828–1899) in Görlitz, war seit 1895 Mitarbeiter bei Hermann Oppenheim (1858–1919) in Berlin, bis er nach dessen Tode selbst die Neurologische Poliklinik übernahm. Vor dem Hintergrund solch biographisch-wissenschaftlicher Vernetzungen und Entwicklung verwundert es nicht, wenn Straus, der 1938 wegen seiner jüdischen Herkunft Deutschland in Richtung USA verlassen mußte, in seinem Werk vom „Sinn der Sinne" 1935[47] zum Ausdruck bringt, dass die physikalische Analyse des Körpers die Möglichkeit, nicht aber die Wirklichkeit menschlichen Erlebens und Handelns begreifen läßt.

Es erweist sich, daß die Kenntnis und Kompetenz der Mitarbeiter Bonhoeffers umfassend und differenziert zugleich war, daß sie dem Spannungsfeld zwischen Neurologie und Psychiatrie durchaus unterschiedliche Richtungen zu geben vermochten, daß ihre individuellen und wissenschaftlichen Schicksale den Zeitströmen unterlagen, daß sie dem politischen, ab 1933 herrschenden Nationalsozialismus und dessen Machtstrukturen ausgesetzt waren, als jüdische Mitarbeiter ihre Stellung durch das „Gesetz zur Wiederherstellung des Berufsbeamtentums" vom 07. 04. 1933 verloren und zumeist emigrierten. Die politischen Verhältnisse ab 1933 und der Exodus stellten auch für das Spannungsfeld von Neurologie und Psychiatrie eine unwiderrufliche Zäsur dar. Es war der Beginn der Tragödie. Dennoch schreibt Zutt im Nachruf auf Scheller 1973: „Ich glaube, alle, die aus jener Charité-Nervenklinik hervorgegangen waren, sind im späteren Leben geblieben, was sie in den ersten Jahrzehnten geworden waren. Wir waren interessiert für die Weite des psychiatrisch-neurologischen Fachgebietes und für alles was Forschung und Therapie dienlich sein konnte."[48]

---

44 Kittel 1987
45 Schröder 1986
46 Kretschmar 1987
47 Straus 1935
48 Zutt 1973, S. 386

**Das Spannungsfeld auf dem Gebiet des Unterrichts,
der Lehre in Psychiatrie und Neurologie**

In seinen Lebenserinnerungen vermerkte Bonhoeffer, daß er sich in Berlin bezüglich
der Lehrtätigkeit umzustellen hatte, da es „Berliner Tradition war, daß das Gesamtgebiet der Psychiatrie und Neurologie in einem Semester behandelt werden mußte."[49] Welchen Stellenwert er dem Unterricht in Psychiatrie zuordnete wird auch
daran erkenntlich, daß er seine Antrittsvorlesung 1912 diesem Thema widmete.[50]
Bonhoeffer stellte die Bedeutung der psychiatrischen Untersuchungsmethodik in
den Mittelpunkt seiner Betrachtung, da der Student oder Arzt in der Psychiatrie
überwiegend subjektive Symptome vorfindet. Die genannten befinden sich hier in
einem Gegensatz zu anderen klinischen Fächern, bei denen „objektiv greifbare und
sichtbare Befunde" vorliegen. Die Wertigkeit der Befunderhebung und die Probleme
der Einordnung in ein kausales System bei Berücksichtigung der Gesamtpersönlich-
keit, des Lebensweges des einzelnen und dessen individuelle Reaktionsweisen zogen
sich wie ein roter Faden auch durch die nachfolgenden Publikationen Bonhoeffers.
Vordergründig stand in diesem Zusammenhang eine kompromißlose Auseinandersetzung u. a. mit Wilhelm Erb (1840–1921), der für eine völlige Selbständigkeit der
Neurologie eintrat und wie Nonne schrieb „nach seiner ganzen Veranlagung kein
Freund der Psychiatrie" war.[51] Forderungen nach selbständigen neurologischen
Lehrstühlen wurden laut. Es wird von „temperamentvollen Angriffen" gesprochen,
die es nach Bonhoeffer „geboten erscheinen, wieder einmal die sachliche Seite der
psychiatrischen Ansprüche zu prüfen".[52] Die wiederum bestanden für ihn darin, daß
die psychiatrische Klinik den Studierenden „das Auge schärfen soll für die mannigfache Durchdringung der dem allgemeinen Arzte und dem Nervenarzte zufließende
Klientel mit psychopathologischen Faktoren. Ohne einen Überblick über die Pathologie des gesamten Zentralnervensystems kann das nicht vermittelt werden". Bonhoeffer weiter: „In dieser Richtung hat die Psychiatrische und Nervenklinik zu wirken" und „Ich kann also für die Fortentwicklung der neurologischen und der psychiatrischen Wissenschaft keinerlei Nachteile, sondern nur Vorzüge in der Vereinigung von Psychiatrie und Neurologie in der Klinik erblicken." Solche markanten
Zeilen wurden von Bonhoeffer selbstverständlich in der von ihm herausgegebenen
Monatsschrift für Psychiatrie und Neurologie gedruckt. Bonhoeffer ließ aber in seiner „Hauszeitschrift" im gleichen Jahrgang eine zwar diplomatisch abgefaßte, in der
Sache allerdings konsequent gegen ihn gerichtete Auffassung durch den Niederlän-
der Muskens abdrucken. In dem Artikel wird u. a. die Frage aufgeworfen, „ob es in

---

49 Bonhoeffer 1969, S. 85
50 Bonhoeffer 1912, S. 926; siehe zum Vergleich den Inhalt der Antrittsvorlesung seines Nachfolgers
   de Crinis am 08.11.1938: „Die deutsche Psychiatrie", de Crinis 1939
51 Nonne 1970, S. 77
52 Bonhoeffer 1915, S. 95, 102, 104, Bonhoeffer 1920, Bonhoeffer 1932

der Jetztzeit (1915, Anm. d. Verf.) denn noch möglich ist, daß ein Mensch imstande ist, dermaßen die Psychiatrie und Neurologie zu beherrschen, daß Kranke und ihre Hausärzte auf beiden Gebieten in vollem Vertrauen ihm die folgenschweren Entscheidungen überlassen können." Muskens setzt sich nicht nur für die Selbständigkeit der Neurologie ein, sondern argumentiert in diese Richtung ebenso auch für die „Neuro-Chirurgie".[53] Bonhoeffer legte unbeirrt mit Blick auf das Medizinstudium, auf die Besetzung der Lehrstühle und die Entwicklung des Gesamtgebietes seine Auffassung in Publikationen zwischen 1920 bis 1932 dar.

Schlägt man einen Bogen zur gegenwärtig geführten Diskussion über die Stellung der Neurologie wie sie z. B. von Brandt verstanden wird,[54] ist offensichtlich, daß das Spannungsfeld zwar mit anderen Akzenten, aber dennoch unverändert existent ist.

Haben die Geschichte der Psychiatrie und Neurologie und das Spannungsfeld heute noch Bedeutung?

Die Antwort lautet – ja, bezogen sowohl auf die individuellen Schicksale, mehr aber noch auf die Entwicklungen der Fächer Psychiatrie und Neurologie, der Reflexionen ihrer Identität einschließlich der immensen Kräfte, die das Spannungsfeld ausmachen. Sie reichen bis in die Gegenwart hinein.

Bonhoeffer war und bleibt bis heute in einzelnen seiner Handlungsweisen nicht unumstritten. Das bezieht sich auf das von Bonhoeffer mit Zutt verfaßte Gutachten „Über den Geisteszustand des Reichstagsbrandstifters Marinus van der Lubbe"[55] (s. hierzu die umfassende Beurteilung durch Gerrens[56]) ebenso wie auf seine Stellung zur Sterilisationsgesetzgebung 1924[57] und seine Einstellung zu diesem umstrittenen Thema 1949.[58] Die Wurzeln hierfür mögen im damaligen Wissenschaftsverständnis liegen.[59] Andere Beispiele und Namen könnten aus der Neurologie, Psychiatrie oder der Hirnforschung angeführt werden, einige wie Pohlisch oder Ostertag entstammen „seiner Schule". Die moralische Entrüstung soll in diesem Zusammenhang nicht geschmälert werden. Moral bedeutet aber auch, wenn sich Bonhoeffer in vielfältiger Weise vor allem für die jüdischen Mitarbeiter seiner Klinik einsetzte und das nicht erst nach 1933. Seine Aktivitäten für die Professur von Liepmann, der nicht zu seinem Mitarbeiterkreis gehörte, zählen hier ebenso wie sein Einsatz für den ärztlichen Direktor des psychiatrischen Krankenhauses Berlin-Buch, Karl Birnbaum (1878–

53 Muskens 1915, S. 374
54 Brandt 1999
55 Bonhoeffer, Zutt 1934
56 Gerrens 1991
57 Bonhoeffer 1924
58 Bonhoeffer 1949
59 Seidel, Neumärker 1989, S. 279

1950).[60] Für seine Mitarbeiter Seidemann, Straus, Jossmann, Kramer, Quadfasel, Kronfeld, Kallmann schrieb er nach 1933 Empfehlungsschreiben verbotenermaßen ins Ausland.

Wie verstehen sich Psychiatrie und Neurologie in ihrer Entwicklung und im Spannungsfeld selbst? Vermitteln Persönlichkeiten und Schulbildungen Impulse? Vergleichen wir bei aller Subjektivität die Ausführungen von Oswald Bumke (1877–1950) „50 Jahre Psychiatrie" 1926[61] und Nonne „Ein halbes Jahrhundert Neurologie" 1926[62] mit jenen von Karl Peter Kisker (1926–1997) „Hundert Jahre Nervenheilkunde: Psychiatrie in dieser Zeit" 1985[63] und Richard Jung (1911–1986) „Hundert Jahre Nervenheilkunde: Zur heutigen Lage der Neurologie. Rückblick und Ausblick" 1985,[64] so zeigt das Ergebnis ein auch bemerkenswert aktuelles Spannungsfeld. Bumke resümiert nach einer historischen Reminiszenz der Psychiatrie, „daß Zeiten der zunehmenden Spezialisierung und der genauen Erforschung einzelner Tatsachen immer wieder von anderen abgelöst werden, in denen große Gesichtspunkte eine Zusammenfassung aller Kräfte und einen Überblick über ganze Wissenschaftsgebiete erfordern." Und Kisker in einigen Kernsätzen: „Psychiatrie bleibt einhundertfünfzig Jahre nach ihrer Inventur [...] Auftragsverwaltung der Erfahrung eines Unmöglichen, [...] Psychiatrie kann [...] als Wissenschaft eines bestimmten Unmöglichen zu einer unmöglichen Wissenschaft werden. Mit der Umsetzung dieser Wissenschaft in Praxis steht es kaum anders, ... Immer noch ermittelt Psychiatrie mehr als sie vermittelt."

Nonnes sehr persönliche Einschätzung, nachdem er die Entwicklung der Neurologie differenziert dargelegt hat, liest sich so: „Eines sei mir als alten Neurologen gestattet zu sagen: Die Grundlage und das A und O für uns soll und muß die Beobachtung am Krankenbett bleiben, wir dürfen nicht Laboratoriumsdiagnostik als das wesentliche in der klinischen Diagnostik betrachten und die jungen und alten Forscher für die tüchtigen Neurologen halten, die, ohne die klinische Symptomatologie genau zu kennen, alle neuen Laboratoriumsmethoden beherrschen." Und Jung: „Was Wernicke, Liepmann und Kleist an hirnpathologischen Syndromen beschrieben haben, hat sich in der klinischen Erfahrung im letzten halben Jahrhundert bewährt. Nur wenig Neues ist für die Großhirnneurologie hinzugekommen und das sind jetzt vorwiegend methodisch-technische Entwicklungen. [...] Die rasche Entwicklung vieler neuer Techniken macht es schwierig, das für die Neurologische Klinik wesentliche zu erkennen. Doch setzt sich in der Regel das wirklich Brauchbare

60 Irro, Hagemann 1973
61 Bumke 1926, S. 67
62 Nonne 1926, S. 19
63 Kisker 1985, S. 70, 71
64 Jung 1985, S. 43, 54

schließlich in der klinischen Praxis durch." Es bleibt abzuwarten, wie die Urteile über die Psychiatrie, Neurologie und Nervenheilkunde nach weiteren 50 Jahren ausfallen werden, ob die weitere Differenzierung innerhalb der beiden Fächer, ähnlich anderer medizinischer Disziplinen, von zentrifugalen Kräften bestimmt wird. Vielleicht gelingt es aber auch einer modernen Neuropsychiatrie durch Bündelung und Koordinierung des neurowissenschaftlichen Wissens- und Kenntnisstandes dem als unendlich beschriebenen Leib-Seele-Problem näher zu kommen.

Die Neuropsychiatrie ist, folgt man aktuellen anglo-amerikanischen Publikationen,[65] kein antiquiertes Relikt. Es wird sich zeigen, wie die deutschsprachige Neurologie und Psychiatrie im benannten Spannungsfeld nicht nur ihrer historischen Mission aktuell und in Zukunft gerecht werden kann.

65 Yudofsky, Hales 1997, Salloway, Malloy, Cummings 1997, Coffey u. Brumback 1998, Robinson 1998, Coffey, Cummings 2000

Literatur

Bonhoeffer, K.: Ein Beitrag zur Lokalisation der choreatischen Bewegungen. Mschr. Psychiat. Neurol. 1 (1897) 6–41.

Bonhoeffer, K.: Die symptomatischen Psychosen im Gefolge von akuten Infektionen und inneren Krankheiten. Leipzig, Wien 1910.

Bonhoeffer, K.: Über die Bedeutung der psychiatrischen Untersuchungsmethodik für die allgemeine ärztliche Ausbildung. Antrittsvorlesung. Berl. Klin. Wschr. 49 (1912) 925–927.

Bonhoeffer, K.: Klinischer und anatomischer Befund zur Lehre von der Apraxie und der „motorischen Sprachbahn". Mschr. Psychiat. Neurol. 35 (1914) 113–128.

Bonhoeffer, K.: Psychiatrie und Neurologie. Mschr. Psychiat. Neurol. 37 (1915) 94–104.

Bonhoeffer, K.: Die Psychiatrie und Neurologie in der Neuordnung des medizinischen Studiums. Mschr. Psychiat. Neurol. 48 (1920) 327–330.

Bonhoeffer, K.: Zur Klinik und Lokalisation des Agrammatismus und die Rechts-Links-Desorientierung. Mschr. Psychiat. Neurol. 54 (1923) 11–42.

Bonhoeffer, K.: Die Unfruchtbarmachung der geistig Minderwertigen. Klin. Wschr. 3 (1924) 798–801.

Bonhoeffer, K.: Klinisch-anatomische Beiträge zur Pathologie des Sehhügels und der Regio Subthalamica. Mschr. Psychiat. Neurol. 67 (1928) 253–271.

Bonhoeffer, K.: Zur Stellung der Neurologie im medizinischen Unterricht und in den allgemeinen Krankenhäusern. Mschr. Psychiat. Neurol. 83 (1932) 180–186.

Bonhoeffer, K., Zutt J: Über den Geisteszustand des Reichstagsbrandstifters Marinus van der Lubbe. Mschr. Psychiat. Neurol. 89 (1934) 185–213.

Bonhoeffer, K. (Hrsg.): Die psychiatrischen Aufgaben bei der Ausführung des Gesetzes zur Verhütung erbkranken Nachwuchses. Berlin 1934.

Bonhoeffer, K.: Die Erbkrankheiten. Klinische Vorträge im 2. erbbiologischen Kurs. Berlin 1936.

Bonhoeffer, K.: Die akuten und chronischen choreatischen Erkrankungen und die Myoklonien. Berlin 1936.

Festschrift für Karl Bonhoeffer zum 70. Geburtstage. Mschr. Psychiat. Neurol. 99 (1938).

Bonhoeffer, K.: Nichtdatierter Brief K. Bonhoeffers „Antrag auf Ernennung des Privatdocenten Dr. Kronfeld zum ausserplanmässigen, ausserordentlichen Professor".

Bonhoeffer, K.: Lebenserinnerungen, geschrieben für die Familie. In: J. Zutt, E. Straus, H. Scheller (Hrsg.): Karl Bonhoeffer. Zum Hundertsten Geburtstag am 31. März 1968. Berlin, Heidelberg, New York 1969.

Bonhoeffer, K.: Ein Rückblick auf die Auswirkung und die Handhabung des nationalsozialistischen Sterilisationsgesetzes. Nervenarzt 20 (1949) 1–5.

Brandt, Th.: Die Neurologie – über 100 Jahre und noch nicht erwachsen? Nervenarzt 70 (1999) 489–490.

Bumke, O.: Fünfzig Jahre Psychiatrie. Arch. Psychiat. Nervenkr. 76 (1926) 58–67.

Coffey, C. E., R. A. Brumback (Eds.): Textbook of Pediatric Neuropsychiatry. Washington 1998.

Coffey, C. E., J. L. Cummings (Eds.): The American Psychiatric Press Textbook of Geriatric Neuropsychiatry. Second Edition. Washington 2000.

Cramer, A.: Die preußische Universitätskliniken für psychische und Nervenkrankheiten. In: H. Naumann, M. Kirchner (Hrsg.): Klinisches Jahrbuch 24–2 (1910) 185–226.

Creutzfeldt, O. D.: Hans-Gerhard Creutzfeldt und sein Wirken für eine biologisch begründete Neurologie und Psychiatrie. Neurologie Psychiatrie 3 (1989) 424–428.

Crinis de, M.: Die deutsche Psychiatrie. Psychiatrisch-Neurologische Wochenschrift 41 (1939) 1–5.

Curschmann, H., F. Kramer, (Hrsg.): Lehrbuch der Nervenkrankheiten. Berlin 1909.

Deutsche Zeitschrift für Nervenheilkunde 117. 118. und 119. Band, 1931. Max Nonne zum 70. Geburtstage am 13. Januar 1931.

Focke, W.: Begegnung. Herta Seidemann. Psychiaterin – Neurologin 1900–1984: ein biographischer Essay. Konstanz 1985/86.

Geheimes Staatsarchiv Preussischer Kulturbesitz, Abteilung Merseburg: Rep. 76, Tit. 4, Nr. 46, Bd. 19, Bl. 522, 527, 528.

Geheimes Staatsarchiv Preussischer Kulturbesitz, Abteilung Potsdam: Akte Reichs- und Preussisches Ministerium für Wissenschaft, Erziehung und Volksbildung Bd. III, X. Abt. Nr. 228, Bl. 284 u. 287.

Gerrens, U.: Zum Karl-Bonhoeffer-Gutachten vom 30. März 1933 im Reichstagsbrandprozess. In Berlin in Geschichte und Gegenwart.

Jahrbuch des Landesarchivs Berlin 1991. S. 45–116. Berlin 1991.

Heintze, U., Kulpa, A.: Wissenschaftsentwicklung an der Klinik für Neurologie und Psychiatrie der Charité zwischen 1865 und 1939 im Spiegel der wissenschaftlichen Publikationen aus der Klinik. Diplomarbeit an der HU zu Berlin, Bereich Medizin, 1989.

Hoff, P.: Emil Kraepelin und die Psychiatrie als klinische Wissenschaft. Ein Beitrag zum Selbstverständnis psychiatrischer Forschung. Berlin, Heidelberg, New York, London, Paris, Tokyo, Hong Kong, Barcelona, Budapest 1994.

Irro, F., Hagemann, P.: Karl Birnbaum. Versuch einer Würdigung der Lebensarbeit eines bedeutenden Psychiaters und zugleich ein verspäteter Nachruf. Psychiat. Neurol. med. Psychol. 25 (1973) 117–123.

Jasper, H.: Maximinian de Crinis (1889–1945). In: Abhandlungen zur Geschichte der Medizin und der Naturwissenschaften. Husum 1991.

Jung, R.: Zur heutigen Lage der Neurologie. Rückblick und Ausblick. In: R. Degkwitz (Hrsg.): Hundert Jahre Nervenheilkunde. S. 43–56. Stuttgart 1985.

Kindt, H.: Katatonie. Ein Modell psychischer Krankheit. Stuttgart 1980.

Kisker, K. P.: Psychiatrie in dieser Zeit. In: R. Degkwitz (Hrsg.): Hundert Jahre Nervenheilkunde. S. 69–85. Stuttgart 1985.

Kohl, F.: Max Nonne (1861–1959) – Der Vater der „Hamburger Neurologenschule". Nervenheilkunde 17 (1998) 412.

Kolle, K. (Hrsg.): Große Nervenärzte Band 1–3. 1. Aufl. Stuttgart 1956.

Kolle, K.: Genealogie der Nervenärzte des deutschen Sprachgebietes. Fortschr. Neurol. Psychiat. 32 (1964) 512–538.

Kraepelin, E.: Lebenserinnerungen. Berlin-Heidelberg-New York-Tokyo 1983.

Kraepelin, E.: Festschrift für Emil Kraepelin zum 70. Geburtstag, 15. Februar 1926. Z. ges. Neurol. Psychiat. 101 (1926).

Kramer, F.: Die Bedeutung von Milieu und Anlage beim schwererziehbaren Kind. Zschr. Kinderforsch. 28 (1923) 25–36.

Kramer, F.: Eingliederung des Unterrichts über die Psychopathologie des Kinder- und Jugendalters in das akademische Studium. Zschr. Kinderforsch. 29 (1924) 12–13.

Kramer, F., Pollnow, H.: Über eine hyperkinetische Erkrankung im Kindesalter. Mschr. Psychiat. Neurol. 82 (1932) 1–40.

Kramer, F.: Symptomatologie der Erkrankungen des V., VII., IX., X., XI. und XII. Hirnnerven. In: O. Bumke, O. Foerster (Hrsg.): Handbuch der Neurologie. Bd. 4. S. 340–358. Berlin 1936.

Kramer, F.: Allgemeine Symptomatologie der Rückenmarksnerven und der Plexus. In: O. Bumke, O. Foerster (Hrsg.): Handbuch der Neurologie. Bd. 3. S. 640–700. Berlin 1937.

Kittel, I.-W.: Arthur Kronfeld (1886–1941) zum Gedenken. Ein Kapitel vergessener Psychiatriegeschichte. Prax. Psychother. Psychosom. 31 (1987) 1–3.

Kreft, G.: Der erste Lehrstuhlinhaber für Neurologie in Deutschland. Bemerkungen anlässlich eines Editorials von Th. Brandt. Nervenarzt 70 (1999) 1122–1123.

Kretschmer, W.: Arthur Kronfeld – ein Vergessener. Zu seinem 100. Geburtstag. Der Nervenarzt 58 (1987) 737–742.

Kronfeld, A.: Das Wesen der psychiatrischen Erkenntnis. Berlin 1920.

Kronfeld, A.: Psychotherapie. Berlin 1924/25.

Kronfeld, A.: Die Psychologie in der Psychiatrie. Berlin 1927.

Kuttner, H.: Die katatonischen Symptome beim Menschen vom Standpunkt der Tierpsychologie. Mschr. Psychiat. Neurol. 78 (1931) 30–41.

Laux, W.: In memoriam Hans-Gerhard Creutzfeldt. Med. Klin. 60 (1965) 553–554.

Muskens, L. J. J.: Psychiatrie, Neurologie und Neuro-Chirurgie. Mschr. Psychiat. Neurol. 37 (1915) 374–380.

Neumärker, K.-J.: Zur Geschichte der Abteilung für Kinderneuropsychiatrie an der Berliner Charité. Acta paedopsychiat. 48 (1982) 297–305.

Neumärker, K.-J.: Der Exodus von 1933 und die Berliner Neurologie und Psychiatrie. In: J. Großer (Hrsg.): Charité-Annalen. Neue Folge. Bd. 8. S. 225–229. Berlin 1989 a.

Neumärker, K.-J.: Karl Bonhoeffer und die Stellung der symptomatischen Psychosen – organische Psychosen – in Klinik und Forschung. Nervenarzt 60 (1989 b) 593–602.

Neumärker, K.-J.: Karl Bonhoeffer: Leben und Werk eines deutschen Psychiaters und Neuro-

logen in seiner Zeit. Berlin, Heidelberg, New York, London, Paris-Tokyo, Hong Kong 1990.

Neumärker, K.-J.: Catatonia Research: Diagnostics, Therapy and Course of Catatonic Schizophrenias in Childhood and Adolescence. In: H. Beckmann, K.-J. Neumärker (Eds.): Endogenous Psychoses. Leonhard's Impact on Modern Psychiatry. S. 160–176. Berlin-Wiesbaden 1995.

Nonne, M.: Ein halbes Jahrhundert Neurologie. Arch. Psychiat. Nervenkr. 76 (1926) 6–20.

Nonne, M.: Wilhelm Erb 1840–1921. In: K. Kolle, (Hrsg.): Große Nervenärzte. Bd. 1. 2., erw. Aufl. S. 68–80. Stuttgart 1970.

Northoff, G.: Katatonie. Einführung in die Phänomenologie, Klinik und Pathophysiologie eines psychomotorischen Syndroms. Stuttgart 1997.

Pantel, J.: Streitfall Nervenheilkunde – eine Studie zur disziplinären Genese der klinischen Neurologie in Deutschland. Fortschr. Neurol. Psychiat. 61 (1993) 144–156.

Quadfasel, F.: Ein Beitrag zum motorischen Verhalten Aphasischer. Klinische Untersuchungen mit dem Hand-Auge-Ohrtest Heads. Mschr. Psychiat. Neurol. 80 (1931) 151–188.

Robinson, R. G.: The Clinical Neuropsychiatry of Stroke. Cognitive, Behavioral and Emotional Disorders following Vascular Brain Injury. Cambridge 1998.

Roggenbau, Ch.: Zur Frage der körperlichen Störungen der endogenen Psychosen und ihrer Verwertbarkeit in differentialdiagnostischer Hinsicht. Mschr. Psychiat. Neurol. 92 (1935) 243–279.

Salloway, St., P. Malloy, J. Cummings (Eds.): The Neuropsychiatry of Limbic and Subcortical Disorders. Washington 1997.

Seidel, M., Neumärker, K.-J.: Karl Bonhoeffer und seine Stellung zur Sterilisationsgesetzgebung. In: Totgeschwiegen. 1933–1945. Zur Geschichte der Wittenauer Heilstätten. Seit 1957 Karl Bonhoeffer Nervenklinik. S. 269–282. Berlin 1989.

Scheller H.: Zur Geschichte der Psychiatrie an der Berliner Universität. Erinnerungen an Karl Bonhoeffer. In: H. Leussink, E. Neumann; G. Kotowski (Hrsg.): Studium Berolinense. S. 290–311. Berlin 1960.

Scheller H.: Zur Bibliographie Karl Bonhoeffers
(1868–1948). Arch. Psychiat. Nervenkr. 211
(1968) 470–474.

Schröder, Chr.: Arthur Kronfeld (1886–1941) –
Ein Psychiater im Dienste der Psychotherapie.
Psychiat. Neurol. med. Psychol. 38 (1986),
411–418.

Schulze, H.A.F., Donalies, Ch.: 100 Jahre Psychiatrie und Neurologie im Rahmen der Berliner Gesellschaft für Psychiatrie und Neurologie und der Nervenklinik der Charité. Wissenschaft. Z. Humboldt-Univ. Berlin, Math.-
Nat. R. 17 (1968) 5–10.

Straus, E.: Vom Sinn der Sinne. Berlin 1935, 2.
Aufl. 1956.

Thiele, R.: Zur Kenntnis der psychischen Residuärzustände nach Encephalitis epidemica bei
Kindern und Jugendlichen, insbesondere der
weiteren Entwicklung dieser Fälle. Mschr.
Psychiat. Neurol., Beih. 36 (1926) 1–100.

Weizsäcker, V. von: Kasuistische Beiträge zur
Lehre vom Funktionswandel bei stato-opto-
sensiblen Syndromen. In: Nonne Festschrift:
Deutsche Zeitschrift für Nervenheilkunde.
Bd. 117, 118 und 119 (1931) 716–736.

Yudofsky, S.C., R.E. Hales (Eds.): The American
Psychiatric Press Textbook of Neuropsychiatry. Washington Third Edition 1997.

Zutt, J.: Die innere Haltung. Eine psychologische
Untersuchung und ihre Bedeutung für die
Psychopathologie insbesondere im Bereich
schizophrener Erkrankungen. Mschr. Psychiat. Neurol. 79 (1929) 52–100, 243–262,
330–383.

Zutt, J.: In memoriam Heinrich Scheller 1901 bis
1972. Nervenarzt 44 (1973) 386–387.

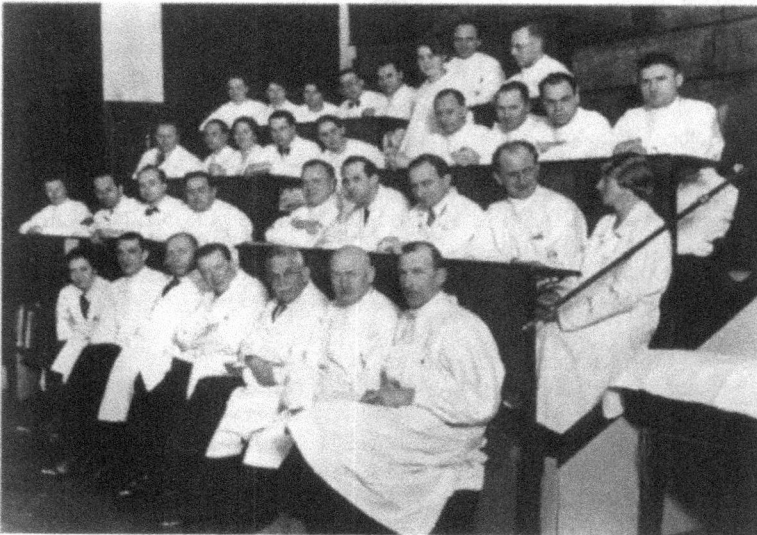

Abb. 56 K. Bonhoeffer und Mitarbeiter. Hörsaal der Psychiatrischen-
und Nervenklinik der Charité, Januar 1932.
1. R. v. l. nach re.: H. Seidemann, P. Jossmann, K. Pohlisch, R. Thiele,
K. Bonhoeffer, F. Kramer, H.-G. Creutzfeldt. 2. R. v. l. nach re.: –, –, J.
Zutt, G. Donalies, –, H. Schwarz, –, H. Schulte, Ruth von der Leyen.
3. R. v. l. nach re.: –, –, –, H. Pollnow, –, K. Albrecht, –, F. Quadfasel, –.
4. R. ganz re: H. Chr. Roggenbau

Weitere Berliner Beiträge zur Semiologie und Nosologie aus der Gründerzeit der Neurologie

Bernd Holdorff und Manfred Wolter

Als Nachlese zu den voranstehenden Vorträgen des Symposiums „Geschichte der Neurologie in Berlin" sollen im Folgenden noch einige Themen behandelt werden, die dort nicht in dem Maße berücksichtigt werden konnten, wie sie der an Neurologie-Geschichte Interessierte vielleicht sucht. Dennoch kann der Anspruch auf Vollständigkeit niemals erreicht werden; weiterführende Literatur-Referenzen werden hier wie dort zu weiteren Studien Hinweise geben.

So beginnen wir mit teilweise verlorengegangenen Begriffen der neurologischen Nomenklatur, die unseren Vorfahren noch sehr geläufig waren. Dies gilt zum Beispiel für die von Hermann Munk (1839–1912) geprägten Begriffe der Sehsphäre und Körperfühlsphäre oder der Rindenblindheit und -taubheit,[1] Seelenblindheit, Seelentaubheit, für die jetzt die Begriffe cortikale Blindheit und Taubheit bzw. optische und akustische Agnosie stehen. Wer spricht auch z. B. heute noch von Wernickes Tastlähmung, die erhaltene elementare Sinnesqualitäten zur Voraussetzung hat und von der Astereognosie zu trennen sei?[2] Oder in welchem deutschen Lehrbuch wird das Symptom des Gegenhaltens (Tonussteigerung infolge mangelnder Entspannung etwa bei alten Menschen oder Frontalhirnprozessen) behandelt? Es wurde mehr bei Thalamus- und auch Stammganglien-Herden von dem Frankfurter Neuropsychiater Karl Kleist beschrieben[3] und von den Immigranten in der nordamerikanischen Neurologie verbreitet. Der Begriff des Muskelsinns beherrschte die neurologische Literatur des 19. Jahrhunderts und wurde erst bald nach 1900 allmählich aufgegeben.

Die Geschichte der neurologischen Reflexe beginnt mit der Beschreibung des Patellarsehnenreflexes 1875, zeitgleich durch W. Erb und Carl Westphal, der dafür die Bezeichnung „Kniephänomen" wählte, das von ihm 1878 beschriebene fehlende Kniephänomen bei Tabes dorsalis[4] ging als Westphal'sches Zeichen in die Nomenklatur ein. Westphal fand auch die entsprechende Läsion bei der Tabes dorsalis im lateralen Hinterstrang an der von ihm bezeichneten Hinterwurzel-Eintrittszone. Tschirjew wies 1878 im Tierexperiment nach Durchtrennung der Femoralnerven den spinalen

---

1 Munk 1881
2 Brodmann 1914
3 Kleist 1927
4 Westphal 1878

Ursprung der Kniereflexe nach.[5] Zu den sogenannten Pyramidenbahnzeichen wurde noch vor der Beschreibung des Babinski-Zeichens[6] in einer ähnlichen Beobachtung durch E. L. Remak[7] in Berlin 1893 ein abnormer Extensorreflex beschrieben, aber in seiner Bedeutung noch nicht erkannt,[8] von Oppenheim wurde das Unterschenkelphänomen 1902 mitgeteilt,[9] das er noch in seiner Lehrbuchauflage 1908[10] dem Babinski-Zeichen als gleichwertig beschrieb, den heutigen Neurologen aber eher entbehrlich erscheint. Kurt Mendel[11] in Berlin beschrieb 1904 den Fußrücken- oder Plantarbeugereflex der Zehen, der – wegen der fast zeitgleichen Beschreibung durch Bechterew[12] – heute als Mendel-Bechterew-Reflex bezeichnet wird. Durch L. Jacobsohn in Berlin wurde 1906 der Finger-Beuge-Reflex bei Schlag auf das distale Radiusende beobachtet.[13] Die für uns heute wichtige Unterscheidung zwischen peripheren und zentralen Lähmungen und Läsionen einerseits und Abgrenzung von Pyramidenbahnzeichen gegenüber physiologisch gesteigerten Eigenreflexen andererseits wurde in diesem Zeitraum von ca. 50 Jahren allmählich entwickelt.

Zahlreiche Erstbeschreibungen von neurologischen Syndromen und Krankheits-Entitäten gehen auf die Berliner Pionierzeit zurück. Hier sollen drei Syndrom- und Krankheitsgruppen (Myologie, Hinterstrangataxie und Basalganglienerkrankungen) herausgestellt werden.

Geschichte der Myologie in Berlin[14]

Die erste offene chirurgische Muskelbiopsie auf der Welt erfolgte auf Veranlassung von Wilhelm Griesinger (1817–1868), der Gründer der Berliner Gesellschaft für Psychiatrie und Neurologie (BGPN) war und ab 01.04.1865 Direktor der Psychiatrischen und Nervenklinik der Charité sowie in der ersten Zeit auch Leiter der Medizinischen Poliklinik, die vorher von Moritz Heinrich Romberg (1795–1873) von 1842 bis 1865 geführt worden war. Die Publikation von Griesinger über die erste typische Muskelbiopsie erschien 1865 im Archiv der Heilkunde.[15] Der zeitliche Zusammenhang dieser Veröffentlichung mit seiner Tätigkeit in Berlin war vermutlich Anlaß, daß bei entsprechenden Zitaten immer davon ausgegangen worden ist, daß

---

5 Tschirjew, zit. nach Westphal 1892
6 Babinski, zit. nach Wartenberg 1952
7 Remak, zit. nach Wartenberg 1952, S. 151
8 Wartenberg 1952, S. 151
9 Oppenheim 1902, zit. nach Wartenberg 1952
10 Oppenheim 1908
11 Mendel 1911, zit. nach Wartenberg 1952
12 Bechterew, zit. nach Wartenberg 1952, S. 116–124
13 Jacobsohn, zit. nach Wartenberg 1952, S. 35–37
14 Nach einem Vortrag von M. Wolter am 21.04.1999 in der BGPN: Zur Geschichte der Myologie in Berlin.
15 Griesinger 1865

dieser bahnbrechende Fortschritt für die Myologie hier in Berlin erfolgte, was aber nicht zutrifft. Die Originalpublikation ergibt, daß die Muskelbiopsie noch vor der Aufnahme seiner Berliner Tätigkeit in Zürich am 15. 08. 1864 erfolgt ist, der Operateur war der dortige Chirurg Theodor Billroth (1826–1894), der zwar früher in Berlin tätig war und sich hier 1856 für Chirurgie und Pathologische Anatomie habilitiert hatte, aber bald nach Zürich ging, wo Griesinger seit 1860 tätig war. Griesinger wollte klären, worauf die Diskrepanz zwischen einer Muskelhypertrophie mit Volumenzunahme und gleichzeitig bestehender stark herabgesetzter Leistung dieses Muskels beruht. Die histologische Beurteilung des Muskelgewebes durch Billroth, der damals auch ein Fachmann für pathologische Histologie war, ergab einen hohen Anteil von Fettgewebe und vermehrtes Bindegewebe um die Muskelfasern. Diese wurden selbst als normal beschrieben. Griesinger nahm aufgrund der histologischen Befunde eine primäre Muskelkrankheit an, so daß die Lähmungen, wie er schrieb, als myopathisch einzuordnen seien und die Hypertrophie einzelner Muskelgruppen nur einen Teilaspekt der Erkrankung darstelle, eine wichtige Erkenntnis. Er zitierte noch drei weitere Fälle aus der Literatur, bei denen es sich aus späterer Sicht wie auch bei dem biopsierten Patienten Griesingers um den infantilen, rasch progredienten X-chromosomalen Beckengürteltyp der Muskeldystrophie Typ Duchenne gehandelt hat. Griesinger verwies auch auf entsprechende Fälle von Duchenne – 1861 veröffentlicht –, wobei dieser jedoch bei der von ihm genannten „hypertrophischen Paraplegie der Kinder" auch von einer Affektion des Gehirns ausging.[16] Wie später Duchenne berichtete, sei es zu Vorwürfen von Kollegen gegen Griesinger wegen seiner Biopsieindikation gekommen, die als unethisch gewertet wurde. Abschließend äußerte Griesinger in seiner Arbeit, er hoffe, daß bei einer weiteren Vervollkommnung der Technik dieses Verfahren bei den Muskelleiden eine Zukunft haben werde.

Mit Sicherheit aber von Berlin ausgehende wichtige Beiträge zur Myologie erfolgten zwei Jahrzehnte nach Griesinger durch Hermann Oppenheim (1858–1919). Ein eigenes Kapitel über Muskelerkrankungen enthält sein 1894 erschienenes Lehrbuch der Nervenkrankheiten noch nicht, wohl aber wird der Myopathie-Charakter von Muskelfunktionsstörungen bei den Schilderungen der einzelnen Krankheitsformen deutlich herausgestellt. Heute wird allenfalls sein Name noch mit dem Begriff der „Myatonia congenita Oppenheim" in Zusammenhang gebracht. Die Mitteilung darüber wurde 1900 unter dem Titel „Über allgemeine und lokalisierte Atonie der Muskulatur (Myatonie) im frühen Kindesalter" veröffentlicht[17] mit dem Hinweis, daß diese Krankheitszustände bisher in der Literatur keine Beschreibung gefunden hätten, und mit der Poliomyelitis habe die Symptomatik nichts zu tun. Von Oppenheim wurde ein congenitales Leiden vermutet, aber keine Affektion des zentra-

16 Duchenne 1861
17 Oppenheim 1900 b

len Nervensystems, sondern eine Muskelkrankheit bzw. eine verzögerte und verspätete Entwicklung der Muskulatur. Nach den ersten Beiträgen zu diesem Syndrom durch Hermann Oppenheim sind heute eine ganze Reihe verschiedener Erkrankungen mit dem Leitsymptom der Muskelhypotonie im frühen Kindesalter bekannt.

Nach der Erstveröffentlichung über eine entzündliche Myopathie 1863[18] durch Ernst Wagner (1829–1888), einem Internisten in Leipzig, erfolgten weitere kasuistische Mitteilungen auch in Berlin 1893 durch Geheimrat Hermann Senator (1834–1911), Leiter der III. Medizinischen Klinik der Charité, über seine Polymyositis-Beobachtungen.[19] Die postmortale Biopsie aus dem M. biceps brachii ergab eine „ungemein starke interstitielle Myositis mit Rundzellinfiltraten." Von Senator stammt auch der Terminus „Neuromyositis" aufgrund von Patienten mit Myositis und gleichzeitig bestehender Polyneuropathie, die damals als Polyneuritis bezeichnet wurde. Schon 1889 hatte aber Ernst Siemerling (1857–1931), später Oberarzt der Nervenklinik der Charité bei Friedrich Jolly (1844–1904), in einem Vortrag vor der BGPN zum Thema „Über Alkoholneuritis mit Myositis"[20] auf gleichzeitig bestehende Affektionen von peripherem Nervensystem und Muskulatur durch Alkoholabusus hingewiesen und in der Diskussion dieser Sitzung von 1889 schilderte auch Hermann Oppenheim eine entsprechende Beobachtung, so daß schon in der damaligen Zeit fraglich war, eine eigenständige Erkrankung „Neuromyositis" anzunehmen, was sich in der Folgezeit auch bestätigte. Oppenheim hatte bis 1903 sechs Frauen und fünf Männer mit Polymyositis (Abb. 60a, 60b) untersucht und 1899 und 1903 darüber berichtet.[21] In seinen Publikationen wurde Symptomatologie, Verlauf und Pathologie sehr zutreffend beschrieben sowie von ihm beklagt, daß die Erkrankung von den Praktikern nicht ausreichend erkannt werde. Besonders stellte er bei einzelnen Fällen die Mitbeteiligung der Mund- und Rachenschleimhaut heraus und empfahl hier den Terminus „Dermatomucosomyositis", der in der Folgezeit keinen Eingang in die Terminologie gefunden hat.

Besonders hervorzuhebende Beiträge zur Entwicklung der Myologie erfolgten von Berlin aus für die Myasthenie. Nach einem Vortrag in Wildbad 1878 von Wilhelm Erb (1840–1921) aus Heidelberg und seiner Publikation 1879[22] „über einen neuen, wahrscheinlich bulbären Symptomenkomplex", wobei er eine vom Gehirn ausgehende Erkrankung vermutete, sie aber gegen die bekannte progressive Bulbärparalyse abgrenzte und einer Veröffentlichung des Hamburger Arztes Carl Eisenlohr (1847–1896)[23] im Jahr 1887, kam es aus Berlin zu weiteren kasuistischen Mittei-

---

18 Wagner 1863
19 Senator 1893
20 Siemerling 1889
21 Oppenheim 1903
22 Erb 1879
23 Eisenlohr 1887

lungen und differentialdiagnostischen Klärungen durch Hermann Oppenheim,[24] in den folgenden Jahren von Martin Bernhardt (1844–1915),[25] von Toby Cohn (1866–1929)[26] und von Friedrich Jolly,[27] worauf noch einzugehen ist. Besonderen Wert legte Oppenheim selbst auf seine am 14. März 1887 in der BGPN erfolgte Fallmitteilung[28] und die im gleichen Jahr publizierten Befunde „über einen Fall von chronischer, progressiver Bulbärparalyse ohne anatomischen Befund" und meinte später, damit beginne die Geschichte der Myasthenie. In der Publikation in Virchows Archiv zitiert Oppenheim auch die Kasuistik von Samuel Wilks von 1877, aber nicht die von dem anderen englischen Arzt Thomas Willis 200 Jahre früher – von 1672 – über eine der Myasthenie entsprechende Erkrankung. Die erste Monographie auf der Welt über diese Krankheit stammt vor fast 100 Jahren 1901 auch von Hermann Oppenheim.[29] Während er sonst den Terminus „progressive Bulbärparalyse ohne anatomischen Befund" benutzte, wird erst seit 1900 von ihm anläßlich eines Vortrages in Halle die Kennzeichnung „myasthenische Paralyse" benutzt.[30] 50 der 170 Seiten umfassenden Monographie[31] werden allein durch die Kasuistik der 52 Literaturfälle und der sechs eigenen gefüllt. Er bedauert auch, nicht früher wie der Warschauer Neurologe Samuel Goldflam 1893 dem Kernsymptom der vorzeitigen Muskelermüdung einen entsprechenden Stellenwert eingeräumt zu haben. Unter Oppenheims 58 Krankheitsfällen verliefen 26 tödlich, ein ähnliches Verhältnis teilten auch 1900 die Engländer H. Campbell und E. Bramwell mit.[32] Zur Namensgebung der Erkrankung hatte schon 1897 der Berliner Fachkollege Toby Cohn in seiner Publikation[33] 10 verschiedene Namen bei den einzelnen Autoren gefunden, aber für den von Friedrich Jolly empfohlenen „Myasthenia gravis pseudoparalytica" plädiert. Jolly hatte bereits auf den Sitzungen der Gesellschaft der Charité-Ärzte im Februar und März 1891 sich mit dieser Erkrankung beschäftigt und im März 1891 ausführlich über die Ergebnisse der Reizstromdiagnostik berichtet. Deren Stellenwert für die Myasthenie-Diagnostik zu erkennen, war auch das Verdienst von Friedrich Jolly. 1891 nannte er die registrierten Mechanogramme mit dem Knoll'schen Pantographen noch „Erschöpfbarkeit der Muskeln bei Reizung." Der Begriff „myasthenische Reaktion" (Abb. 61) wird erst anläßlich seines Vortrages am 05. 12. 1894 vor der Berliner Medizinischen Gesellschaft benutzt. Die Veröffentlichung dieses Vortrages

24 Oppenheim 1887
25 Bernhardt 1890, zit. nach Oppenheim 1901
26 Cohn 1897
27 Jolly 1895
28 Oppenheim 1887
29 Oppenheim 1901
30 Oppenheim 1900 a
31 Oppenheim 1901
32 Campbell, Bramwell 1900
33 Cohn 1897

erfolgte 1895[34] mit weiterer Kasuistik und Begründung für den Namen Myasthenia gravis pseudoparalytica. Jolly hatte wie der Warschauer Neurologe Samuel Goldflam (1852–1932) das Symptom der vorzeitigen krankhaften Ermüdbarkeit als wichtiges Krankheitskriterium herausgestellt, andere Autoren sprachen überwiegend von Lähmungen. Er empfahl in der Arbeit von 1895 als Behandlungsversuch aufgrund pathophysiologischer Überlegungen Physostigmin, wendete es aber selbst noch nicht an.

Die erste zusammenfassende Darstellung über das menschliche Elektromyogramm publizierte 1912[35] der Berliner Physiologe Edmund Piper (1877–1915). Trotz der schwierigen Registriermöglichkeiten bioelektrischer Phänomene in der damaligen Zeit (Entwicklung des Kathodenstrahloszillographen erst 1926 durch Erlanger und Gasser, Einführung der konzentrischen Nadelelektrode erst 1929 durch Adrian und Bronk) hatte Piper wesentliche elektromyographische Befunde – in erster Linie aus physiologischer Sicht – in seiner Monographie beschrieben und die Entladungsfrequenz der Motoneurone (Piper-Rhythmus) festgestellt.

Sensible Ataxie und Hinterstrang-Erkrankungen[36]

Die in der heutigen Neurologie übliche Differenzierung von Ataxie-Formen, insbesondere von zerebellärer Ataxie und sensibler Hinterstrangataxie wurde hauptsächlich in der zweiten Hälfte des 19. Jahrhunderts entwickelt und geht auf zahlreiche europäische Kliniker zurück.[37] Berlin war eines der Zentren, in denen die klinischen und morphologischen Grundlagen dazu erforscht wurden. Hier sind zunächst zu nennen: Moritz Heinrich Romberg (1795–1873) mit der Beschreibung des nach ihm benannten Romberg-Zeichens und dem mindestens durch sein Lehrbuch[38] verbreiteten Begriff der Tabes dorsalis und Ernst von Leyden (1832–1910), der die von ihm makroskopisch beschriebene „graue Degeneration der hinteren Rückenmarks-Stränge" mit der Degeneration der hinteren Wurzeln bei der Tabes dorsalis in Verbindung brachte (Abb. 63) und die sensorische Theorie der tabischen Ataxie 1863 entwickelte.[39] Zuvor hatte Todd[40] schon die Degeneration der Hinterstränge des Rückenmarks beschrieben und mit einem Verlust koordinierter Bewegungen in Verbindung gebracht, und Duchenne de Boulogne 1858 hatte unter dem Begriff der „Ataxie locomotrice progressive" die Vorstellung eines Verlusts der harmonischen Koordination der Bewegungen durch gestörte Muskel- und Gelenkssensibilität ent-

---

34 Jolly 1895
35 Piper 1912
36 Nach einem Vortrag von B. Holdorff auf der 9. Tagung der Dt. Ges. f. Geschichte der Nervenheilkunde, Stralsund 1999; Holdorff 2000.
37 Spillane 1982
38 Romberg 1841–1846
39 Leyden 1863
40 Todd 1847, zit. nach Spillane 1982

wickelt,[41] während Leyden 1869 den Hintersträngen eindeutiger die Leitung sensibler Funktionen wie „Schärfe des Urteils über Lagerung der Glieder und ihrer Teile" sowie Leitung des „Muskelsinns" zusprach.[42] Martin Bernhardt (1844–1915) unterzog schon bald nach Leydens Befunden den Muskelsinn einer Betrachtung[43] und kam zu dem Ergebnis: „Es gibt keinen Muskelsinn, keinen Kraftsinn in der Bedeutung, daß specifische Apparate in der Muskelsubstanz uns von deren Wirksamkeit unterrichten."; damit hatte er zwar übersehen, daß es solche Apparate, die 1862–1863 von Kühne entdeckten Muskelspindeln[44] sehr wohl gibt und diese später auch zum Teil mit der Eigenwahrnehmung, der Proprioception[45] in Verbindung zu bringen waren, dennoch waren seine Argumente gegen die Qualität „Muskelsinn" berechtigt. Nicht zuletzt durch A. Goldscheiders (1858–1935) ausgedehnte Untersuchungen,[46] die diverse Sinnesqualitäten als Bestandteil des „Muskelsinns" erkennen ließen, wurde dieser Begriff allmählich aufgegeben[47] zugunsten anderer Bezeichnungen wie Proprioception und Hinterstrangsensibilität bzw. Tiefensensibilität.

Leyden kam 1876 als Nachfolger Traubes wieder an die Medizinische Klinik der Charité und wurde 1885 nach dem Tode von Frerichs zum Direktor der I. Medizinischen Klinik ernannt. Sein Interesse galt auch weiterhin den Rückenmarkserkrankungen, die 1874–1876 monographisch beschrieben wurden,[48] später auch mit seinem Mitarbeiter A. Goldscheider in ihrer nosologischen Fortentwicklung;[49] mit der Beschreibung der Rückenmarksläsionen bei der Caisson-Krankheit,[50] und der Mitteilung über „multiple Neuritis" im Jahre 1880,[51] die als Ausgangspunkt und historischer Meilenstein der Polyneuritis- bzw. in unserer Zeit Polyneuropathie-Thematik gilt, sind mit seinem Namen distinkte Syndrom- und Krankheitseinheiten verbunden, auch wenn er seinerzeit noch einen unscharfen Sammelbegriff von Myelitis-Erkrankungen benutzte. Er gehörte auch zu den Berliner Autoritäten wie Rudolf Virchow, die noch um die Jahrhundertwende vehement die ganze Syphilis-Tabes-Lehre bekämpften,[52] was nicht verhinderte, daß in Berlin durch Schaudinn und Hoffmann 1905 der Syphilis-Erreger entdeckt und mit der Modifikation der Bordetschen Komplement-Bindungs-Reaktion durch Wassermann[53] ein wichtiger diagno-

41 Duchenne de Boulogne, zit. nach Spillane 1982
42 Leyden 1869
43 Bernhardt 1872
44 Pearce 1999
45 Sherrington 1906, zit. nach Pearce 1999
46 Goldscheider, Leyden 1897, Goldscheider 1898, 1908
47 Oppenheim 1894
48 Leyden 1874–1876
49 Goldscheider, Leyden 1897
50 Leyden 1879
51 Leyden 1880
52 Leyden in: F. Munk 1956
53 Schaudinn, Hoffmann 1905, Wassermann 1906

stischer Test eingeführt wurde. Leydens Symptombeschreibungen gingen nie besonders in das Detail, und seine Geistesrichtung war „auf die Erfassung großer Krankheitsbilder und ihre allgemeine physiologische Begründung" eingestellt. Außerdem
war es „in Berlin beinahe sprichwörtlich, daß Leyden in zweifelhaften Fällen eben
keine Diagnose stellte, im Gegensatz zu anderen Klinikern, die eine falsche stellten.
Ich war einmal dabei, als er zu einer Diagnose bedrängt sich umwandte mit den Worten: „Wer wird alles gleich ergründen, kommt der Frühling, wird sich's finden. "[54]

Von ganz anderer Gründlichkeit der Fallbeschreibung war Griesingers Nachfolger
Carl Westphal (geb. 1833 in Berlin, gest. 1890 in Berlin), dem wir so wichtige Entdeckungen verdanken: die nach ihm und Strümpell benannte Pseudosklerose,[55] die
fleckförmige oder disseminierte Myelitis[56] – die heutige para- und postinfektiöse
Myelitis –, oder die Beschreibung des nach ihm und Edinger benannten autonomen
Kerns des N. oculomotorius (Abb. 64a, 64b).[57] Zur Tabes dorsalis bei Paralytikern
erscheinen erste Arbeiten 1863/64,[58] die von Leyden beschriebene „graue Degeneration der Hinterstränge" und dessen Ataxie-Interpretation wird von ihm übernommen.
Durch mikroskopische Verfeinerung der pathologischen Rückenmarksdiagnostik
gelingen ihm immer detailliertere Erkenntnisse der morphologischen Tabes dorsalis-
Läsionen in Korrelation zu sorgfältigen klinischen Verlaufsbeobachtungen. Seine Beschreibungen des Kniephänomens und dessen Fehlen (Westphal-Zeichen)[59] wurden
oben schon bei der Geschichte der Reflex-Entdeckungen beschrieben, ebenso die
von Westphal beobachteten Läsionen im Hinterstrang im Bereich der Hinterwurze-
leintrittszone,[60] (Abb. 66) ferner die Fortdauer des Kniephänomens bei unversehrter
Wurzeleintrittszone.[61] Durch sorgfältige klinisch-morphologische Studien wird die
gerade aufgekommene Diskussion um die combinierte (primäre) Erkrankung der
Rückenmarksstränge[62] geprägt; er spricht den morphologischen Entmarkungen den
Systemcharakter ab, wie es ebenso Leyden tat (Abb. 67). Später war es R. Henneberg
(1868–1962) in Berlin, der den Begriff der funikulären Myelitis prägte,[63] die später
aufgrund der fehlenden Entzündungszeichen in „funikuläre Myelose" umbenannt
wurde und in Deutschland diesen Namen behielt. Westphal stellte auch bei diesem
Krankheitsbild wichtige klinisch-morphologische Korrelationen heraus: „Die Degeneration der Hinterstränge im lumbalen Rückenmark würde die spastischen Con-

54 Lewandowsky 1911
55 Westphal 1883
56 Westphal 1876 in: Westphal 1892
57 Westphal 1880–1887 in: Westphal 1892
58 Westphal 1863, 1864
59 Westphal 1878
60 Westphal 1881 a, Westphal 1882
61 Westphal 1886, Westphal 1887
62 Westphal 1879
63 Henneberg 1911

tracturen verhindern bzw. das Ausbleiben der Hinterstrangdegeneration im Lenden-bzw. unteren Brustmarktheil würde mehr die spastischen Krankheitsbilder im Sinne der spastischen Spinalparalyse herbeiführen."[64]

Ohne diesen Wegbereiter der Neurologie wäre die Leistung eines Hermann Oppenheim, der ja die letzten Jahre Westphals an der Charité begleitet hatte, undenkbar. Ohne die Vorarbeiten Ernst Leydens ist nun auch die Lebensleistung Alfred Goldscheiders (geb. 1858 in Sommerfeld, gest. 1935 in Berlin) nicht denkbar. (Abb. 68).

Als Internist blieb er neurologischen Themen während seines ganzen wissenschaftlichen Lebens verbunden. Hauptsächlich befaßten sich seine Untersuchungen mit der Haut-Sensibilität: Spezifische Sinnesenergie der Hautnerven (1881–1885), mit der der Temperatur- und Drucknerven (1898–1925), mit Ataxie und Muskelsinn (1897–1908) und mit der Schmerzempfindung (1896–1926);[65] seine Befunde wären vielleicht mehr beachtet worden, wenn sie nicht im Schatten seines langjährigen wissenschaftlichen Antipoden M. von Frey gestanden hätten.[66]

Goldscheiders klinische Tätigkeiten führten nach der Charité-Zeit bei Leyden über Chefarztfunktionen an den Inneren Abteilungen am Krankhaus Berlin-Moabit (1894), am Rudolf Virchow-Krankenhaus (1906) zur Leitung der II., später III. Medizinischen Universitätsklinik (1910), wo er nach der Emeritation 1926 noch bis 1933 Leiter blieb. Als Halbjude bekam er dann schon die antisemitischen Anfeindungen zu spüren.[67] Schlimmeres blieb ihm durch den Tod 1935 erspart.

Die Basalganglienerkrankungen und deren Erforschungen in Berlin

Die Basalganglienerkrankungen[68] blieben lange Zeit in ihren morphologischen Charakteristika unerkannt, weil die Techniken der Histologie noch unentwickelt waren. Erst mit den Fortschritten der Zellfärbung brach um die Jahre 1908–1911 die Ära von Entdeckungen an, die in Berlin mit den Namen C. und O. Vogt, M. Bielschowsky und F. H. Lewy verbunden sind. Einen entscheidenden Einfluß auf das Verständnis der Basalganglienerkrankungen übte auch die Mitteilung der *hepato-lentikulären Degeneration* durch Wilson[69] aus, der bei jugendlichen Leberzirrhotikern mit Parkinson-ähnlichen Symptomen zystische Erweichungen im Putamen beschrieb. Die historische Entwicklung der Kenntnis der Basalganglienerkrankungen wird von

64 Westphal 1878/1879
65 Kreuter 1996
66 Handwerker 1987
67 Goldscheider: Personalakte, Archiv der Humboldt-Universität
68 Der Begriff Basalganglien wurde Ende des 19. Jahrhunderts lt. F. H. Lewy (1942) häufig gebraucht (S. Ringer, Gowers) und zunehmend im 20. Jahrhundert verbreitet, während das Striatum als Begriff auf Thomas Willis zurückgeht.
69 Wilson 1912

F. H. Lewy[70] so dargestellt: „Tatsächlich, selbst als 1911 und 1912 die mikroskopische Untersuchung des Gehirns zur Regel geworden war, führte die Beschränkung der histologischen Technik auf die Weigertsche Methode der Markscheidenfärbung und die Vernachlässigung der Nervenzell- und Glia-Färbung zu der irrtümlichen Bezeichnung „striatales Syndrom" (S. A. K. Wilson, C. Vogt), weil übersehen wurde, daß der pathologische Prozeß nicht auf das Striatum beschränkt war. Erst nach der routinemäßigen Anwendung der Nissl-Technik der histologischen Untersuchung solcher Gehirne wurde klar, daß bei der Chorea (A. Alzheimer), Paralysis agitans (F. H. Lewy) und Pseudosklerosis (W. Spielmeyer) die pathologischen Veränderungen auch in dem bloßen Auge normal erscheinenden Basalganglien vorhanden waren. Sie zeigten eine Bevorzugung der Basalganglien und der vegetativen Zentren des Hypothalamus und der Medulla oblongata, waren aber auch über das ganze Nervensystem verteilt." Die 1883 von C. Westphal beschriebene Pseudosklerose[71] bei einem jungen Mann mit hypokinetisch-rigidem Syndrom und postmortal ohne anatomischen Befund ist nach Spielmeyers späterer histologischen Untersuchungen als Variante der Wilson-Krankheit (Westphal-Strümpell-Pseudosklerose) aufgefaßt worden,[72] was sich aber als Irrtum erst sehr viel später herausstellte.[73] Westphals Fall gehörte wohl der juvenilen Form einer Chorea Huntington (Westphal-Variante) an; die noch in Oppenheims selbst redigierter Lehrbuchauflage von 1913[74] enthaltene Differentialdiagnose gegenüber der Multiplen Sklerose gehört ebenso der Vergangenheit an wie der Begriff der Pseudosklerose.

Zur Geschichte der *Dystonie* wird die Dissertation von Schwalbe 1908[75] als Meilenstein aufgeführt: Es wurden drei Fälle einer Familie beschrieben, deren Bewegungsstörungen für hysterisch gehalten wurden, weil oder obgleich es sich um Geschwister handelte. Ziehen[76] nannte das Krankheitsbild Torsions-Neurose, im selben Jahr erkannte Oppenhein die organische Natur der Krankheit und prägte den Begriff der Dystonia musculorum progressiva,[77] Kurt Mendel wählte für dieses Krankheitsbild die Bezeichnung Torsionsdystonie.[78] Oppenheim gilt als Namensgeber für den Oberbegriff der Dystonie; die Vogts beschrieben sie als „Versteifung in vertrackten Stellungen".[79] Für die besonders schwere Form der Körperfehlstellung wird der von Oppenheim beschriebene „Dromedar-Gang" heute auch als Oppenheimscher Phänotyp bezeichnet. Eine postmortale morphologische Untersuchung der im 40. Le

70 Lewy 1942, engl. Originaltext
71 Westphal 1883
72 Lewy 1942
73 Bruyn 1968, S. 301
74 Oppenheim 1913
75 Schwalbe 1908
76 Ziehen 1911
77 Oppenheim 1911
78 Mendel 1919
79 Hassler 1953

bensjahr verstorbenen Schwester aus der Schwalbe-Ziehen-Familie war den Vogts möglich,[80] jedoch konnte der von ihnen beschriebene Zellverlust der Basalganglien, besonders des Thalamus, bei einer quantitativen Nachuntersuchung durch Zeman und Dyken[81] nicht bestätigt werden, wie überhaupt bei dieser genetisch übertragenen Krankheit grob faßbare morphologische Läsionen vermißt werden.

Der Begriff der *Athetose* geht auf den Amerikaner Hammond[82] zurück. Nach ersten Mitteilungen über in früher Kindheit beginnende Athétose double von Déjerine und Sollier[83] erschien auch eine sehr sorgfältige deskriptive Arbeit von Lewandowsky;[84] eine morphologische Beobachtung von Anton[85] hatte schon fleckförmige Markfaserverdichtungen im Striatum beschrieben, waren aber von ihm falsch gedeutet worden.

Erst Cécile Vogt[86] konnte diesen Befund im Zusammenhang mit der klinischen Krankheitsbeschreibung durch Oppenheim[87] und Freund[88] als Merkmal der Erkrankung mit dem prägenden Ausdruck Status marmoratus identifizieren. Der damit verbundene Krankheitbegriff der Vogt-Krankheit hat sich in der Folgezeit etabliert, während die anderen „Etats", die von C. und O. Vogt herausgearbeitet wurden (Status dysmyelinisatus, desintegrationis), ihren Wert verloren haben.[89] Unberührt davon bleibt aber die Gültigkeit der von Pierre Marie geprägten Begriffe des Etat lacunaire und criblé (Status lacunaris u. cribrosus).

Die Hyperkinesen im Halte- und bei Intentionsversuch bei schwerer Lage- und Raumsinnstörung, z. B. bei Tabes dorsalis, wurden in Berlin schon im 19. Jahrhundert beschrieben, primär vielleicht von Leyden,[90] der sie athetoide Bewegungen nannte, Oppenheim dagegen Spontanbewegungen;[91] sie werden heute als Pseudoathetose und Pseudo-Choreoathetose bezeichnet und auf die sensible Deafferentierung zurückgeführt.

Als Lewy 1908 seine morphologischen Untersuchungen zunächst an 25 Gehirnen von *Parkinson*kranken aus dem Berliner Städtischen Siechenhaus begann, galt noch Oppenheims Auffassung, das Wesen der Erkrankung sei noch völlig unbekannt, und er beschrieb sie in seinem Lehrbuch unter den Neurosen als eine Hirnerkrankung

80 C. und O. Vogt 1942, Hassler 1953
81 Zeman, Dyken 1967, Zeman, Dyken 1968
82 Hammond 1871, zit. nach Lewy 1942
83 Déjerine, Sollier 1888, zit. nach Hassler 1953
84 Lewandowsky 1905
85 Anton 1896, zit. nach Eicke 1968
86 C. Vogt 1911
87 Oppenheim u. C. Vogt 1911
88 Freund, Vogt 1911
89 Lewy 1923, Hassler 1953
90 Lewandowsky 1911
91 Oppenheim 1913

mit unbekanntem morphologischen Substrat. Es war die medizin-historische Leistung von Lewy, die für die Paralysis agitans typischen hyalinen Einschlußkörper
1912 im Lewandowsky-Handbuch der Neurologie[92] (Abb. 69) und 1913 nach Bearbeitung weiterer Berliner Gehirne im Münchner und Breslauer Laboratorium unter Alzheimer[93] zu beschreiben. Tretiakoff (Paris) hat diesen Tatbestand gewürdigt[94]
und die bevorzugte Läsion der melaninhaltigen Zellen des Nucleus niger bei idiopa-
thischer Parkinson-Krankheit und Encephalitis-lethargica-Fällen hervorgehoben,[95]
was von den Vogts nicht akzeptiert, von Lewy (1923) – nunmehr an einem größeren Berliner Material – nur für die Minderheit seiner Fälle gesehen wurde.[96] Lewy
sah die Hauptveränderungen im Globus pallidus, er erkannte sehr wohl auch den
Zellschwund in den vegetativen Kernen und in der basalen Kernsäule melanin-pig-
menthaltiger Zellansammlungen einschließlich Nucleus niger und im dorsalen
Vaguskern, beschrieb auch weiterhin die kugeligen, sphärischen, glasigen Zellablage-
rungen (Abb. 70). In Fällen schwerer Rigidität besonders mit Kontrakturen schienen
ihm die Zellen des Neostriatum beteiligt. Er unterzog die Einschlußkörper später
nochmals[97] einer Betrachtung, indem er aufgrund der morphologischen Ähnlichkeit
mit intrazellulären Strukturen bei Viruskrankheiten (Paravakzine, Lyssa) auf eine
Virus-Genese schloß, was sich ja später nicht bestätigen ließ. Lewy bewertete 1942
seine eigenen Untersuchungen folgendermaßen:[98] „1912 und 1913 zeigte F. H. Lewy
auf der Grundlage klinischer Beobachtung von 60 Patienten und der histopathologischen Untersuchung ihrer Gehirne, daß die pathologischen Kennzeichen der
Paralysis agitans in der bevorzugten subkortikalen Lokalisation von senilen und prä-
senilen Prozessen im Gl. pallidus, Nucl. basalis und Corpus striatum bestehe, daß
aber die pathologischen Veränderungen über das ganze zentrale Nervensystem aus-
gebreitet waren vom Cortex zu den Spinalganglien, speziell auch in den vegetativen
Kernen des Hypothalamus, des Hirnstamms und der Medulla oblongata." (Lewy erwähnt mit keinem Wort die Einschlußkörper; auch im Nekrolog seines Freundes
H. Kuhlenbeck[99] werden die Einschlußkörper als markanteste Leistung Lewys zur
Aufklärung der Paralysis agitans nicht erwähnt, so daß die Tretiakoff'sche Würdigung im Sinne der „Corps de Lewy" lange Zeit isoliert blieb.)

Die Vogt'sche Deutung,[100] bei Kontraktur und schwerer Rigidität von einem Palli-
dumsyndrom zu sprechen und insgesamt das Krankheitsbild der Paralysis agitans un-

 92 Lewy 1912
 93 Lewy 1913
 94 Tretiakoff 1919
 95 Tretiakoff 1921
 96 Lewy 1923, Gibb, Poewe 1986
 97 Lewy 1932
 98 Lewy 1942, engl. Originaltext
 99 Kuhlenbeck 1951
100 C. und O. Vogt 1920 a, b

ter die Striatum-Syndrome zu subsumieren, konnte Lewy[101] nicht teilen, die Widersprüche seien noch zu zahlreich. Hassler hat später[102] aus dem Vogt'schen Hirnforschungsinstitut in Berlin-Buch die Normalanatomie und Pathologie des Nucleus niger untersucht und die seitdem gültigen Läsionsmuster bei postencephalitischem Parkinsonismus und idiopathischem M. Parkinson beschrieben[103] (Abb. 71). Er konnte die Vogt'schen Ergebnisse der Striatum- und Pallidumgliose nicht bestätigen.

Mit dem striären System wurde von C. und O. Vogt das Striatum (Putamen und Caudatum), Pallidum, Corpus Luysi, Niger und Ruber zusammengefaßt. Viele klinisch-morphologische Analysen bei den von ihnen so bezeichneten striären Erkrankungen verdienen noch heute Beachtung, eine inzwischen auch schon klassische Würdigung ihres Materials findet sich in dem Handbucharttikel ihres früheren Mitarbeiters R. Hassler.[104] Das Vogt'sche Konzept des striären Systems und der striären Erkrankungen hat sich nicht gehalten und ist anderen Begriffen wie Basalganglien, extrapyramidal-motorisches System bzw. Basalganglienerkrankungen gewichen. Vielleicht ist als striäres Symptom das Pseudo-Babinski-Zeichen von O. Vogt[105] bzw. das Dauer-Babinksi-Zeichen („striatal foot") übriggeblieben. Viele der Vogt'schen Untersuchungen und Schlußfolgerungen sind später einer Revision unterzogen worden,[106] so daß ihr großes Vorhaben, die striären Erkrankungen endgültig zu klären, inzwischen nur als eine freilich von viel Forscherenergie und Folgewirkungen getragene Entwicklungsstufe der Geschichte der Basalganglienerkrankungen aufgefaßt werden kann.[107] Unberührt davon bleiben ihre Verdienste um die Erforschung der funktionellen Hirnrindentopik, der Aufdeckung der damals sogenannten extrapyramidalmotorischen Hirnrindenfelder, der anatomischen Beschreibung der Normalstruktur des Thalamus.

101 Lewy 1923
102 Hassler 1937, 1938, 1939
103 Gibb, Lees 1994
104 Hassler 1953
105 Lewy 1923, S. 27, Hassler 1953, S. 740
106 Hassler 1953, Eicke 1968
107 Welchen Prioritäts-Anspruch mindestens O. Vogt hatte, wird aus einem Brief an Professor Dr. H. Spatz/München vom 12. Dezember 1921 deutlich: „Bezgl. der Wertschätzung der Bedeutung Wilsons' für die Striatumlehre kann ich Ihnen nicht vollständig zustimmen. Ich glaube, daß meine Frau bereits 1911, also vor dem Erscheinen der ersten Wilson'schen Arbeit und unter Anlehnung an die bis dahin einzige mit modernen Methoden durchgeführte Untersuchung von Anton eine wichtigere Grundlage für den Ausbau der Lehre von den striären Erkrankungen geschaffen hat, als Wilson bis auf den heutigen Tag." Ein Brief ähnlichen Inhalts ging von O. Vogt an Dr. Grünewald/Freiburg vom 16.03.1922. (C. u. O. Vogt-Archiv Düsseldorf Bd. 86 u. 87.)

Literatur

Bernhardt, M.: Zur Lehre vom Muskelsinn. Arch. Psychiat. Nervenkr. 3 (1872) 618–635

Brodmann, K.: Physiologie des Gehirns. In: Die Allgemeinchirurgie der Gehirnkrankheiten. Bearb. v. A. Knoblauch, K. Brodmann, A. Hauptmann, redig. v. Fedor Krause, 1. Teil, Band 11. Stuttgart 1914.

Bruyn, G. W.: Huntington's Chorea-History, clinical and laboratory synopsis. In: P. J. Vinken, G. W. Bruyn (Eds.) Handbook of clin. neurol. Vol. 6. S. 301. Amsterdam 1968.

Campbell, H., E. Bramwell: Myasthenia gravis. Brain 23 (1900) 277–336.

Cohn, T.: Über Myasthenia pseudoparalytica. Dtsch. med. Wschr. 23 (1897) 785–789.

Duchenne, G. B.: De l'électrisation localisée et son application à la pathologie et à la thérapeutique. 2me éd. Paris 1861, 3. Aufl. 1872.

Eicke, W.-J. Pathology of the basal ganglia: a historical review. In: P. J. Vinken, G. W. Bruyn (Eds.) Handbook of clin. neurol. Vol. 6. S. 56–89. Amsterdam 1968.

Eisenlohr, C.: Ein Fall von Ophthalmoplegia ext. progressiva und finaler Bulbärparalyse mit negativem Sektionsbefund. Neurol. Centralbl. 6 (1887) 337–341, 361–365.

Erb, W.: Zur Casuistik der bulbären Lähmungen. 3. Über einen neuen, wahrscheinlich bulbären Symptomencomplex. Arch. Psychiat. Nervenkr. 9 (1879) 336–350.

Freund, C. S., C. Vogt: Ein neuer Fall von État marbré des Corpus striatum, J. f. Psychol. u. Neurol. 18, Erg. Heft 4 (1911) 489–500.

Gibb, W. R. G., H. Poewe: The centenary of Friedrich H. Lewy 1885–1950. Neuropathology and Applied Neurobiology 12 (1986) 217–221.

Gibb, W. R. G., A. J. Lees: Pathological clues to the cause of Parkinson's disease. In: C. D. Marsden, S. Fahn (Eds.) Movement Disorders 3. pp. 147–166. Oxford 1994.

Goldscheider, A. zus. mit Ernst von Leyden: Die Erkrankungen des Rückenmarks und der Medulla oblongata. In: Nothnagel Spec. Pathol. u. Ther. Band X, Teil 1 und 2, Wien 1897, 2. Aufl. 1902–1905.

Goldscheider, A.: Gesamte Abhandlungen, Band II: Physiologie des Muskelsinns. Leipzig 1898.

Goldscheider, A.: Zur Lehre vom Muskelsinn. Z. klin. Med. 66 (1908) 365.

Griesinger, W.: Über Muskelhypertrophie. Arch. Heilkunde 6 (1865) 1–13.

Handwerker, H. O.: Einleitung. In: H. O. Handwerker, K. Brune (Hrsg.): Deutschsprachige Klassiker der Schmerzforschung. Heidelberg 1987.

Hassler, R.: Zur Pathologie der Paralysis agitans und des postencephalitischen Parkinsonismus. J. Psychol. u. Neurol. 48 (1938) 387–476 und 49 (1939) 139–230.

Hassler, R.: Extrapyramidal-motorische Systeme und Erkrankungen. In: G. von Bergmann, W. Frey, H. Schwiegk (Hrsg.) redig. von R. Jung.: Handbuch der Inn. Med. 4. Aufl. 5. Band, 3. Teil. S. 676–904. Berlin-Göttingen-Heidelberg, 1953.

Henneberg, R.: Die Myelitis und die myelitischen Strangerkrankungen. In: Lewandowskys Handbuch der Neurologie, 2. Band, spez. Neurol. I. S. 694–806. Berlin 1911.

Holdorff, B.: Beiträge der Berliner Neurologie im 19. Jahrhundert zu den Konzepten der sensiblen (Hinterstrang-)Ataxie u. ihrer Erkrankungen. Hrsg. G. Nissen u. F. Badura. Schriftenreihe d. Dt. Ges. f. Gesch. Nervenheilkunde Band 6 (2000) 161–175.

Jolly, F.: Über Myasthenia gravis pseudoparalytica. Berl. Klin. Wschr. 32 (1895) 1–7.

Kleist, K.: Gegenhalten (motorischer Negativismus), Zwangsgreifen und Thalamus opticus. Mschr. Psychiat. u. Neurol. 65 (1927) 317–396.

Kreuter, A.: Deutschsprachige Neurologen und Psychiater. Ein biographisch-bibliographisches Lexikon von den Vorläufern bis zur Mitte des 20. Jahrhunderts. München 1996.

Kuhlenbeck, H.: Frederic H. Lewey (F. H. Lewy) Arch. f. Psychiat. u. Z. Neurol. 186 (1951) I–II.

Lewandowsky, M.: Über die Bewegungsstörungen der infantilen cerebralen Hemiplegie und über die Athétose double. Dtsch. Z. Nervenheilk. 29 (1905) 339–368.

Lewandowsky, M.: Leyden. Z. Neurol. 4 (1911) 1–11.

Lewy, F. H.: Die pathologische Anatomie der Paralysis agitans. Lewandowskys Handbuch der

Neurologie. Bd. III, spez. Neurol. II. S. 920–933. Berlin 1912.

Lewy, F. H.: Die pathologische Anatomie der Paralysis agitans. Dtsch. Z. Nervenheilk. 50 (1913) 50–55.

Lewy, F. H.: Die Lehre vom Tonus und der Bewegung. Berlin 1923.

Lewy, F. H.: Die Entstehung der Einschlußkörper und ihre Bedeutung für die systematische Einordnung der sog. Viruskrankheiten. Dtsch. Z. Nervenheilk. 124 (1932) 93–100.

Lewy, F. H.: Historical introduction: the basal ganglia and their diseases. In: The diseases of the basal ganglia. Res. Publ. Ass. Res. Nerv. Ment. Dis. Vol. 21. S. 1–20. Baltimore 1942.

Leyden, E.: Die graue Degeneration der hinteren Rückenmarkstränge. Klinisch bearbeitet. Berlin 1863.

Leyden, E.: Über Ataxie und Muskelsinn. Virchows Archiv 47 (1869) 321–351.

Leyden, E.: Klinik der Rückenmarkskrankheiten, 2 Bde. Berlin 1874–1876.

Leyden, E.: Über die durch plötzliche Verminderung des Barometerdrucks entstehende Rückenmarksaffection. Arch. Psychiat. Nervenkr. 9 (1879) 316–324.

Leyden, E.: Ein Fall von multipler Neuritis. Charité-Annalen 5 (1880) 206–231.

Mendel, K.: Torsionsdystonie (Dystonia musculorum deformans, Torsionsspasmus) Mschr. Psychiat. Neurol. 46 (1919) 309–361.

Munk, H.: Über die Functionen der Großhirnrinde. Berlin 1881.

Munk F.: Das medizinische Berlin um die Jahrhundertwende. München und Berlin 1956, 2. Aufl. 1979.

Oppenheim, H.: Über einen Fall von chronisch progressiver Bulbärparalyse ohne anatomischen Befund. Virchows Arch. path. Anat. 108 (1887) 522–530.

Oppenheim, H.: Lehrbuch der Nervenkrankheiten. Berlin 1894, 5. Aufl. 1908, 6. Aufl. 1913.

Oppenheim, H.: Zur Dermatomyositis. Berl. Klin. Wschr. 36 (1899) 805–807.

Oppenheim, H.: Die Bulbärparalyse ohne anatomischen Befund (Myasthenische Paralyse). Cbl. Nervenheilk. Psychiat. n. F. 11 (1900 a) 719–720.

Oppenheim, H.: Über allgemeine und localisierte Atonie der Musculatur (Myatonie) im frühen Kindesalter. Mschr. Pschiat. Neurol. 8 (1900 b) 232–233.

Oppenheim, H.: Die myasthenische Paralyse (Bulbärparalyse ohne anatomischen Befund). Berlin 1901.

Oppenheim, H.: Über die Polymyositis. Berl. Klin. Wschr. 40 (1903) 381–385, 416–419.

Oppenheim, H.: Über eine eigenartige Krampfkrankheit des jugendlichen Alters (Dysbasia lordotica progressiva, Dystonia musculorum deformans), Neurol. Cbl. 30 (1911) 1090–1107.

Oppenheim, H., C. Vogt: Wesen und Lokalisation der kongenitalen und infantilen Pseudobulbärparalyse. J. Psychol. Neurol. 18, Erg.-Heft 1 (1911) 293–308.

Pearce, J. M. S.: Early days of the tuning fork. J. Neurol. Neurosurg. Psychiat. 65 (1999) 728, 733.

Piper, E.: Elektrophysiologie menschlicher Muskeln. Berlin 1912.

Romberg, M. H.: Lehrbuch der Nervenkrankheiten 1. Aufl. 1840, 2. Aufl. 1851.

Schwalbe, W.: Eine eigentümliche tonische Krampfform mit hysterischen Symptomen. Inaug. Dissert. Berlin 1908.

Senator, H.: Über acute Polymyositis und Neuromyositis. Dtsch. med. Wschr. 19 (1893) 933–936.

Siemerling, E.: Ein Fall von Alkoholneuritis mit hervorragender Betheiligung des Muskelapparates nebst Bemerkungen über das Vorkommen neuromusculärer Stämmchen in der Muskulatur. Charité-Ann. 14. S. 443–453. Berlin 1889.

Spillane, J. D.: The evolution of the concepts of peripheral paralysis and of sensory ataxia in the 19th century. In: F. Clifford Rose, W. F. Bynum (Eds.): Historical Aspects of the Neurosciences. S. 23–26. New York 1982.

Tretiakoff, C.: Contribution à l'étude de l'anatomie pathologique du locus niger de soemmering. Paris 1919.

Tretiakoff, M.: Diskussion Revue Neurologique 37 (1921), 592–593.

Vogt, C.: Demonstration anatomischer Präparate (Syndrom des Corpus striatum). Neurol. Cbl. 30 (1911) 397 ff.

Vogt, C., O. Vogt: Erster Versuch einer pathologisch-anatomischen Untersuchung striärer

Motilitätsstörungen. J. Psychol. Neurol. 24 (1920a) 1–19.

Vogt, C., O. Vogt: Zur Lehre der Erkrankungen des striären Systems. J. Psychol. Neurol. 25 (1920 b) 631–846.

Vogt, C., O. Vogt: Morphologische Gestaltungen unter normalen und pathogenen Bedingungen. J. Psychol. Neurol. 50 (1942) 161 ff.

Wagner, E.: Fall einer seltenen Muskelkrankheit. Arch. Heilkunde 4 (1863) 282.

Wartenberg, R.: Die Untersuchung der Reflexe. Stuttgart 1952.

Westphal, C.: Tabes dorsalis (graue Degeneration der Hinterstränge) und Paralysis universalis progressiva. Mit Nachtrag. Allg. Z. Psychiat. 20 (1863) 1–31 und 21 (1864) 361–420, 450.

Westphal, C.: Über das Kniephänomen. Berl. klin. Wschr. 15 (1878) 257.

Westphal, C.: Über eine dem Bilde der cerebrospinalen grauen Degeneration ähnliche Erkrankung des centralen Nervensystems ohne anatomischen Befund nebst einigen Bemerkungen über paradoxe Contraction. Arch. Psychiat. u. Nervenkr. 14 (1883) 87–134, Nachtrag 767–769.

Westphal, C.: Über combinirte (primäre) Erkrankungen der Rückenmarksstränge. Arch. Psychiat. und Nervenkr. 8 (1878) 469–513 und 9 (1879) 413–433, 619–737.

Westphal, C.: Über das Verschwinden und die Lokalisation des Kniephänomens. Berl. Klin. Wschr. 18 (1881 a) 1–3, 20–23.

Westphal, C.: Über die Beziehungen der Lues zur Tabes dorsalis und eine eigenthümliche Form parenchymatöser Erkrankungen der Hinterstränge des Rückenmarks. Arch. Psychiat. Nervenkr. 11 (1881 b) 230–251.

Westphal, C.: Erkrankungen der Hinterstränge bei paralytischen Geisteskranken. Arch. Psychiat. Nervenkr. 12 (1882) 772–778.

Westphal, C.: Über Fortdauer des Kniephänomens bei Degeneration der Hinterstränge. Arch. Psychiat. Nervenkr. 17 (1886) 547–476.

Westphal, C.: Anatomischer Befund bei einseitigem Kniephänomen. Arch. Psychiat. Nervenkr. 18 (1887) 628–630.

Westphal, C.: Gesammelte Abhandlungen. 2 Bände. Hrsg. von A. Westphal. Berlin 1892.

Wilson, S. A. K.: Progressive lenticular degeneration: a familial nervous disease associated with cirrhosis of the liver. Brain 34 (1912) 295–509.

Zeman, W., P. Dyken: Dystonia musculorum deformans. Clinical, genetic and patho-anatomical studies. Psychiat. Neurol. Neurochir. (Amsterdam) 70 (1967) 77–112.

Zeman, W., P. Dyken: Dystonia musculorum deformans. In: P.J. Vinken, G.W. Bruyn (Eds.): Handbook of Clin. Neurol. Vol. 6. pp. 517–543. Amsterdam 1968.

Ziehen, Th.: Ein Fall von tonischer Torsionsneurose. Neurol. Cbl. 30 (1911) 109 ff.

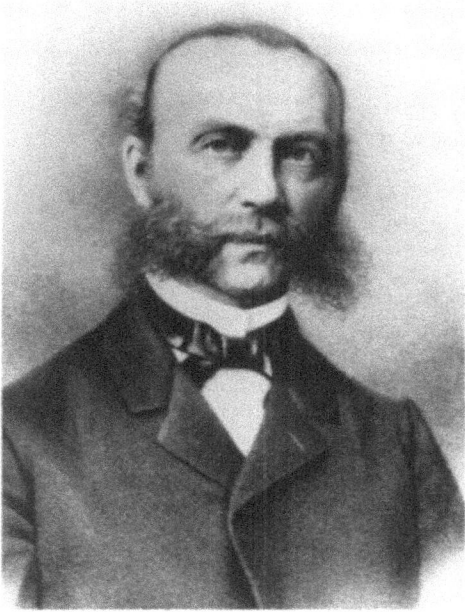

Abb. 57 Wilhelm Griesinger (1817–1868)

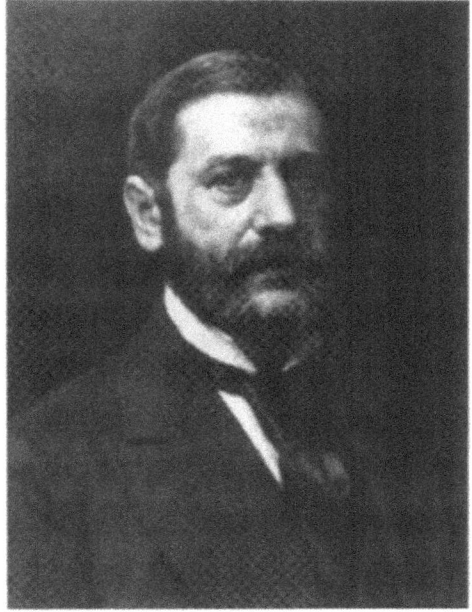

Abb. 58 Carl Westphal (1833–1890)

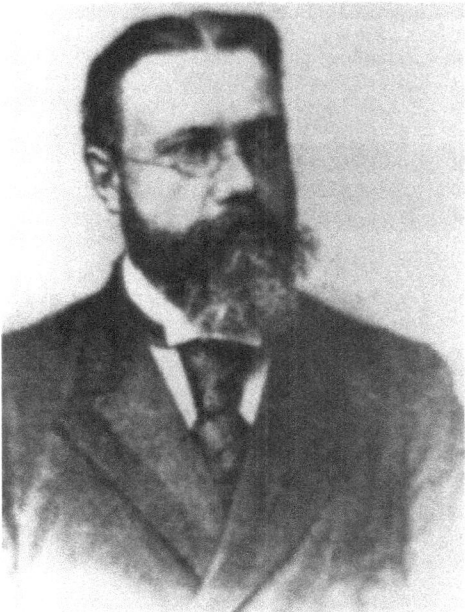

Abb. 59 Friedrich Jolly (1844–1904)

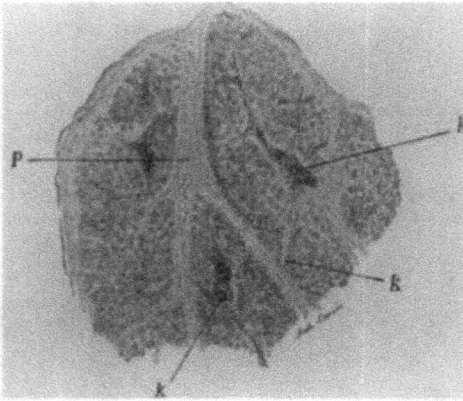

Abb. 60 a Polymyositis acuta. Querschnitt des Muskels, aus dem Muskel des Lebenden exzidiert. K = Rundzellinfiltrate, P = verdicktes Perimysium

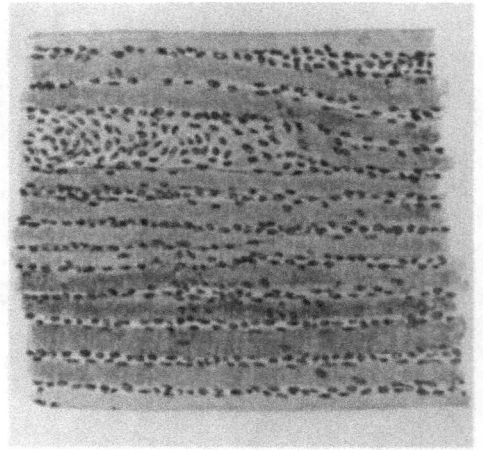

Abb. 60 b Längsschnitt von dem selben Falle

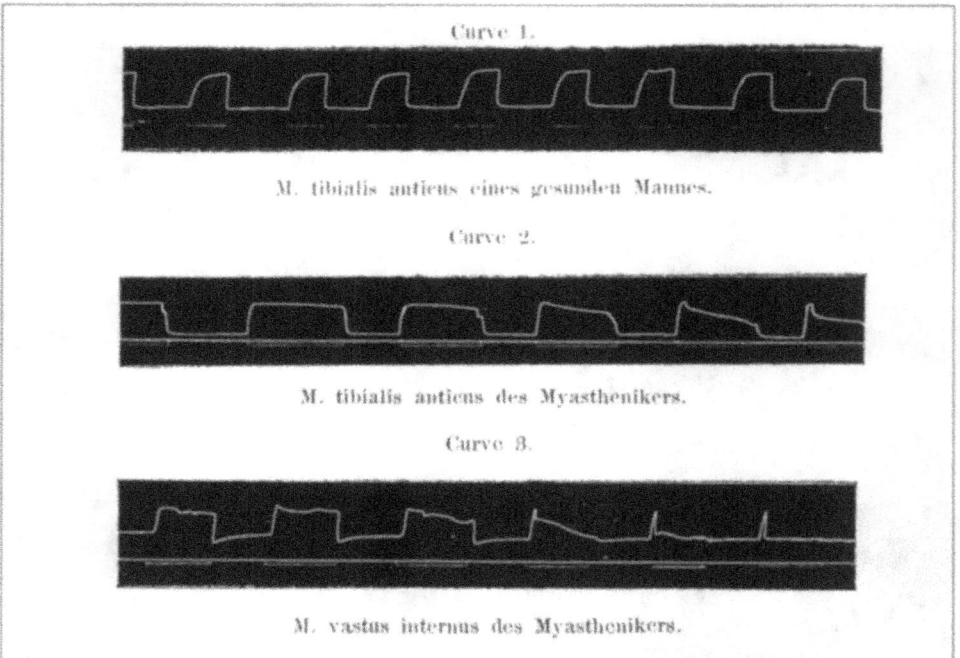

Abb. 61 Myasthenische Reaktion von F. Jolly (1895).
Curve 1: gesunde Person, Curve 2 und 3:
beim Myastheniker mit Dekrement der Muskelantworten bei Serienstimulation

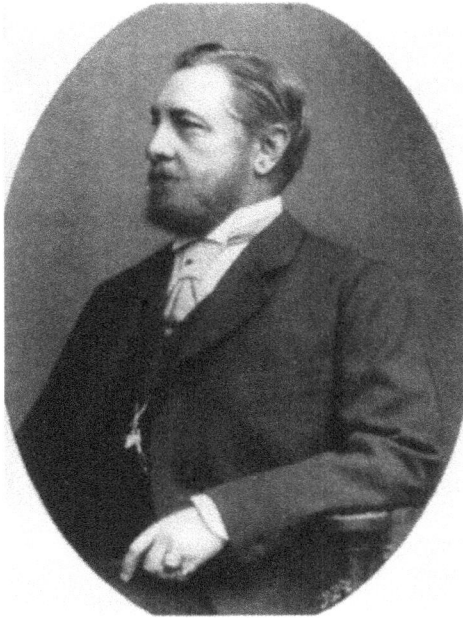

Abb. 62 Ernst von Leyden (1832–1910)

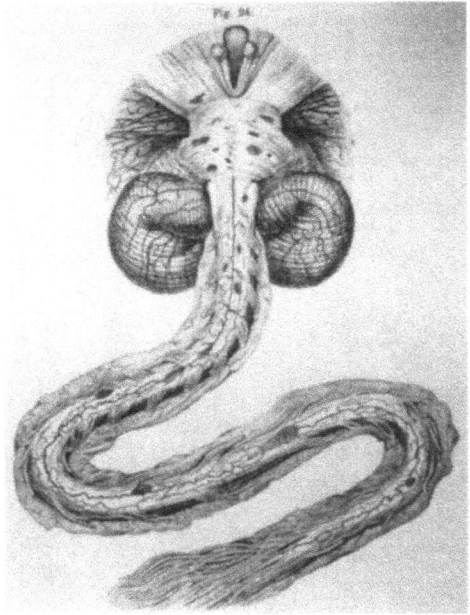

Abb. 63 Typischer Fall von disseminierter Sklerose des Rückenmarks und Mittelhirns. Nach Leyden's Klinik der Rückenmarks-krankheiten 1872–1874

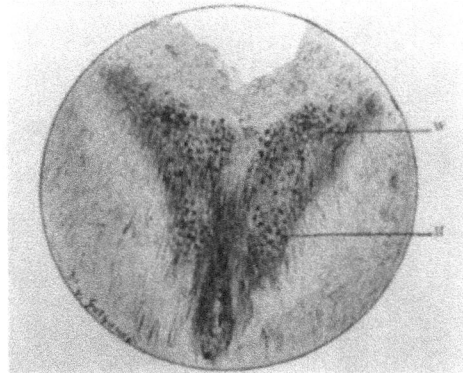

Abb. 64 a Normalanatomie vordere Vierhügel-region. W = Westphal-Edinger'sche Kerngruppe, H = Okulomotorius Hauptkern

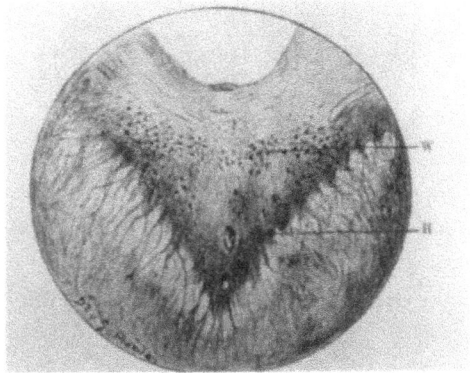

Abb. 64 b Bei Tabes dorsalis mit Augen-muskellähmung. Im Okulomotorius-Hauptkern (H) erheblicher Grad von Atrophie

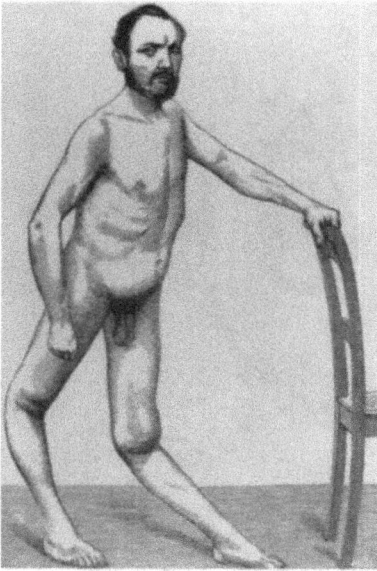

Abb. 65 Tabiker

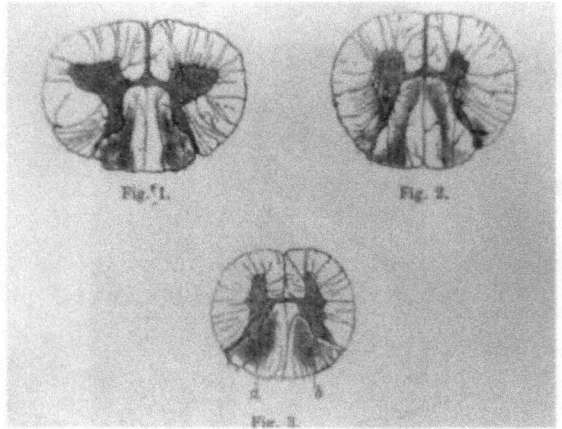

Abb. 66 Entmarkungen bei Tabes dorsalis.
Fig. 1: Halsanschwellung, Fig. 2: Brustteil,
Fig. 3: Übergang vom Brust- in den Lendenteil,
hier Degeneration der „Wurzeleintrittszone" (a)
bei unversehrter Wurzeleintrittszone (b)

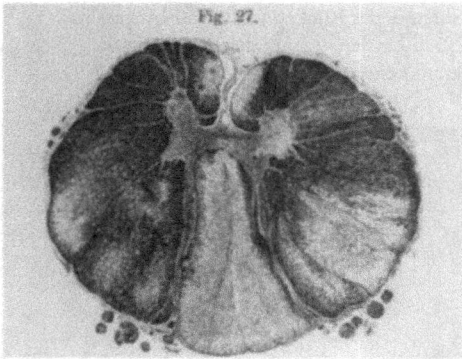

Abb. 67 Querschnitt aus dem Rückenmark
eines Falles von perniciöser Anämie nach einem
Präparat von Goldscheider (1897)

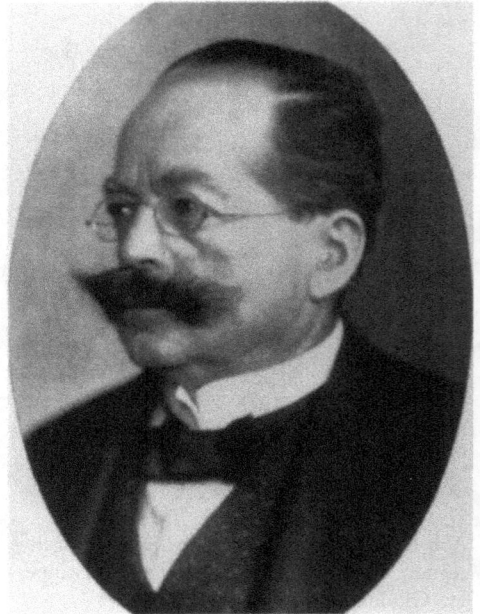

Abb. 68 Alfred Goldscheider (1858–1935)

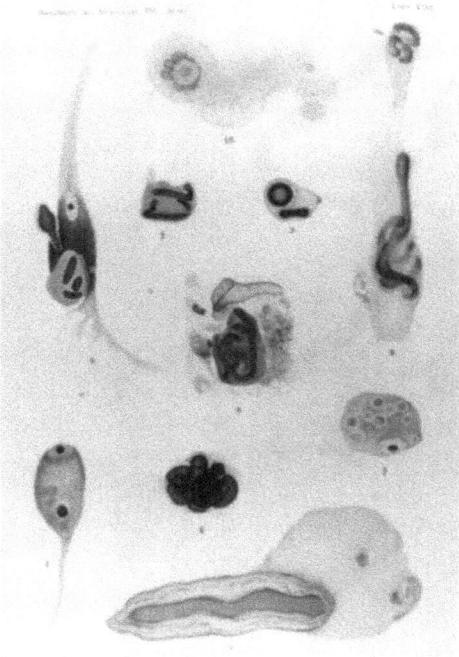

Abb. 69 Erste Beschreibung von intracellulären Einlagerungen durch Lewy 1912, Fig. 1–6 aus dem dorsalen Vaguskern, Fig. 7–10 aus dem paraventrikulären Kern und der Subst. innominata des Thalamus. In Fig. 1 links unten und 7 rechts unten: Lewy-Körper mit umgebendem Hof

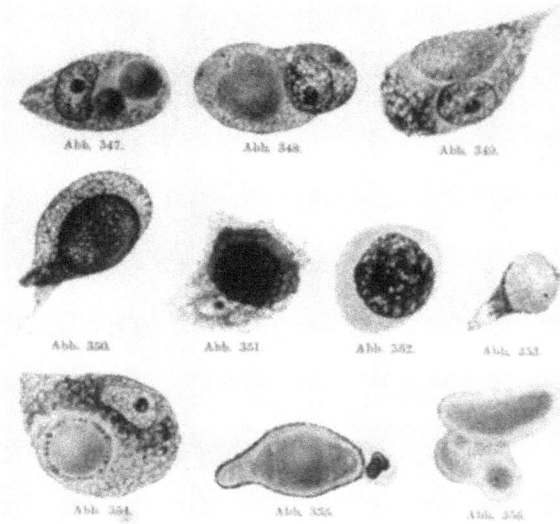

Abb. 70 Typische Lewy-Körper aus Zellen des Basalkerns, Bielschowsky-Färbung

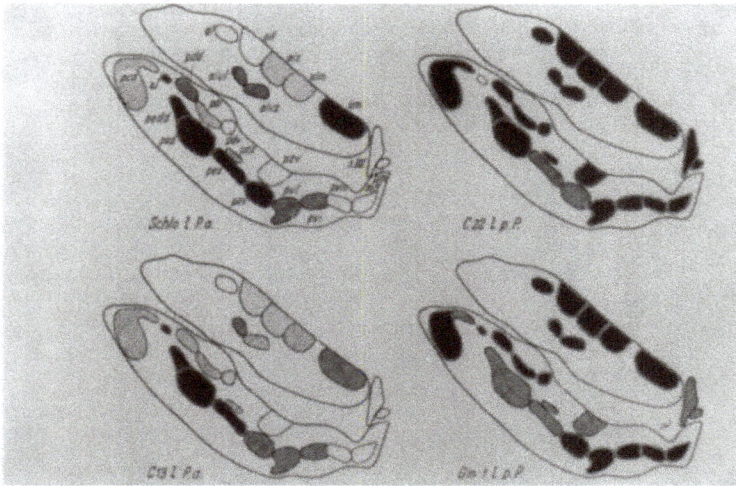

Abb. 71 Zellausfälle des Nucleus niger in zwei
Fällen von Paralysis agitans (links) und zwei
Fällen von postencephalitischem Parkinsonismus
(rechts). Bevorzugter Zellausfall bei Paralysis
agitans in der vorderen lateralen Zellgruppe
(geschwärzt), dagegen regelloser und schwerer
Zellschwund der gesamten Kerngruppen des
Nucleus niger bei postencephalitischem
Parkinsonismus

Anhang

Zeitschriftengründungen in Berlin

Auf Wilhelm Griesinger (mit L. Meyer / Göttingen und C. Westphal / Berlin) geht die erste neuropsychiatrische Zeitschriftengründung zurück. Emanuel Mendel – obwohl ein erklärter Neuropsychiater – gründete das Neurologische Centralblatt. Oskar Vogt, M. Lewandowsky (mit A. Alzheimer) und K. Bonhoeffer führten schon zuvor gegründete Zeitschriften weiter. W. Tönnis gründete die erste Neurochirurgische Zeitschrift (Tab. 1).

Tabelle 1 In Berlin gegründete neuropsychiatrische Zeitschriften

1. Archiv für Psychiatrie und Nervenkrankheiten	1868 von Griesinger begründet in Verbindung mit Ludwig Meyer (Göttingen) und C. Westphal (Berlin)
2. Neurologisches Centralblatt	1882 von Emanuel Mendel begründet
3. Journal für Psychologie und Neurologie	1902 begründet von O. Vogt, vormals Zeitschrift für Hypnotismus (Auguste Forel, 1896, O. Vogt), 1942 eingestellt.
4. Zeitschrift für die ges. Neurologie und Psychiatrie	1910 M. Lewandowsky und A. Alzheimer (vormals Zentralblatt für Nervenheilkunde und Psychiatrie von R. Gaupp)
5. Monatsschrift für Psychiatrie und Neurologie	1912 Karl Bonhoeffer (1897 von C. Wernicke / Breslau und Th. Ziethen / Jena gegründet)
6. Zentralblatt für Neurochirurgie	1936 begründet von W. Tönnis, erste neurochirurgische Zeitschrift der Welt.

Krankenhausbauten in der Gründerzeit mit neurologisch-psychiatrischen und neurologischen Abteilungen

Die zahlreichen Krankenhausbauten in Berliner Bezirken lassen auf das enorme Wachstum der Stadt während der Gründerzeit schließen, sie haben noch heute zum großen Teil ihre Funktion und bauliche Substanz bewahrt. Während fast drei Jahrzehnten des 19. Jahrhunderts wurden sie von Hermann Blankenstein (1829–1910) geplant und entworfen (Tabelle 2). Von F. Jolly konnte ein Teil der nach seinen Konzepten neuerbauten Nervenklinik der Charité 1901 eingeweiht werden, die Fertigstellung im Jahre 1905 konnte er nicht mehr erleben. Die auf Blankenstein folgenden Krankenhausplanungen wurden am Anfang des 20. Jahrhunderts von dem Baustadtrat Ludwig Hoffmann (1852–1932) durchgeführt; so schuf er u. a. das große

Rudolf-Virchow-Krankenhaus in Berlin-Wedding und mehrere Krankenhauskomplexe in Berlin-Buch, von denen die Medizinbereiche I bis III Neurologische Abteilungen beherbergten: so ab 1934 das Hufelandhospital an der Wiltbergstraße (verlagert aus dem Siechenhaus Fröbelstraße Prenzlauer Berg unter Paul Schuster bis 1933), es wurde 1941 in den Komplex an den Lindenberger Weg verlagert und 1945 in Hufelandkrankenhaus umbenannt. Die erste Berliner Neurologische Abteilung eines Siechenkrankenhauses unter Otto Maas bestand von 1910 bis 1933 im Krankenhaus Buch-Ost, das 1933 in Ludwig-Hoffmann-Hospital, 1950 in Ludwig-Hoffmann-Krankenhaus umbenannt wurde.

Tabelle 2 Krankenhausbauten von Hermann Blankenstein
(Berliner Stadtbaurat für Hochbau 1872–1896)

1869	Hauptgebäude Augusta-Hospital, Scharnhorststraße / Invalidenpark
1872	Barackenkrankenhaus Moabit
1877–1879	Städtische Irrenanstalt Dalldorf (Wittenau)
1886–1889	Städtisches Hospital Fröbelstraße und Siechenhaus Prenzlauer Allee
1887–1890	Krankenhaus am Urban
1889–1893	Städtische Irrenanstalt Herzberge in Lichtenberg
1890–1893	Anstalt für Epileptische. Wuhlgarten in Biesdorf (heute Wilhelm Griesinger Krankenhaus)

Literatur

Engel, H.: In: Senator für Gesundheit und Soziales Berlin (Hrsg.): Krankenhäuser in Berlin. S. 15–81. Berlin 1989.

Kieling, U., F. H. Blankenstein, H. Blankenstein: Berliner Stadtbaurat für Hochbau 1872–1896. In: D. Winkler (Hrsg.): Beiträge zur Berliner Baugeschichte und Denkmalpflege. S. 26–35. Berlin 1987.

Winau, R.: Medizin in Berlin. Berlin, New York 1987.

Wolff, H.-P., Kalinich, A.: Zur Geschichte der Krankenanstalten in Berlin-Buch. Berlin 1996.

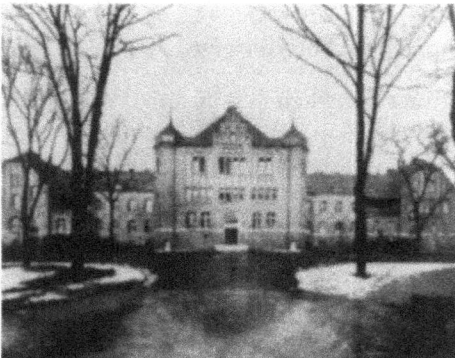

Abb. 72 Nervenklinik der Charité Berlin (1907)

Bildnachweis

Abb. 1a: Staatsbibliothek Berlin, Bildarchiv.

Abb. 1b: Staatsbibliothek Berlin, Bildarchiv.

Abb 2: Zuerst publiziert bei W. Brednow: Die Problematik des Alterns bei Wilhelm von Humboldt. Z. Alternsforschung 14 (1960) 89–93, mit freundlicher Genehmigung von U. und Chr. von Heinz, Tegel.

Abb. 3: Aus: Humboldt, A. von: Versuche über die elektrisch gereizte Muskel- und Nervenfaser nebst Vermutungen über den chemischen Prozess des Lebens in der Tier- und Pflanzenwelt. Posen 1797.

Abb. 4: Aus: Mahr, J., J. Groves (Eds.): Introducing Chomsky. Volume 130. New York 1997.

Abb. 6: Aus: Heinz-Peter Schmiedebach: Robert Remak (1815–1865). Ein jüdischer Arzt im Spannungsfeld von Wissenschaft und Politik. Stuttgart, Jena, New York 1995.

Abb. 7: Aus: Finger, S.: Origins of Neuroscience. New York, Oxford 1994.

Abb. 8: Aus: Die Bedeutung der Reize für Pathologie und Therapie im Lichte der Neuronlehre von Prof. Dr. A. Goldscheider. Leipzig 1898.

Abb. 9: Aus: Kurt Kolle: Große Nervenärzte. Bd 1. München 1963.

Abb. 10 a, b, c: Aus: Bethe, A.: Allgemeine Anatomie und Physiologie des Nervensystems. Leipzig 1903.

Abb. 11 a, b, c: Aus: Bielschowsky, M., K. Brodmann: Zur feineren Histologie und Histopathologie der Großhirnrinde. Journal für Psychologie und Neurologie 5 (1905 b) 173–199.

Abb. 12–14: Persönliches Archiv Peiffer.

Abb. 15 a, b: Aus: Rothschuh, K. E.: History of physiology. Translated by G. B. Risse. Huntington, New York 1971.

Abb. 16: Aus: Hitzig, E.: Untersuchungen über das Gehirn. Neue Folge. II. Lähmungsversuche am Großhirn. Arch. Anat. Physiol. u. wissensch. Medizin (1876) 692–711.

Abb. 17: Aus: Rothschuh, K.E.: History of physiology. Translated by G.B. Risse. Huntington, New York 1971.

Abb. 18: Aus: Physiologie der Sehsphäre der Großhirnrinde. Centralbl. f. prakt. Augenheilk. 3 (1879) 255–266.

Abb. 19: Aus: H. Kettenmann, W. Rudolph (Hrsg.): Berliner Gehirne, Gehirne für Berlin. Ausstellungskatalog Berlin 1998.

Abb. 20: Aus: Portraitsammlung der Bibliothek der Humboldt-Universität Berlin.

Abb. 21: Aus: Liepmann, H.: Apraxie. Ergebn. d. ges. Medizin 1 (1920) 516–543.

Abb. 22: Aus: Brown, J. W.: Aphasie, Apraxie und Agnosie. Stuttgart 1975.

Abb. 23: Aus: Kolle, K. Große Nervenärzte. Bd. 1. München 1963.

Abb. 24: Aus: Brodmann, K.: Vergleichende Lokalisationslehre der Großhirnrinde in ihren Prinzipien dargestellt auf Grund des Zellenbaues. Leipzig 1909.

Abb. 25: Aus: Kolle, K.: Große Nervenärzte. Bd. 1. München 1963.

Abb. 26: Aus: Krause, F.: Die Chirurgie des Gehirns und Rückenmarks nach eigenen Erfahrungen. Bd. 1, Berlin, Wien 1908, Bd. 2 1911.

Abb. 27: Aus: Clarke, E., K. Dewhurst: Die Funktionen des Gehirns: Lokalisationstheorien von der Antike bis zur Gegenwart. Aus dem Englischen übertragen und erweitert von M. Straschill. S. 112–113. München 1973.

Abb. 28: Aus: Bumke, O., O. Foerster: Handbuch der Neurologie. Bd. 6. Berlin 1936.

Abb. 29: Vortragsstatistik der Sitzungen von 1867 bis 1933.

Abb. 30: Aus: Schiffter, R.: Moritz Heinrich Romberg. Frankfurt/M. 1997.

Abb. 31: Aus: Schiffter, R.: Moritz Heinrich Romberg. Frankfurt/M. 1997.

Abb. 32: Aus: McHenry, L. C.: Garrison's History of Neurology. Springfield, Ill. 1969.

Abb. 33: Aus: Portraitsammlung der Bibliothek der Humboldt-Universität Berlin.

Abb. 34: Aus: Portraitsammlung der Bibliothek der Humboldt-Universität Berlin.

Abb. 35: Aus: Portraitsammlung der Bibliothek der Humboldt-Universität Berlin.

Abb. 36: Aus: Staehr, Ch.: Spurensuche. Ein Wissenschaftsverlag im Spiegel seiner Zeitschriften 1886–1986. Stuttgart, New York 1986.

Abb. 37: Aus: Festschrift zum 60. Geburtstag zum 01. 01. 1918. Dtsch. Z. Nervenheilk. 58 (1918).

Abb. 38: Aus: Portraitsammlung der Bibliothek der Humboldt-Universität Berlin.

Abb. 39: Bildarchiv Institut für Geschichte der Medizin, Berlin.

Abb. 40, 40a: Bildarchiv Institut für Geschichte der Medizin, Berlin.

Abb. 41: Bildarchiv Institut für Geschichte der Medizin, Berlin.

Abb. 42: Aus: Oppenheim, H.: Lehrbuch der Nervenkrankheiten. 5. Aufl., Bd. 2. Original in Farbe. Berlin 1908.

Abb. 43: Aus: Krause, F.: Chirurgie des Gehirns und Rückenmarks nach eigenen Erfahrungen. Bd. 2. Berlin, Wien 1911.

Abb. 44: Bildarchiv Institut für Geschichte der Medizin, Berlin.

Abb. 45: Bildarchiv Institut für Geschichte der Medizin, Berlin.

Abb. 46: Aus: Kirchhoff: Dtsch. Irrenärzte. Bd. 2. S. 171–172. Berlin 1924.

Abb. 47: Aus: Kalischer, O.: Dem Andenken an Max Lewandowsky. Z. f. d. g. Neurol. und Psychiat. 51 (1919) 1–44.

Abb. 48: Aus: Portraitsammlung der Bibliothek der Humboldt-Universität Berlin.

Abb. 49: Aus: C. und O. Vogt-Archiv der Universität Düsseldorf.

Abb. 50: Aus: Landesarchiv Berlin.

Abb. 51: Aus: Landesbildarchiv Berlin.

Abb. 52 a: Aus: Portraitsammlung der Bibliothek der Humboldt-Universität Berlin.

Abb. 52 b: Aus: Elkin, R.: Das jüdische Krankenhaus in Berlin zwischen 1938 und 1945. Berlin 1993.

Abb. 53: Aus: Gibb, W. R. G., W. H. Poewe: Neuropathology and Applied Neurobiology 12 (1986) 217–221.

Abb. 54: Aus: Pross, Ch., R. Winau (Hrsg.): „Nicht mißhandeln", das Krankenhaus Moabit. Berlin 1984.

Abb. 55 a, b: Aus: Landesarchiv Berlin.

Abb. 56: Persönliches Archiv Neumärker.

Abb. 57: Aus: Kolle, K.: Große Nervenärzte. Bd. 1. München 1963.

Abb. 58: Aus: Arch. Psychiat. Nervenkr. 21 (1891).

Abb. 59: Aus: Neumärker, K.-J.: Karl Bonhoeffer. Berlin, Heidelberg, New York, Tokyo 1990.

Abb. 60 a, b: Aus: Oppenheim, H.: Lehrbuch der Nervenkrankheiten. 3. Aufl. S. 495–496. Berlin 1902.

Abb. 61: Aus: Jolly, F.: Myasthenia gravis pseudoparalytica. Berlin. Klin. Wschr. 32 (1895) 1–7.

Abb. 63: Aus: Leyden und Goldscheider 1897. In: Nothnagels specielle Pathologie und Therapie. Bd. X. S. 460. Wien 1897.

Abb. 64 a, b: Aus: Oppenheim, H.: Lehrbuch der Nervenkrankheiten. 5. Aufl. S. 188. Berlin 1908.

Abb. 65: Aus: Westphal, C.: Gelenkerkrankungen bei Tabes. Berl. Klin. Wschr. 29 (1881) 454.

Abb. 66: Aus: Westphal, C.: Anatomischer Befund bei einseitigem Kniephänomen. Arch. f. Psychiatrie und Nervenkr. 18 (1887) 628.

Abb. 67: Aus: Leyden, E., A. Goldscheider. Die Erkrankungen des Rückenmarks und der Medulla oblongata. In: Nothnagels Handbuch der spez. Pathol. u. Ther. Bd. X, Wien 1897.

Abb. 69: Aus: Lewy 1912. In: Lewandowskys Handbuch der Neurologie. Bd. III. Spez. Neurol. II. S. 930. Berlin 1912.

Abb. 70: Typische Lewy-Körper aus Zellen des Basalkerns, Bielschowsky-Färbung. Aus: Lewy, F. H.: Tonus und Bewegung. Berlin 1923.

Abb. 71: Aus: Hassler, R.: Extrapyramidal-motorische Systeme und Erkrankungen. In: G. von Bergmann, W. Frey, H. Schwiegk (Hrsg.) redig. von R. Jung: Handbuch der Inn. Med. 4. Aufl. 5. Band, 3. Teil. Berlin, Göttingen, Heidelberg 1953 bzw. J. Psychol. Neur. 49 (1939) 193.

Abb. 72: Aus: Winau, R.: Medizin in Berlin. Berlin, New York 1987.

Personenregister

Sachregister